检验与临床思维案例
感染性疾病

总主编 王成彬

主 编 李 敏 许建成

副主编 李 轶 李士军 杜 艳 方 琪

U0230687

科学出版社
北京

内 容 简 介

本书汇集了感染性疾病诊疗过程中检验与临床沟通、融合的42个典型案例,共分三部分:第一部分为细菌感染性疾病,第二部分为真菌感染性疾病,第三部分为寄生虫和病毒及其他感染性疾病。每个案例由"概述""案例经过""案例分析""知识拓展""案例总结""专家点评"六部分组成。本书最大的特点是所有案例均由检验医生与临床医生共同编写,体现了检验与临床协作配合、融合发展。

本书可供各级医疗机构临床医生和检验医生阅读与参考,有助于医务工作者掌握检验与临床结合的思维方法,对一线检验与临床工作者具有指导意义。

图书在版编目(CIP)数据

检验与临床思维案例·感染性疾病 / 王成彬总主编;李敏,许建成本册主编 . —北京:科学出版社,2022.10

ISBN 978-7-03-073561-4

Ⅰ.①检⋯ Ⅱ.①王⋯ ②李⋯ ③许⋯ Ⅲ.①感染-疾病-临床医学-医学检验-病案 Ⅳ.① R446.1

中国版本图书馆 CIP 数据核字(2022)第 192191 号

责任编辑:丁慧颖 / 责任校对:张小霞
责任印制:赵 博 / 封面设计:吴朝洪

科 学 出 版 社 出版

北京东黄城根北街 16 号
邮政编码:100717
http://www.sciencep.com

涿州市般润文化传播有限公司印刷

科学出版社发行 各地新华书店经销

*

2022 年 10 月第 一 版 开本:787×1092 1/16
2024 年 9 月第三次印刷 印张:14 1/2
字数:340 000

定价:118.00 元

(如有印装质量问题,我社负责调换)

总主编简介

王成彬　中国人民解放军总医院第一医学中心主任医师、教授、博士研究生导师，南开大学兼职教授、博士研究生导师。先后担任中华医学会第十届检验医学专业委员会主任委员、北京分会常务委员及第十二届检验医学专业委员会主任委员，中国质谱学会临床质谱专业委员会主任委员，中国仪器仪表学会医疗仪器分会副理事长，中国医师协会检验医师分会常务委员，世界华人检验与病理医师协会副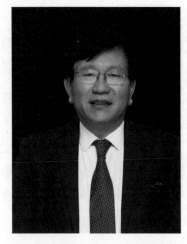主任委员，中国合格评定国家认可委员会临床实验室专业委员会副主任委员，国际临床化学与检验医学联合会（IFCC）新冠疫情管理专业委员会委员，国际临床实验室血液学会（ISLH）委员等职务。作为负责人先后承担科技部重点研发计划、国家科技支撑计划、国家自然科学基金等项目。获省部级二等奖5项。在国内外期刊发表学术论文400余篇，其中SCI论文近200篇，主编、主译专著10部。

主 编 简 介

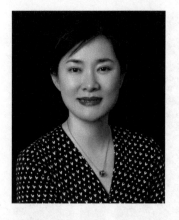

李敏 医学博士、研究员、博士研究生导师，上海交通大学医学院附属仁济医院检验科主任。教育部长江学者特聘教授，国家自然科学基金委员会优秀青年科学基金获得者，上海领军人才。担任中华医学会检验医学分会青年委员会副主任委员、中华医学会细菌感染与耐药防治分会委员、上海市医学会检验医学专科分会副主任委员、上海中西医结合学会检验医学专业委员会主任委员、上海市微生物学会常务理事兼秘书等。主要研究方向是感染性疾病快速诊断、临床基础和转化。在 *Nat Med*、*Cell Host Microbe*、*J Extracell Vesicles* 等 SCI 期刊发表论文 80 余篇，主持国家自然科学基金项目 10 项，获得国家科学技术进步奖二等奖（第三完成人）。

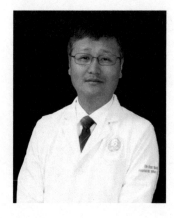

许建成 医学博士、教授、主任医师、硕士研究生导师，吉林大学白求恩第一医院检验科副主任。担任中华医学会检验医学分会青年委员会副主任委员，中国医药教育协会检验医学专业委员会委员，中国医师协会整合医学分会委员、性病诊断专业委员会委员、心血管专业委员会委员，中国中西医结合学会检验医学专业委员会感染性疾病实验诊断专业委员会常委，吉林省医学会检验医学分会常委兼秘书，吉林省健康管理学会检验专业委员会候任主任委员，吉林省中西医结合学会检验分会常委。主要研究方向是临床微生物学检验。发表论文 125 篇，参编专著 13 部。

编 审 人 员

总 主 编　王成彬

主　　编　李　敏　许建成

副 主 编　李　轶　李士军　杜　艳　方　琪

编　　委（以姓氏笔画为序）

王　楠	牛　敏	史洪博	朱瑞琪	任玉吉
刘　爽	刘维薇	刘耀婷	关　明	许小英
许建成	严荣荣	杜　艳	李　伟	李　轶
李　敏	李向宇	李条焕	李艳华	李毅辉
杨志宁	杨海慧	吴　青	吴文娟	吴姿蓉
余方友	余跃天	张　泓	张心宇	陈　霞
陈仁德	林琳^{（大）}	林琳^{（小）}	虎淑妍	周万青
郑佳佳	赵　旭	荆　楠	胡付品	秦　辉
秦娟秀	班立芳	徐　锦	奚　卫	高荣樑
郭利敏	黄日昇	黄金伟	龚　路	覃幸开
程　颖	舒　静	谢　伟	谢小芳	熊　倩
潘宏伟	魏莲花			

点评专家（以姓氏笔画为序）

丁士芳	王晓娟	史　莉	朱　鸿	伍　蕊
刘文恩	刘春礼	许学斌	孙长贵	孙恩华
杜　艳	杜　鸿	李　艳	李小强	李光荣
李勇军	李桂秋	肖晓光	何　超	余　玲
余方友	邹桂玲	沈　瀚	张　鼎	陆　军
陈中举	陈杏春	陈桂兰	赵建忠	施敏骅
姚立琼	贾乐文	贾艳红	贾晋伟	郭　珊
盛朝凯				

序　言

　　检验医学经过改革开放以来40多年的快速发展，整个学科从实验室环境、人员素质、仪器设备、质量管理等方面发生了巨大变化。在此基础上如何进一步加快学科发展，不断提升检验医学在临床疾病诊疗中的地位，促进检验医学与临床医学的融合发展，持续提升检验医生对临床疾病的诊疗能力成为学科发展的重要内容。检验医生的临床沟通、咨询和会诊能力的提升有赖于临床和实验室工作经验的长期积累，以及二者交叉融合实践的训练。同时，检验医学是联系基础医学与临床医学的纽带，是多学科的组合体。现代检验医学倡导以患者为中心，以疾病诊疗为目的，因此加强检验医学工作人员主动学习临床知识、开展检验与临床对话显得尤为重要。

　　鉴于此，在中华医学会检验医学分会指导下，2021年由检验医学新媒体主办了"第一届全国检验与临床思维案例展示"活动，通过全国征稿、初审、专家复审及现场评审，将选出的优秀案例进行线下展示和线上直播，受到了业内的一致好评。本书即从众多来稿中选出优秀案例编辑而成。书中案例的编写都是在检验医生与临床医生的反复沟通中完成的，为检验与临床协作配合、融合发展的成果。本书可供各级医疗机构临床医生和检验医生阅读与参考，有助于医务工作者掌握检验与临床结合的思维方法，对一线检验与临床工作者均具有较强的指导价值。

　　检验与临床的融合发展，不是一朝一夕的事情，不仅需要检验医生树立理念、不懈努力，更需要检验医生与临床医生的相互包容和理解；中华医学会检验医学分会历来十分重视检验与临床的融合发展，鼓励检验医生在日常工作中加强同临床医生的对话。我希望每年通过举办此类检验与临床思维案例展示活动及以出版相关系列图书为契机，持续推进检验与临床的沟通和融合；希望年轻一辈的检验医生，在今后的工作中更加积极主动地与临床医生沟通，为多学科的融合发展建言献策！

2022年10月

前　　言

　　感染性疾病是临床发病率较高的疾病。为了确诊病原并提供合适的治疗方案，临床微生物学检验工作者经常需要与临床医师、临床药师、感染控制管理人员沟通与合作，提供充分的依据和技术支持。这要求临床微生物学检验工作者在做好本职工作的基础上，还要熟悉感染性疾病、抗微生物药物、感染控制措施等，经常参加多学科会诊、查房等。然而长期以来，学制、知识结构、岗位设置、工作模式、专业素养等多方面原因，造成检验医生与临床医生沟通及融合发展存在瓶颈。在人工智能时代下，转换角色、主动学习、主动交流、主动支持，实现检验与临床双向沟通及融合发展成为检验医学发展方向之一。

　　检验医学是联系基础医学与临床医学的纽带，是多学科的组合体。现代检验医学倡导以患者为中心，以疾病诊断和治疗为目的，加强检验医学人员学习临床知识，主动开展检验与临床对话显得尤为重要。为了进一步拓展检验与临床沟通，2021年中华医学会检验医学分会青年委员会作为指导单位，检验医学新媒体作为主办单位，共同举办了"第一届全国感染性疾病检验与临床思维案例展示"活动，该活动得到了全国同行的大力支持。在征集的近两百个案例中每个案例均为检验医生与临床医生搭档完成编写，通过初审、专家复审、现场评审等三轮严格评审，12组案例作者脱颖而出，参加了线上直播活动。案例展示活动及线上直播活动在医生中反响热烈，为检验与临床的合作树立了典范。我们遴选了参加展示活动的42个案例，编辑成册，希望为工作在一线的检验同仁提供参考，为临床医生提供检验路径的解决方案。

　　万人操弓，共射一招，招无不中。在检验医生与临床医生的良好沟通下，一定能更好地为患者服务，让患者受益。

　　由于没有现成的编写模式可供借鉴，本书编写难度较大且时间仓促，加之编者水平有限，书中难免存在缺点和疏漏之处，敬请读者和专家批评指正。

许建成　李　敏

检验医学新媒体

2022年2月

目 录

第一部分 细菌感染性疾病

第二部分 真菌感染性疾病

第三部分 寄生虫和病毒及其他感染性疾病

第一部分

细菌感染性疾病

1 境外输入类鼻疽伴头部脓肿的诊疗过程

作者：牛敏[1]，范晶华[2]（昆明医科大学第一附属医院：1.医学检验科；2.感染科）

点评专家：杜艳（昆明医科大学第一附属医院医学检验科）

【概述】

患者因反复发热及右侧头部包块近3个月入院，有在柬埔寨居住史，入院检查未明确病原体，常规抗生素治疗无效，手术切除病灶后，脓液培养结果为类鼻疽伯克霍尔德菌阳性，术后给予美罗培南抗感染，最终好转后出院。

【案例经过】

患者，男，34岁。病史及体格检查：2020年3月起居住于柬埔寨，5月初出现无诱因反复发热伴头痛，最高体温39℃，6月初发现头部肿物，在当地医院就诊未能明确病因，治疗后症状无好转，具体治疗不详。2020年7月19日进入昆明医科大学第一附属医院感染科住院治疗。入院查体：体温38.5℃，一般情况可，右侧头顶部触及2.0cm×3.0cm×5.0cm的包块，有压痛，质地韧，皮肤表面无红肿，无破损，无分泌物，有波动感，无其他异常。

实验室检查：外周血白细胞计数$10.5×10^9$/L[参考区间：（$3.5\sim9.5$）$×10^9$/L]，中性粒细胞绝对值$6.9×10^9$/L[参考区间：（$1.8\sim6.3$）$×10^9$/L]，C反应蛋白24.1mg/L（参考区间：<6.0mg/L），连续3次送检血培养结果均为阴性，血糖及肝肾功能检查结果正常。

影像学检查：头颅计算机断层扫描（CT）显示右顶部皮下类椭圆形稍低密度灶，大小约4.2cm×2.5cm×1.4cm，壁厚，邻近右顶骨可见低密度骨质破坏区，边缘不清，累及颅骨全层。头颅磁共振成像（MRI）显示右顶部皮下病变，邻近骨质受累。肺部CT检查无明显异常。

入院诊断：①发热原因待查；②右侧额顶部包块查因：脓肿形成？

诊疗经过：入院时，予以头孢曲松0.5g间隔12h 1次抗感染治疗，3天后患者症状无明显好转，考虑多种病原菌混合感染可能。第4天起在头孢曲松基础上，加用万古霉素0.5g间隔12h 1次抗感染治疗，3天后患者体温高峰不下降，头痛症状加剧。患者病情加重，经全院多学科会诊后考虑耐药菌感染可能，停用头孢曲松和万古霉素，调整用药为美罗培南0.5g间隔8h 1次抗感染治疗。美罗培南治疗3天后，患者体温降至37.0℃，症状明显好转，但仍不能明确病原菌。为明确诊断，患者于2020年8月2日转入神经外科，行额叶病损切除+幕上浅部病变切除术。术中情况：取出的肿物包膜完整，呈黄灰色，质软，张力高，有波动感，大小约5cm×6cm，腹侧与颅骨及硬脑膜紧密粘连，颅骨被包块感染侵蚀破坏，形成大小约2cm×2cm的破口，颅骨板障有明显黄白色分泌物。肿物病理检查结果：急性化脓性炎伴脓肿形成。为明确病原菌，术中穿刺取灰黄色脓液约20mL，注入血培养瓶送检。

病原学检查：送检脓液培养24h后，需氧瓶报阳，原始涂片见革兰氏阴性杆菌（图1-1）。转种血平板和麦康凯平板培养24h后，血平板上菌落特点为中等大小、灰白色、湿润，见图1-2。采用微生物自动鉴定仪进行菌种鉴定，鉴定结果为类鼻疽伯克霍尔德菌（*Burkholderia pseudomallei*），系统提示为高致病性微生物。使用基质辅助激光解吸电离飞行时间质谱（MALDI-TOF MS）鉴定，结果仍为类鼻疽伯克霍尔德菌。为进一步明确鉴定结果，提取菌株DNA扩增16S rRNA基因，扩增产物测序，进行BLAST序列比对，比对结果为类鼻疽伯克霍尔德菌。微生物实验室工作人员立即与主管医生沟通，迅速回报结果。因实验室生物安全等级限制，无法完成高致病性微生物的药物敏感性试验。根据《热病：桑福德抗微生物治疗指南》给出用药建议。

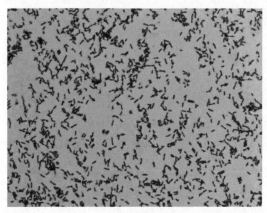
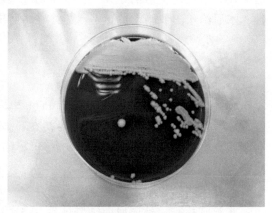

图1-1　类鼻疽伯克霍尔德菌菌体形态（革兰氏染色，×1000）

图1-2　类鼻疽伯克霍尔德菌菌落形态[哥伦比亚血琼脂培养基，培养48h]

后续治疗和转归：患者术后一直使用美罗培南0.5g 间隔8h 1次抗感染治疗，伤口愈合良好，体温恢复正常。2020年8月13日，患者转回感染科继续进行抗感染治疗，至8月19日，停用美罗培南，改为口服多西环素0.1mg每天2次+复方磺胺甲噁唑1片每天2次。8月21日，患者体温正常，感染指标复查结果均正常，术后头颅MRI复查显示病灶已基本切除，病情平稳，予以出院，嘱出院后继续服用多西环素+复方磺胺甲噁唑6个月，定期复查，不适随诊。12月13日电话回访，患者出院后健康状况良好，已恢复正常工作。

【案例分析】

1.临床案例分析

该病例为云南省报道的首例类鼻疽病例，患者在柬埔寨从事建筑行业，有接触被病原菌污染的土壤和污水的可能，其流行病学史与该病的流行病学特征高度相符。该病例临床表现并不特异，且类鼻疽引起颅骨感染的病例少见，如果没有及时送检细菌培养，就可能出现漏诊或误诊。该患者头部肿物已接近脑组织，除了尽早应用有效的抗菌药物，手术切除感染灶进行早期引流也是有效的治疗手段。

2. 检验案例分析

类鼻疽伯克霍尔德菌是一种胞内菌，具有多重耐药性。该菌致病性强，且通过气溶胶传播，实验室工作人员和临床医生都应做好生物安全防护。目前，微生物实验室对该菌鉴定的准确性较低，16S rRNA 基因测序和 MALDI-TOF MS 是鉴定的首选方法。

【知识拓展】

类鼻疽是由类鼻疽伯克霍尔德菌引起的一种人畜共患地方性传染病，在我国，类鼻疽主要疫源地分布于海南、广东、广西南部的边缘热带地区。临床症状表现多样，包括亚临床感染、局部脓肿、重症肺炎和急性败血症[1]。类鼻疽伯克霍尔德菌主要存在于疫区污水和土壤中，其传播途径主要是破损皮肤直接接触含有致病菌的水或土壤，吸入含有致病菌的尘土或气溶胶等。该菌具有强致病性、多重耐药性及气溶胶传播的特性[2]。

【案例总结】

1. 临床案例总结

根据《热病：桑福德抗微生物治疗指南》[3]：针对类鼻疽伯克霍尔德菌，初始治疗为静脉滴注头孢他啶或亚胺培南或美罗培南，然后口服复方磺胺甲噁唑+多西环素 3 个月防止复发。颅类鼻疽的标准治疗为至少 2～3 周的强化期，随后为 3～6 个月的维持期[3]。该菌为胞内菌，对多种抗生素具有天然耐药性，包括第一代和第二代头孢菌素、青霉素类、大环内酯类和氨基糖苷类药物[4]。据文献报道，类鼻疽伯克霍尔德菌对亚胺培南或美罗培南的敏感率为 100%[5,6]，碳青霉烯类可作为治疗类鼻疽的首选药物。

类鼻疽伯克霍尔德菌感染后临床症状多样，临床诊断较困难，在非疫区工作的医务人员应了解和熟悉类鼻疽等地方性传染病的临床特征及病原学的相关知识，在日常临床工作中提高警惕，加强防范意识。

2. 检验案例总结

目前，可用于类鼻疽伯克霍尔德菌鉴定的主要方法：基于细菌生化反应的快速生化分析系统，如 Vitek 2 系统；蛋白质组学方法，如 MALDI-TOF MS；分子生物学方法，如 16S rRNA 基因测序。据文献报道，Vitek 2 系统对类鼻疽伯克霍尔德菌鉴定的准确性较低，可能将类鼻疽鉴定为伯克霍尔德菌属的其他菌种[7]。16S rRNA 基因测序和 MALDI-TOF MS 的方法具有检测时间短和鉴定准确性高的优点，可作为首选方法。

【专家点评】

该文详细阐述了 1 例云南省境外输入类鼻疽伴头部脓肿患者从发病入院、初步诊断、经验治疗失败、明确诊断到治愈出院的经过。给我们带来以下启示：类鼻疽伯克霍尔德菌具有多重耐药性，诊断困难、死亡率高，因此快速诊断疑似患者有重要意义；另外，实验室应多关注流行病学史，当对高致病性微生物无法完成药敏试验时，应主动与临床医生沟通并提供首选药物。

参 考 文 献

[1] Cheng A C，Currie B J. Melioidosis：epidemiology，pathophysiology，and management[J]. Clin Microbiol Rev，2005，18（2）：383-416.

[2] Limmathurotsakul D，Holden M T，Coupland P，et al. Microevolution of *Burkholderia pseudomallei* during an acute infection[J]. J Clin Microbiol，2014，52（9）：3418-3421.

[3] 桑德福. 热病：桑福德抗微生物治疗指南[M]. 范洪伟译. 44版. 北京：中国协和医科大学出版社，2015.

[4] Prasad G L. Cranial melioidosis presenting as osteomyelitis and/or extra-axial abscess：literature review[J]. World Neurosurg，2020，134：67-75.

[5] 谭云芳，黄增光，吴多荣，等. 海南地区类鼻疽伯克霍尔德菌的药物敏感性分析[J]. 中国抗生素杂志，2017，42（5）：401-407.

[6] 陈如寿，钟佳芳，张兰聪，等. 假鼻疽伯克霍尔德菌致化脓性腮腺炎1例[J]. 中国感染控制杂志，2018，17（1）：80-81.

[7] 黄梅会，郑霄，吴华，等. Vitek 2 Compact GN卡用于不同培养基生长类鼻疽伯克霍尔德菌鉴定结果分析[J]. 临床检验杂志，2019，37（7）：518-520.

2 常规尿培养诊断直肠尿道瘘

作者：吴青[1]，徐万洲[1]，陈星华[2]，童永清[1]，李迪[1]，（武汉大学人民医院：

　　1.检验科；2.肾病内科）

点评专家：李艳（武汉大学人民医院检验科）

【概述】

病原微生物检测在检验医学中具有悠久的历史，近年来随着分子生物学技术、质谱技术等先进的检测技术进入临床应用，病原微生物检测结果的准确性越来越高，然而对于很多复杂的感染性疾病的诊断和治疗来讲，准确地鉴定病原菌并不能完全解决问题，还需要对检测结果进行综合分析，尤其是提高对异常检测结果的分析能力。本案例展示了1例病情复杂的尿路感染患者，检验科医生的会诊和分析，给了临床医生非常重要的提示，对患者的诊治起到了一定作用。

【案例经过】

患者，女，43岁。宫颈癌手术（广泛性子宫全切除术＋盆腔淋巴结根治性清除术＋双侧输尿管支架置入术）后1个月，患者出现排小便稍困难伴下腹部胀痛，尿量正常，无肉眼血尿，无尿频、尿急等症状，门诊以"宫颈癌"收入肿瘤科进行抗肿瘤治疗。住院后症状未减轻，怀疑尿路感染，经抗感染治疗后排小便稍困难伴下腹部胀痛未明显好转。

患者入院行肝功能、肾功能、血常规等检测，未发现明显异常，在肿瘤科住院期间于5月31日起多次进行血、尿培养检测。

2017年6月4日尿培养结果：阴沟肠杆菌阳性（＞10^5CFU/mL）。

2017年6月19日尿培养结果：屎肠球菌阳性（＞10^5CFU/mL）。

2017年6月25日尿培养结果：弗劳地柠檬酸杆菌阳性（20 000CFU/mL）。

2017年7月11日采血：检测血清降钙素原（PCT）2.660ng/mL；血培养未发现细菌，继续培养，经5天培养未发现需氧菌、厌氧菌生长。

2017年7月19日尿培养结果：3种或以上混合菌生长。

【案例分析】

1.临床案例分析

经亚甲蓝（美兰）盐水直肠灌肠后，患者有蓝色尿液排出，基本确定了患者可能为医源性尿道损伤所致的肠道菌群感染泌尿系统，患者转入胃肠外科行进一步的造影以确诊和治疗。

在胃肠外科进一步行肾-输尿管-膀胱造影+静脉尿路造影（KUB+IVP），并未发现明显造影剂泄漏，可能与亚甲蓝盐水穿透性更好有关，KUB+IVP难以发现比较小的尿道损伤，造影未发现明显的直肠膀胱瘘，因此不具备明确的手术指征。经调整抗生素治疗，患者症状明显好转后出院。

2. 检验案例分析

本案例患者曾在笔者所在医院多个科室进行治疗，首先在肿瘤科进行宫颈癌的化疗和放疗，患者出现了尿路感染症状，后因完成了抗肿瘤治疗，转入肾内科进行抗感染治疗，住院期间做过多次尿培养，培养出3种细菌，分别是阴沟肠杆菌、屎肠球菌和弗劳地柠檬酸杆菌。

患者多次尿培养结果显示为不同的细菌感染，难免让人怀疑标本污染，但患者住院期间进行放疗和化疗的同时，排小便困难等疑似尿路感染的症状加重，不支持尿培养结果为标本污染所致，但从检验结果却无法确定细菌感染尿道的途径。

假设检测结果准确，病原菌来源何处？阴沟肠杆菌、屎肠球菌、弗劳地柠檬酸杆菌均为肠道常见菌，是否来源于肠道，穿孔？漏出？此观点一经提出立即得到相关专家的支持，随后进行直肠-尿道瘘确认，经亚甲蓝盐水直肠灌肠，患者有蓝色尿液排出，至此确定存在直肠尿道瘘。患者转入胃肠外科行进一步的治疗。

【知识拓展】

尿路感染的实验室检查：尿路感染在女性较为多见，尿常规检测中白细胞酯酶和亚硝酸盐对泌尿系统感染有一定的提示作用，但是确诊的金标准是尿培养，合格中段尿标本发现细菌且达到一定数量（通常为 $> 10^5 \text{CFU/mL}$）则可以确认为细菌感染。

【案例总结】

1. 临床案例总结

在胃肠外科进一步行KUB+IVP，并未发现明显造影剂泄漏，可能与亚甲蓝盐水穿透性更好有关，KUB+IVP难以发现比较小的尿道损伤，造影未发现明显的直肠膀胱瘘，因此不具备明确的手术指征。经调整抗生素治疗，患者症状明显好转后出院，说明较小的尿道损伤在感染控制良好的条件下，可以自行修复，不需要手术治疗。

2. 检验案例总结

本案例的关键点在于尿路感染病原菌的来源确定，女性因尿道"短、宽、直"，尿道口、阴道口、肛门位置接近，如果不注意个人卫生，肠道细菌可通过尿道逆行，因此好发尿路感染，且病原菌多为肠道正常菌群，如果机体免疫力低下，则尿路感染风险更高。本例为肿瘤放化疗患者，免疫力低下，更是增加了尿路感染的风险。

本例患者尿培养中检出的3种细菌均为肠道正常菌，多学科会诊时对细菌入侵途径讨论比较热烈，肿瘤科依据临床经验认为通过尿道口逆行感染的可能性最大，而检验科却认为通过肠道膀胱瘘感染的可能性最大，理由如下：①该患者入院时就有疑似尿路感染的症状，只是没有尿路刺激征（尿频、尿急），患者也表示经医生、护士多次教育后，非常注意个人卫生，不可能在将第一种细菌感染完全压制后，再发生另外一种细菌逆行感染，而如果存在肠道膀胱瘘，细菌将会源源不断地经肠道进入膀胱，在抗生素的不断作用下，最后筛选出了耐药性比较强的菌株；②患者之前经历了"广泛性子宫全切除术＋盆腔淋巴结根治性清除术＋双侧输尿管支架置入术"，确实也有可能损伤了膀胱和肠道，尤其是直肠。据此认为，直肠膀胱瘘可能是造成感染的重要原因，进行亚甲蓝盐水直肠灌肠以排除直肠膀胱瘘。

【专家点评】

泌尿系损伤是妇科手术的常见并发症之一，妇科手术引起的泌尿系损伤占所有医源性泌尿系损伤的80%以上[1]，而广泛性子宫全切除术是妇科手术中导致泌尿系损伤风险最高的手术[2]，广泛性子宫切除与次广泛性子宫切除由于切除范围较大，在游离输尿管时可直接造成输尿管的损伤，或在游离输尿管时使管鞘膜的纵行营养血管受到损伤，而发生缺血坏死形成尿瘘。该病例在1个月前进行了"广泛性子宫全切除术＋盆腔淋巴结根治性清除术＋双侧输尿管支架置入术"，在多学科会诊中专家提出了该患者可能存在尿路损伤引起的尿路感染，行亚甲蓝盐水直肠灌肠后确诊，而IVP却未发现明显的造影剂泄漏，可能与不同的检查手段的敏感性有关[3-6]，但是从患者尿培养的结果来看，也支持直肠尿道瘘的诊断[7, 8]。根据文献报道，医源性泌尿系损伤的早期诊断和及时治疗对治疗效果影响显著[9]，日常检验工作中，大部分尿培养标本为中段尿样本，检验中需要排除污染所引起的假阳性，血培养通常可以通过双套培养对病原菌和污染菌进行区分[10]，而尿培养只能通过经验来进行区分，因此检验人员在日常工作中遇到特殊情况时应站在临床医生的角度，综合考虑患者病史，充分调动临床思维，给出专业的建议。

该案例的分享，得益于肿瘤科、肾内科医师的大力协助与配合，对于培养检验医师的临床思维，提升学科的专业能力起到了很好的推动作用。

参 考 文 献

[1] 王青云，周月华. 妇科腹腔镜手术导致泌尿系统损伤的原因分析及护理对策[J]. 浙江医学，2014，36（12）：1117-1118.

[2] 林松，耿红琼，程时刚，等. 武汉地区妇科手术中泌尿道损伤的流行病学调查分析[J]. 中国性科学，2017，26（12）：48-51.

[3] 黄卫，陈玉祥，李俊，等. 美兰在术中检测直肠癌吻合口漏的应用[J]. 航空航天医学杂志，2013，24（12）：1469-1470.

[4] 丁波，苏磊，胡玉玲，等.下尿路肛管直肠穿通伤的诊断与治疗[J].中华腹部疾病杂志，2006，6（8）：558-560.

[5] 谷遇伯.2020年EAU尿道损伤诊断治疗指南（附解读）[J].现代泌尿外科杂志，2021，26（1）：69-74.

[6] 张华玲.非典型征象输尿管下段结石的IVP诊断[J].交通医学，2002，16（2）：182-183.

[7] 宋迪静，李曦.3108例尿路感染病原菌及耐药性分析[J].中国卫生检验杂志，2020，30（3）：364-366.

[8] 陈小燕，孙玲，曹海华，等.妇科恶性肿瘤患者术后尿路感染病原菌分布及影响因素研究[J].中国消毒学杂志，2020，37（3）：204-206.

[9] 张月婷，沈宏，陈悦悦，等.医源性泌尿生殖道瘘及损伤的单中心10年数据分析并文献复习[J].临床泌尿外科杂志，2019，34（6）：426-430.

[10] 古旭东，薛春玲，罗科城.血培养双侧双瓶送检对病原菌和污染菌判断的应用价值探讨[J].医药前沿，2020，10（21）：220-222.

3　结核分枝杆菌感染导致的骨髓炎

作者：陈仁德[1]，李阳阳[2]，[河南省洛阳正骨医院（河南省骨科医院）：
　　　1.检验科；2.骨髓炎科]
点评专家：李勇军［河南省洛阳正骨医院（河南省骨科医院）检验科］

【概述】

在我国结核病为高发疾病，新发活动性结核患者约为130万/年，其中肺外结核占10%～20%，而骨与关节结核又占肺外结核的19.9%[1]。世界卫生组织（WHO）指出：目前约有1/3的结核病患者被漏诊，多达60%的结核病患者没有获得病原学证据，尤其是肺外结核中骨与关节结核的诊断更为困难。对于感染性疾病，只有明确病原体才有机会获得治疗并治愈，因此需要建立快速准确且易于开展的诊断方法，以帮助临床诊断和治疗。

【案例经过】

患者，男，46岁。主诉：左足疼痛1年，加重1个月余。1年前患者左侧足背有一部位（大小约2cm×2cm）出现疼痛，不影响行走，未经特殊处理，后疼痛逐渐加重，范围扩大。3个月前足背疼痛明显，影响行走。2020年2月在当地医院住院进行治疗，给予抗生素治疗和足背切开冲洗引流治疗，效果差，左足肿胀明显，疼痛，发热。为进一步治疗，来笔者所在医院就诊。患者既往体健，无传染病史，无高血压、高血糖等慢性病病史，个人史、婚育史无特殊。入院检查结果见表3-1。

表3-1　患者入院检查结果

检查项目	检查结果
白细胞计数（WBC）	8.53×10^9/L
中性粒细胞比例（NEU%）	75%
血红蛋白（Hb）	108g/L
血小板比容（PCT）	0.14ng/mL
C反应蛋白（CRP）	81.7mg/L
红细胞沉降率（ESR）	96mm/h
白细胞介素-6（IL-6）	86mg/L
生化免疫类检查	无特殊异常
传染病、自身免疫类项目检查	无异常
结核杆菌斑点试验（T-SPOT）	阴性
伤口分泌物普通细菌培养	阴性

专科检查：患者左小腿肤色较暗，皮下可触及波动感。左足皮温较高，肿胀明显，足背可触及波动感，按压皮肤可见脓性液流出。足背内侧及中部见两个2cm×2cm大小的皮肤引流伤口，有液体渗出。

影像学检查：足部CT示左足跗骨及距骨基底骨质形态欠佳，可见虫噬样骨质破坏影。肺部CT筛查无特殊异常。

临床诊断初步怀疑足部感染性病变、骨髓炎，由于细菌培养未检测出病原菌，怀疑可能为特殊细菌感染，遂邀请检验科微生物室人员现场采样（图3-1）。在换药室现场穿刺检查见患者足背窦道口脓性液体量大，留取穿刺的深部组织及穿刺液后行一系列细菌学检查，包括一般细菌涂片、特殊涂片、结核菌涂片，细菌、真菌、厌氧菌培养等。

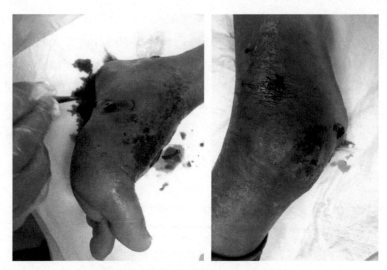

图3-1 现场采样时患者足部临床表现

微生物室人员经检查发现组织抗酸染色阳性（1+），培养7天无细菌生长。遂与临床医生沟通，临床医生根据症状，初步怀疑慢生长非结核分枝杆菌感染。初步治疗方案：抗炎，消肿，应用广谱抗生素（头孢西丁），特色中药熏洗膏贴，加用克拉霉素、乙胺丁醇、利福平抗非结核分枝杆菌治疗（针对慢生长菌种），准备炎症消退后择期手术。

微生物室人员将标本延长培养至第12天，发现血平皿上有菌落生长（图3-2），为灰白色、干燥、细小菌落，抗酸染色阳性，但根据菌落特点仍不能区分是结核分枝杆菌还是慢生长非结核分枝杆菌，因两种菌都能在血平皿上生长，于是将菌种送检靶向DNA基因测序鉴定分枝杆菌，回报结果为结核分枝杆菌。

患者于入院后第17天行左足病灶清除术，术中进行广泛坏死组织切除，清创。术后病理结果示肉芽肿性炎伴局部急性炎及坏死，结核病变可能。术中组织细菌培养和初次穿刺细菌培养示菌落相同，为结核分枝杆菌。最终确诊为骨髓炎，骨与关节结核。在基因测序结果回报后，临床调整为规范抗结核药物治疗，异烟肼300mg每天1次、口服，链霉素0.75g每天1次、肌内注射，治疗3周后患者各项炎症指标较初期下降。

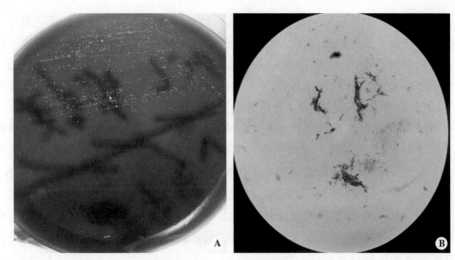

图3-2 血平皿培养菌落特征（A）及抗酸染色的镜下形态（B）

后续治疗和转归：患者于2020年6月1日出院，手术切口愈合好、关节功能恢复，出院后继续口服抗结核药物。

【案例分析】

1. 临床案例分析

该患者初始鉴别诊断：骨髓炎病原体一般常为普通需氧菌、真菌、放线菌。发生在足部的一般骨髓炎需与少见的足菌肿相鉴别，足菌肿分为真菌性足菌肿和放线菌性足菌肿，在热带、亚热带地区多见，其次是骨雅司病，主要由雅司螺旋体引起，在我国南方地区已少见。本例患者在实验室检查报告抗酸杆菌阳性后，遂确定为分枝杆菌感染，需考虑以下两种情况：一是骨与关节结核，主要由结核分枝杆菌感染引起，发病率为1%～3%，皮肤感染表现以无痛性皮肤结节、结核疹、溃疡、窦道、干酪样物为主[2]；二是皮肤、软组织及骨非结核分枝杆菌病，主要由快生长非结核分枝杆菌，如偶发分枝杆菌、脓肿分枝杆菌、龟分枝杆菌、耻垢分枝杆菌等，或慢生长非结核分枝杆菌，如鸟分枝杆菌、胞内分枝杆菌及其复合群、堪萨斯分枝杆菌、戈登分枝杆菌、蟾分枝杆菌等引起[3]。二者在病理表现上都有炎性肉芽肿、坏死，影像表现上都有骨质的破坏，在治疗上差别巨大，非结核分枝杆菌往往对一线抗结核药物耐药[4]。在确定患者分枝杆菌感染后需结合后期实验室检查进一步确诊。

2. 检验案例分析

该患者入院后经检查炎症指标升高（CRP 81.7mg/L，ESR 96mm/h，IL-6 86mg/L），其他检查结果均无异常，影像学检查提示炎性病变，病变部位大量流脓，临床医生根据症状及实验室检查结果初始怀疑为普通细菌感染病变，未怀疑为结核病变。微生物实验室检查穿刺组织抗酸染色阳性，抗酸阳性细菌一般有3种：结核分枝杆菌及其复合群、麻风分枝杆菌、非结核分枝杆菌。麻风分枝杆菌不能进行体外培养，非结核分枝杆菌一般又分快生长非结核分枝杆菌（如龟分枝杆菌、脓肿分枝杆菌等）和慢生长非结核分枝杆菌（如鸟分枝杆菌、胞内分枝杆菌等）。根据该患者临床表现，初始怀疑非结核分枝杆菌可能性大，由于快生长非结核分枝杆菌在血平皿上7天内一般能够生长，而慢生长非结核分枝杆菌在罗琴（L-J）培养基上一般需要7天后才能生长。该细菌普通培养前7天为阴性，无生长，遂初步怀疑该感染病原体为慢生长非结核分枝杆菌。该细菌的实验室鉴定过程：标本在实验室经培养至12天后，在血平皿培养基上出现形态细小、灰白色、干燥菌落，经抗酸染色为抗酸阳性细菌，遂将菌落送检DNA靶向测序鉴定分枝杆菌，采用16S rRNA基因序列分析，鉴定该菌种为结核分枝杆菌。根据其生长特性、形态、抗酸染色结果、基因测序结果，检验实验室最终向临床报告结果为结核分枝杆菌。结核分枝杆菌在普通血琼脂培养基上一般很难生长，能够培养出该菌落基于实验室延长培养时间、提供合适的温度及实验室人员每日定期细心观察。

【知识拓展】

1. 什么是骨与关节结核？临床如何与NTM病鉴别？

骨与关节结核：95%继发于肺结核，好发于儿童和青年，以脊椎结核发生率最高，约占50.9%；其次为关节结核，髋、膝关节结核多见。骨与关节结核易发生在血管丰富的骨松质和负重大、活动较多的关节，分为干酪样坏死型（较多见）和增生型，前者的特点是明显的干酪样坏死和死骨形成。骨与关节NTM病：NTM感染可引起骨髓、滑膜、滑囊、腱鞘等骨关节炎症，其中以海分枝杆菌和鸟-胞内分枝杆菌复合群（MAC）最常见，其次为脓肿分枝杆菌、偶然分枝杆菌、龟分枝杆菌、嗜血分枝杆菌、奇美拉分枝杆菌、蟾分枝杆菌和堪萨斯分枝杆菌。骨与关节结核是常见的肺外结核，男性发病多于女性，高发年龄段在16~30岁和46~60岁。骨与关节结核累及部位变化很大，但脊柱、髋和膝是骨与关节结核最常见部位；四肢大关节结核多为单关节发病，但四肢单纯骨结核少见。

2. 实验室如何区分MTB与NTM？

（1）对硝基苯甲酸选择性培养基法：NTM可以生长，而MTB则不能生长。

（2）MPB64抗原检测法：结核分枝杆菌的MPB64抗原检测阳性。

（3）分子诊断技术：①基质辅助激光解吸电离飞行时间质谱（MALDI-TOF MS）技术：通过分析不同分枝杆菌的不同核质比蛋白成分在真空电离过程中获得的特征性的蛋白谱，鉴别分枝杆菌至种水平，该方法具有分辨率高、快速、准确、需要菌量少的优点。②宏基因组二代测序（mNGS）技术：是菌种鉴定分辨率最高的手段，对结核有较高的诊断敏感度和特异度。③GeneXpert MTB/RIF：用于诊断骨与关节结核的总敏感度和特异度分别为82.9%（95%CI：81.4%~84.3%）和86.3%（95%CI：84.3%~88.2%）。GeneXpert MTB/RIF对骨与关节结核和利福平耐药骨与关节结核有较高的诊断价值，可作为快速诊断骨与关节结核的有效方法[6]。

【案例总结】

1.临床案例总结

对于骨髓炎，首先要明确病原菌。对于肺外结核的诊断，尤其是骨与关节结核，需要和骨与关节NTM病相鉴别，结核病需要早期联合规范的治疗，治疗周期长，而NTM对于大多数一线抗结核药物耐药，由此菌种鉴定对于后期指导治疗意义极大。所以，临床科室和微生物室应积极加强沟通合作，共同为患者合理诊疗提供保障。

2.检验案例总结

该案例患者入院后通过临床症状、影像学检查等初步诊断为骨髓炎，但一直未能明确病原菌。检验科微生物室人员积极与临床医生沟通，并到患者床旁采样获得高质量标本。微生物室人员注重原始标本涂片检查，积极回报初始结果。同时，对于特殊标本利用各项微生物检测手段，通过延长细菌培养时间获得阳性结果，在培养出细菌后，又利用分子诊断技术手段确证为结核分枝杆菌，为明确诊断提供了依据。在实验室检查阶段，该案例提示微生物检验人员，对于特殊细菌的培养，延长细菌培养时间，增加选择性培养基，重视原始标本涂片，积极与临床医生有效沟通能显著增加细菌检出率。

【专家点评】

肺外结核的诊断，尤其是骨与关节结核的诊断，一直是困扰临床医生的棘手问题，由于其临床症状不典型，鉴别诊断困难，而且标本取材不易，实验室检测方法又有其局限性，难以获得病原学证据。在该案例诊断过程中，微生物室与临床科室一直保持了良好沟通，提出怀疑，剔除干扰，经验诊疗，修正诊断，一步步明确病原体，为临床提供重要的诊疗依据。检验医生首先要注重自身实验室质量控制，有质量保证才能走向临床，微生物检验医生还要注重传统微生物检测手段，尤其是细菌涂片检查，这些检测手段能为临床早期诊断提供重要信息，方便、快捷、高效，同时还要有服务意识，积极学习并利用先进检测手段，包括质谱检测技术、二代测序（NGS）技术，为临床诊断提供支持。随着检验医学专业的飞速发展，多学科会诊（multi-disciplinary team，MDT）持续深入推进，检验医学在临床诊疗过程中的作用越来越突显，检验人员不应该只是"技术工人"，而应该面向临床，为临床提供更多的技术支持，促进检验医学发展。

参 考 文 献

[1] World Health Organization. Global tuberculosis report 2020[R]. Geneva：WHO，2020.

[2] Chen S T，Zhao L P，Dong W J，et al. The clinical features and bacteriological characterizations of bone and joint tuberculosis in China[J]. Sci Rep，2015，5：11084.

[3] Philips R C，Hoyer P E，White S M，et al. Cutaneous nontuberculous mycobacteria infections：A

retrospective case series of 78 patients from the Texas Gulf Coast region [J]. J Am Acad Dermatol，2019，81（3）：730-739.

[4] 中华医学会结核病学分会. 非结核分枝杆菌病诊断与治疗指南（2020年版）[J]. 中华结核和呼吸杂志，2020，43（11）：918-946.

[5] 徐洪伟，李超，郑润龙，等. 2007～2019住院骨关节结核患者的临床特征[J]. 中国矫形外科杂志，2020，28（13）：1198-1201.

[6] 南海，张芸，杨新婷，等. GeneXpert MTB/RIF对骨关节结核诊断价值的Meta分析[J]. 中国防痨杂志，2020，42（9）：973-980.

4 艾滋病合并结核分枝杆菌和非结核分枝杆菌感染的诊疗过程

作者：班立芳[1]，侯明杰[2]，夏玉朝[3]（河南省传染病医院：1.检验科；2.感染一科；3.药学部）

点评专家：刘春礼（河南省传染病医院感染科）

【概述】

近年来随着获得性免疫缺陷综合征（艾滋病，AIDS）患者人数的逐年增加，合并各种机会性感染也越来越常见，如分枝杆菌感染、马尔尼菲篮状菌病、耶氏肺孢子菌肺炎及其他细菌性肺炎等。分枝杆菌分为结核分枝杆菌（MTBC）、非结核分枝杆菌（NTM）和麻风分枝杆菌。其中，NTM是AIDS患者肺内和肺外感染的重要病原体，其在环境中广泛存在，特别是土壤和水中，可侵犯人体肺脏、鼻窦、淋巴结、关节，以及中枢神经系统，导致免疫抑制人群的播散性感染。目前随着AIDS患者的增加，NTM感染已经成为AIDS患者发病和死亡的重要原因之一，这类疾病临床表现复杂多样，诊断与治疗难度大，且病情重、病程长[1]。

【案例经过】

患者，男，29岁。以"发现人类免疫缺陷病毒（HIV）感染3个月，咳嗽20余天"为主诉入院。3个月前患者体检时发现HIV初筛抗体阳性，进一步行确证试验，试验结果为阳性，CD4[+]T淋巴细胞数不详，遂启动抗逆转录病毒治疗（anti-retroviral therapy，ART），方案为"艾考恩丙替片，每次1片，每天1次"，依从性可。20天前患者出现阵发性咳嗽，于当地医院按肺孢子菌肺炎（pneumocystis pneumonia，PCP）治疗，复查胸部CT示右肺下叶感染较前进展。行肺穿刺活检，病理报告示肺组织慢性炎症，多核巨细胞反应，过碘酸希夫（PAS）染色（–），六胺银染色（–）。为明确诊断及系统治疗，遂来笔者所在医院就诊，以"不明感染、肺结核？"收入感染科。

患者阵发性咳嗽，痰少，于2020年1月20日行气管镜检查，肺泡灌洗液分枝杆菌相关检查结果如下：涂片抗酸染色、GeneXpert、痰结核菌脱氧核糖核酸（TB-RNA）、痰结核菌核糖核酸（TB-DNA）检查结果均为阴性，同时送检分枝杆菌培养。临床仍然考虑结核菌感染可能性大，于2020年2月3日再次行气管镜检查，肺泡灌洗液GeneXpert检查结果为结核分枝杆菌复合群。灌洗液TB-RNA检查结果为阳性。临床给予抗结核治疗：利福布汀胶囊0.3g/d，异烟肼片0.3g/d，乙胺丁醇胶囊0.75g/d，吡嗪酰胺片1.5g/d，左氧氟沙星片0.6g/d。2020年4月8日第一次送检肺泡灌洗液分枝杆菌培养结果为阳性，行基因芯片菌型鉴定为瘰疬分枝杆菌。

抗结核治疗2个月后，调整抗结核和瘰疬分枝杆菌治疗方案：利福布汀（0.3g/d）+异烟肼（0.3g/d）+乙胺丁醇（0.75g/d）+阿奇霉素（0.5g/d）+氯法齐明（200mg/d），2个月后氯法齐明剂量改为100mg/d。

患者症状有所缓解，治疗有效，先后3次行胸部CT检查，抗结核治疗后胸部CT复查病灶较之前吸收。

2021年3月2日随访，患者无明显咳嗽、咳痰，病情稳定。

【案例分析】

1.临床案例分析

AIDS合并肺结核选择抗结核/抗非结核分枝杆菌药物时应注意什么？

选择此类药物时主要考虑药物之间的相互作用。抗HIV药物中许多药物通过细胞色素P450同工酶代谢，抗结核药物中的利福霉素类也是通过该酶代谢，所以许多抗HIV药物与利福霉素类药物有相互作用，如依非韦仑、奈韦拉平、含有激动剂的蛋白酶抑制剂及含有考比司他的整合酶抑制剂等。本例患者入院时应用艾考恩丙替片进行抗HIV治疗，开始进行抗结核治疗时因为其用药方案中含有考比司他，不能与利福霉素类合用，故选择利福布汀胶囊0.3g/d方案，同时抗HIV方案更换为拉米夫定（3TC）300mg/替诺福韦酯（TDF）300mg+多替拉韦钠（DTG）50mg。抗结核治疗后症状好转，复查胸部CT病灶较之前吸收。2020年4月8日肺泡灌洗液分枝杆菌培养结果为阳性，行基因芯片菌型鉴定为瘰疬分枝杆菌。瘰疬分枝杆菌属于慢生长分枝杆菌，对常见的抗结核药物敏感性差，一般认为对克拉霉素、阿奇霉素、链霉素、乙胺丁醇具有一定的敏感性，对氯法齐明和环丝氨酸敏感性较好，治疗上一般选用2种药物联用。严重者可以3种药物联用，一般为氯法齐明+克拉霉素±乙胺丁醇，由于克拉霉素与抗HIV药物艾考恩丙替存在相互作用，故选用阿奇霉素+氯法齐明+乙胺丁醇治疗，且患者已经进行抗结核治疗2个月，按照抗结核巩固方案治疗停用吡嗪酰胺和左氧氟沙星。

2.检验案例分析

为什么没有做瘰疬分枝杆菌药敏试验？

目前，虽然美国临床和实验室标准协会（CLSI）对于一些NTM菌种有推荐的药敏试验方法和药物临界浓度，但这些方法仍缺乏充分的临床评价。开展没有推荐方法的菌种的药敏试验时，常规做法是慢生长分枝杆菌多参照MTB选取药物临界浓度，而快生长分枝杆菌多参照普通细菌选择药物临界浓度。但不同NTM的耐药临界浓度可能存在很大差异，因此需要开展更多的临床和基础研究，以建立针对不同菌种的药敏试验方法。从目前已获得的数据来看，NTM感染的治疗效果多取决于菌种。因此，对该病例分离到的瘰疬分枝杆菌未做药敏试验，临床医生依据相关指南和文献报道进行抗感染治疗。患者先后几次的复查结果显示：临床症状减轻，病灶吸收，治疗有效。

【知识拓展】

1. 瘰疬分枝杆菌流行现状及治疗方案

瘰疬分枝杆菌最早是从儿童颈部淋巴结病变部位分离出来的，而且早期常见于6岁以下儿童的颈部淋巴结感染病变，故以感染的"瘰疬"样命名为瘰疬分枝杆菌。瘰疬分枝杆菌属于非结核分枝杆菌中Ⅱ组暗产色菌，常见于水环境（包活河流、湖泊、游泳池）及土壤环境中，最新的研究表明[2]，瘰疬分枝杆菌也可见于肺、皮肤、骨髓、肝脏和睾丸等其他感染部位。瘰疬分枝杆菌引起的肺部感染比较少见，在日本占肺非结核分枝杆菌感染的0.7%，在美国占AIDS人群肺非结核分枝杆菌感染的2%。该感染常见于硅肺（南非）、有肺结构病变和免疫力低下人群，特征为缓慢进展的海绵状肺，很少引起播散性病变[2-5]。而本例为AIDS合并肺部结核和肺部瘰疬分枝杆菌感染的病例，目前国内尚未见相关报道。关于瘰疬分枝杆菌对药物敏感性的报道不尽相同，治疗方案也各不相同，目前比较认可的方案为氯法齐明＋克拉霉素±乙胺丁醇，其中氯法齐明实行降阶梯治疗方案，前2个月剂量为200mg/d，2个月后改为100mg/d，疗程一般为一年以上[6]。

2. 分枝杆菌感染的影响因素

随着HIV感染的出现，结核病、NTM病的发生与$CD4^+$ T淋巴细胞数量下降高度相关，$CD4^+$ T淋巴细胞被认为是抗MTB、抗NTM的关键效应细胞，其数量下降也被认为是特发性$CD4^+$ T淋巴细胞减少症患者MTB、NTM感染的原因。研究表明肿瘤坏死因子α（TNF-α）是控制分枝杆菌感染的关键因素[7]，而强效的TNF-α抑制剂，如英夫利昔单抗、阿达木单抗等，可中和TNF-α这一关键细胞因子，从而导致机体发生分枝杆菌感染的概率升高。

【案例总结】

1. 临床案例总结

在许多国家，结核病相关病原菌仅通过涂片诊断，同时也把涂片检查作为监测治疗反应和复发的重要方法。然而，在感染分枝杆菌病例的相关报道中，相当高比例的分离株实际为NTM，不同的NTM感染临床用药方案不尽相同，因此，NTM的菌种鉴定尤为重要，是否鉴定到种关乎患者治疗方案的正确选择。

2. 检验案例总结

检验科运用传统的培养技术、快速的分子诊断技术等多种检测手段，对该AIDS患者进行病原学检查，由早期的MTB感染，确诊为同时合并NTM肺病。明确病原菌后及时调整抗菌药物，且抗结核治疗已经2个月，治疗方案由利福布汀胶囊0.3g/d、异烟肼片0.3g/d、吡嗪酰胺片1.5g/d、乙胺丁醇胶囊0.75g/d、左氧氟沙星片0.6g/d调整为抗结核巩固期方案，同时增加抗瘰疬分枝杆菌的治疗方案：利福布汀（0.3g/d）+异烟肼（0.3g/d）+阿奇霉素（500mg/d）+氯法齐明（200mg/d）+乙胺丁醇（0.75g/d）。先后几次的胸部CT检查结果显示，病灶明显被吸收，治疗有效。

【专家点评】

感染HIV之后机体会发生免疫系统缺陷，其中MTB、NTM感染是AIDS晚期患者常见、比例较高的机会性感染，也是最主要的死亡原因。

HIV主要损害CD4[+] T淋巴细胞，从而导致CD4[+] T淋巴细胞各项功能受到损害和数量减少。CD4[+] T淋巴细胞数值高低与机体的机会性感染密切相关，该患者CD4[+] T淋巴细胞数值检测多次为＜100个/μL，已进入AIDS晚期。该患者免疫系统面临崩溃状态，增加了各种机会性感染的发生。该患者的诊治是通过临床医生、抗感染临床药师、临床微生物工作人员等多学科团队合作，集各专业之所长，共同助力感染性疾病的正确诊断与治疗。

参 考 文 献

[1] 中华医学会热带病与寄生虫学分会艾滋病学组. 人类免疫缺陷病毒/艾滋病患者合并非结核分枝杆菌感染诊治专家共识[J]. 传染病信息，2019，32（6）：481-489.

[2] Takemoto Y，Tokuyasu H，Ikeuchi T，et al. Disseminated *Mycobacterium scrofulaceum* infection in an immunocompetent host[J]. Intern Med，2017，56（14）：1931-1935.

[3] 刘锡光. 现代诊断微生物学[M]. 北京：人民卫生出版社，2002.

[4] Wilson J W，Jagtiani A C，Wengenack N L. *Mycobacterium scrofulaceum* disease：experience from a tertiary medical centre and review of the literature[J]. Infect Dis（Lond），2019，51（8）：602-609.

[5] Suzuki S，Morino E，Ishii M，et al. Clinical characteristics of pulmonary *Mycobacterium scrofulaceum* disease in 2001-2011：a case series and literature review[J]. J Infect Chemother，2016，22（9）：611-616.

[6] 汪复，张婴元. 实用抗感染治疗学[M]. 3版. 北京：人民卫生出版社，2020.

[7] Kasper D L，Fauci A S. 哈里森感染病学[M]. 3版. 胡必杰，潘珏，高晓东，译. 上海：上海科学技术出版社，2019.

5 急性髓系白血病合并肺部感染的诊疗和思考

作者：秦辉[1]，王真真[2]，朱卫华[3]，景贤[4]（郑州颐和医院：1.医学检验科；2.血液内科；
　　　3.呼吸内科；4.药学部）

点评专家：李轶（河南省人民医院检验科）

【概述】

急性髓系白血病（acute myeloid leukemia，AML）是一种最常见的白血病，主要特征为骨髓和外周血中原始和幼稚的髓系细胞异常增生，主要临床症状包括发热、出血、贫血。目前对AML的治疗方法以化疗、放疗、干细胞移植等为主。AML化疗后可导致感染、高尿酸血症等并发症，尤其易合并肺部感染。

【案例经过】

患者，女，78岁。2020年2月8日入住笔者所在医院血液内科。主诉：确诊急性髓系白血病2个月余，咳嗽1个月余。

现病史：①患者2个月前无诱因出现发热、出血，无咳嗽、咳痰等。于当地医院入院检查结果：白细胞计数（WBC）0.90×10⁹/L，中性粒细胞计数（N）0.42×10⁹/L，淋巴细胞计数（L）0.47×10⁹/L，考虑血液病可能。曾于2019年11月30日、12月7日先后2次行骨髓穿刺活检：骨髓增生活跃，原始粒细胞分别为23.2%、30.4%，确诊急性髓系白血病。②2019年12月10日行GAA方案化疗，化疗后骨髓抑制期出现发热、咳嗽、咳痰等症状。2020年1月3日行G试验[（1,3)-β-D葡聚糖试验]：86.5pg/mL，GM试验（半乳甘露聚糖试验）：0.601。结合肺部CT，考虑肺部真菌感染，不排除合并细菌感染可能，予以伏立康唑、左氧氟沙星及替加环素抗感染，体温逐渐恢复正常，咳嗽、咳痰明显减轻。③2020年1月10日行骨髓穿刺活检示骨髓增生活跃，原幼细胞占比20.8%；流式细胞形态学检查示异常髓系幼稚细胞占比14.38%。1月11日出院，继续口服伏立康唑0.2g每12h 1次，咳嗽、咳痰逐渐缓解。④2020年1月19日患者自行停药，咳嗽、咳痰较前加重，痰中带血丝，考虑肺部感染复发。为进一步诊治，收住于笔者所在医院血液内科。病程中，患者精神、胃纳尚可，睡眠较差，大小便无特殊，体重无明显变化。

既往史及个人史：10年前因"胆囊结石"行胆囊切除术。2019年12月于外院化疗期间输注"血小板、红细胞"（具体数量不详），否认高血压、糖尿病、肝炎、结核病史。

体格检查：双肺呼吸音稍粗，未闻及明确干湿啰音。轻度贫血貌，全身浅表淋巴结未触及肿大，全身皮肤及黏膜未见出血点及黄染。胸骨后无压痛，肝脾肋下未触及。

实验室检查：血常规示白细胞计数（WBC）2.78×10⁹/L，中性粒细胞比例（N%）

82%，血红蛋白（Hb）96g/L，血小板计数（PLT）160×10⁹/L。尿常规：阴性。粪常规及隐血试验：阴性。炎症标志物：高敏C反应蛋白（hsCRP）11.55mg/L，PCT＜0.05ng/mL。G试验：93pg/mL。GM试验：阴性。呼吸道九项病原体抗体测定：阴性。全血EB病毒DNA定量检测：4.22×10³IU/mL。全血巨细胞病毒DNA定量检测：阴性。骨髓细胞分析：原幼细胞占7%。流式细胞学检查：AML细胞占7.4%。肝功能检查：谷丙转氨酶（ALT）12.0U/L，谷草转氨酶（AST）13.8U/L，白蛋白（Alb）33.8g/L，γ-谷氨酰转移酶（GGT）55U/L。肾功能检查：正常。

辅助检查：心电图示窦性心律，偶发房性期前收缩。胸部CT示肺实质内散在斑片状及结节状高密度影，主动脉壁及冠脉走行区条索状影（图5-1）。

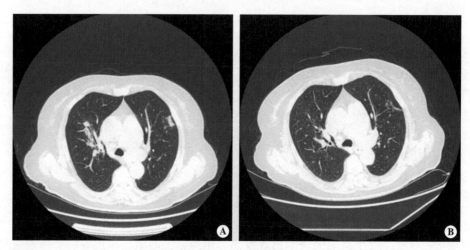

图5-1 2020年2月8日（A）和2月23日（B）患者胸部CT

2020年2月8日进一步检查、诊治：伏立康唑0.2g每12h 1次，同时动态监测患者血常规、肝肾功能等指标。

2020年2月23日肺部CT示双肺散在条索状影，右肺上叶前段见磨玻璃影，边缘模糊，病灶较前（2020年2月8日）略有吸收；全血EB-DNA阴性，排除EB病毒感染可能。

2020年2月29日给予阿扎胞苷+CAG联合化疗，辅以水化、护肝、抗感染等对症支持治疗。

2020年3月2日检查结果示CRP 43.68mg/L、PCT 0.21ng/mL，考虑合并细菌感染可能，予以头孢哌酮钠舒巴坦钠3.0g每8h 1次+伏立康唑0.2g每12h 1次联合治疗。

2020年3月10日出现粒细胞缺乏，予以水化、碱化、护肝、抗感染等对症支持治疗。

2020年3月21日肺部CT示肺实质内多发斑片状高密度影，边界清晰，左肺上叶尖后段见部分肺组织实变，边缘见磨玻璃影且较模糊，肺部感染较前（2020年2月23日）明显进展；进行呼吸科和药学部专家会诊，考虑侵袭性曲霉菌感染，予以头孢哌酮钠舒巴坦钠3.0g每8h 1次+伏立康唑0.2g每12h 1次+卡泊芬净0.07g每天1次抗感染。

2020年3月22日检查结果示白细胞和血红蛋白升高，恢复至正常，血小板变化不明显。

2020年3月23日患者体温反复升高，最高达39℃；3月25日查CRP和PCT逐渐升高，考虑抗细菌治疗效果不明显，请药学部专家会诊，停用头孢哌酮钠舒巴坦钠，予以美罗培南1g每天1次+伏立康唑0.2g每12h1次+卡泊芬净0.05g每天1次抗感染，患者咳粉红色痰。

2020年3月26日患者体温反复升高，最高达38.4℃，考虑多重耐药菌可能，予以替加环素0.1g每天1次+美罗培南1g每天1次+伏立康唑0.2g每12h1次+卡泊芬净0.05g每天1次抗感染；至3月30日，患者PCT水平持续升高，CRP水平变化不大。

2020年3月27日肺部CT示肺实质内多发斑片状高密度影，边界清晰，左肺上叶尖后段见部分肺组织实变，边缘见磨玻璃影且较模糊，较前（3月21日）明显进展，抗感染方案反复调整但疗效不佳；请呼吸科专家会诊，考虑非典型病原体感染可能，停用美罗培南和卡泊芬净，予以替加环素0.05g每12h1次+莫西沙星0.4g每天1次+伏立康唑0.2g每12h1次联合治疗，同时继续完善病原学检查。

2020年3月28日痰液细菌培养、真菌培养、涂片找细菌/真菌的结果均为阴性，转氨酶升高，考虑药物浓度过高致肝功能异常。

2020年3月30日查伏立康唑血药浓度为3.56μg/mL，在参考范围内，继续抗感染治疗。

2020年4月1日肺部CT示肺实质内多发斑片状高密度影，左肺显著，左肺上叶尖后段见部分肺组织实变，边缘见磨玻璃影且较模糊，较前（3月27日）炎性病变范围增大，肺部感染持续加重；停用莫西沙星，予以替加环素0.1g每天1次+美罗培南1g每8h1次+伏立康唑0.2g每12h1次抗感染治疗。

2020年4月2日行纤维支气管镜检查，左上叶固有支尖段灌洗液进行细菌/真菌培养、涂片、GM试验、结核GeneXpert试验及宏基因组二代测序（metagenomics next generation sequencing，mNGS）等，左下叶后基底段灌洗液送检细菌/真菌培养、涂片等，左下叶后基底段刷检送病理及革兰氏染色检查。

2020年4月5日灌洗液培养和涂片结果均为阴性，病理检查示双肺炎性改变，六胺银、PAS染色结果均为阴性。

2020年4月6日灌洗液mNGS结果回报：嗜肺军团菌，8条序列。因患者反复调整抗感染方案且疗效不佳，考虑军团菌肺炎可能性大。停用美罗培南，予以替加环素0.1g每天1次+莫西沙星0.4g每天1次+伏立康唑0.2g每12h1次抗感染治疗。患者住院期间外周血白细胞、CRP、PCT水平变化见图5-2～图5-4。

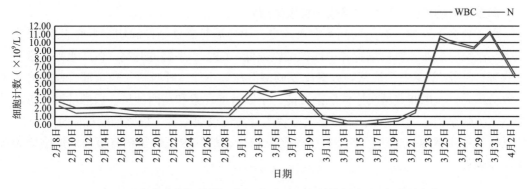

图5-2　患者住院期间外周血白细胞（WBC）及粒细胞（N）水平变化

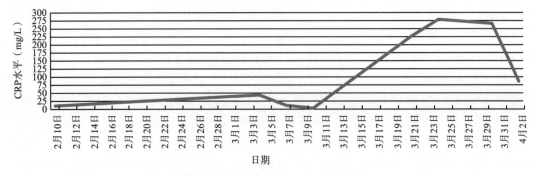

图5-3　患者住院期间CRP水平变化

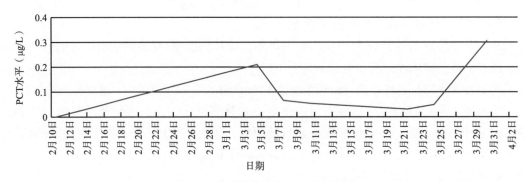

图5-4　患者住院期间PCT水平变化

2020年4月7日肺部CT示病灶较前（4月1日）略有吸收，因病情无明显好转，家属要求转院治疗。

2020年5月后续随访，患者继续原方案替加环素0.1g每天1次+莫西沙星0.4g每天1次+伏立康唑0.2g每12h1次抗感染治疗，病情持续好转，故军团菌肺炎诊断成立。

最终诊断：①军团菌肺炎；②急性淋巴细胞白血病；③胆囊切除术后。

【案例分析】

1.临床案例分析

病原体明确后，为何肺部感染仍持续进展？

患者为老年女性，有急性髓系白血病史，化疗后骨髓抑制期起病，主要表现为发热、咳嗽、咳痰、痰血；血白细胞和中性粒细胞偏低，CRP水平轻度升高，PCT水平正常；多次胸部CT示肺部感染，抗感染方案反复调整但疗效不佳。呼吸科、药学部、检验科等多学科会诊后，考虑非典型病原体感染可能，予以替加环素和莫西沙星。后灌洗液mNGS结果示"嗜肺军团菌"，证实了诊断。该患者本身为免疫缺陷者，抗感染疗程应延长至3周，但其后续停用莫西沙星，替加环素疗程仅为12天，故肺内病灶虽稍有吸收，但临床表现无明显改善。

2. 检验案例分析

如何辅助临床上初始诊断军团菌肺炎？

该患者初始诊断为急性髓系白血病伴肺部感染，一般以真菌感染、细菌感染、病毒感染多见。初始入院的G试验结果为阳性，全血EB-DNA检测结果为阳性，肺部CT示肺部感染；院外口服伏立康唑停药后，肺部感染加重。综合现有资料，考虑真菌感染或病毒感染可能性大。本例患者后续全血EB-DNA检测结果为阴性，排除EB病毒感染可能；呼吸道病原体9项检测结果虽为阴性，但考虑抗体产生有一定时间窗，可能会出现假阴性，故不能排除非典型病原体感染。经呼吸科和检验科等专家会诊，广覆盖抗感染治疗疗效始终不明显，考虑合并诺卡菌、放线菌、军团菌等非典型病原体感染可能，建议送检灌洗液mNGS，最终明确病原菌。

【知识拓展】

嗜肺军团菌属于军团菌科军团菌属，广泛存在于自然界，尤其是水体和土壤中。军团菌致人类感染最常见的为嗜肺军团菌，目前已报道的相关感染包括肺部（最常见）、腹腔内、器官移植后等感染。军团菌肺炎最常见的危险因素包括糖尿病、血液系统恶性肿瘤和实体器官或造血干细胞移植。军团菌肺炎通常进展迅速，胸部影像学表现复杂多样，常存在多发斑片状高密度影、局灶性实变、胸腔积液、多发结节等表现[1]，需与侵袭性肺曲霉病等其他疾病相鉴别。实验室检查通常示白细胞水平不高，CRP和PCT水平轻度升高。

【案例总结】

1. 临床案例总结

该患者病程中肺部感染反复，临床表现未得到明显改善，后期肺部感染持续加重，病原菌不明，最终通过mNGS技术锁定嗜肺军团菌，为后续治疗提供了强有力的支撑。因此，当常规检测手段无法明确病原体，而患者抗感染疗效始终不理想时，临床医生应认识并考虑到军团菌等非典型病原体可能，及时进行侵入性检查，以便尽早做出诊断。

2. 检验案例总结

军团菌肺炎的诊断相对困难，目前其诊断金标准是细菌培养，但该菌对营养要求较高，且阳性分离率较低。血清学抗原、抗体检查是一种常用的实验室检查方法，但存在一定的假阴性。核酸扩增检测（NAAT）在检测军团菌方面技术较成熟，是诊断军团菌的可靠工具[2]，但基层实验室大多未开展NAAT。

军团菌肺炎的传统治疗首选红霉素，重症者加用利福平，目前推荐新大环内酯类（如阿奇霉素）、喹诺酮类及四环素类抗生素。对于军团菌肺炎的治疗，免疫力正常患者治疗周期一般为10～14天，免疫缺陷者应延长至3周，必要时辅以休息和营养支持治疗，一般无须手术治疗[3]。

【专家点评】

传统病原学检测手段对非典型病原体的检测往往较局限。病原体 mNGS 技术在非典型病原体的诊断中显示出良好的敏感性及特异性，为危重症及非典型病原体感染患者提供了极具潜力的病原学检测方法。该患者在抗感染治疗过程中曾使用替加环素和莫西沙星，二者均可覆盖军团菌的治疗，但抗感染治疗疗效不明显，可能与用药疗程不足和患者基础免疫功能较差等有关。因此，病原学诊断是感染性疾病的治疗前提，抗生素的合理选用和对症支持治疗对疾病的转归将起到积极的推动作用。

参 考 文 献

[1] 马坚，胡必杰.军团菌肺炎研究进展[J].中国实用内科杂志，2011，31（12）：970-973.

[2] 王建安，王辰.内科学[M].3 版.北京：人民卫生出版社，2015.

[3] 张文武.急诊内科学[M].4 版.北京：人民卫生出版社，2017.

6 非结核分枝杆菌引起化脓性膝关节炎的诊疗过程

作者：李条焕，李晓（河南省豫西健和医院检验科）

点评专家：余玲（河南省豫西健和医院肾病风湿科）

【概述】

非结核分枝杆菌（NTM）系指除结核分枝杆菌复合群（包括人型结核分枝杆菌、牛型分枝杆菌、鼠型分枝杆菌、非洲型分枝杆菌结核等）和麻风分枝杆菌以外的一大类分枝杆菌的总称[1]。NTM可以引起多种疾病，其中以肺部感染最常见，骨关节感染较为少见[2]。

【案例经过】

患者，男，51岁。主诉：右膝关节疼痛1个月余，加重5天。患者1个月余前无明显诱因出现右侧膝关节疼痛，蹲起及久站、行走均可加重，在多家医院以"膝关节炎"给予理疗及局部注射治疗（具体药物不详），症状无明显好转，逐渐发展至右膝关节屈伸活动受限，局部皮肤红肿热痛，伴畏寒、发热，无恶心、呕吐、咳嗽、咳痰等。

专科检查：脊柱生理曲度存在，序列如常，棘突、棘间韧带及椎旁压痛，双下肢肌力正常。"4"字试验：右（−）左（−）。直腿抬高试验：右（−）左（−）。加强试验：右（−）左（−）。浮髌试验：右（+）左（−）。髌骨摩擦试验、髌骨研磨试验及关节活动度检查均不能配合。

辅助检查：WBC 7.64×10^9/L，NEU 6.84×10^9/L，NEU% 89.5%，RBC 3.49×10^{12}/L，Hb 105g/L；血糖16.26mmol/L；抗链球菌溶血素O 40.1IU/mL，类风湿因子（RF）21.4IU/mL，CRP 200.7mg/L，ESR 96mm/h，PCT 0.59ng/mL；右膝MRI提示关节积液。

入院诊断：化脓性关节炎。

诊疗过程：入院当天即抽取关节脓液行细菌培养及一般细菌涂片检查，并于第2天行膝关节切开引流和扩创术，同时取新鲜组织标本二次送检。临床医生考虑化脓性关节炎常见病原菌为葡萄球菌等一般病原体，经验性使用头孢哌酮钠舒巴坦钠抗感染治疗。

脓液涂片革兰氏染色见到不规则革兰氏阳性菌，着色不均，不能确定是细菌还是染料沉渣（图6-1），培养24h无细菌生长，48h后血平板上长出针尖样大小、灰白色、粗糙的菌落（图6-2），挑取菌落行革兰氏染色，为阳性、着色较轻、微弯的杆菌（图6-3），怀疑为特殊病原体，立刻行抗酸染色（图6-4）和弱抗酸染色（图6-5），结果都是阳性。同时对原始标本行抗酸染色（图6-6），结果也是阳性。培养72h后，血琼脂平板上长出灰白色、干燥、菜花样菌落（图6-7），组织标本检测结果同脓液标本一致，遂报告为快生长非结核分枝杆菌，并将该菌外送质谱检测。临床参考《热病：桑福德抗微生物治疗指南》关于常见的快生长分枝杆菌龟分枝杆菌、脓肿分枝杆菌和偶然分枝杆菌的推荐用药，结合患者有全身发热的基本情况，选择亚胺培南和阿奇霉素静脉输注，同时又积极行外科切开清创引流，阿米卡星关节冲洗。5天后质谱鉴定回报为"产鼻疽分枝杆菌和休斯敦分枝杆菌无法区分"。

质谱结果证实病原菌为NTM，但实验室无NTM药敏测试条件。在CLSI M24中，对于快速生长的分枝杆菌推荐测试的药物有阿米卡星、头孢西丁、环丙沙星、克拉霉素、多西环素、亚胺培南、磺胺甲噁唑，在肠杆菌科细菌鉴定药敏测试板中包被有一部分这些药物，尽管药物浓度不能达到指南要求的浓度标准，但涵盖参考标准中的敏感和耐药浓度。因此，实验室用珠海迪尔96E测试板，参考CLSI M24的操作说明，对此病例NTM进行测试，3天后观察结果，发现头孢西丁=16μg/mL、环丙沙星≤0.5μg/mL、阿米卡星≤4μg/mL、左氧氟沙星≤0.12μg/mL、复方磺胺甲噁唑≤0.5/9.5μg/mL、亚胺培南≤1μg/mL，都分别达到敏感标准。实验室对此结果与临床医生进行沟通交流，以非报告形式将敏感药物告知临床医生。

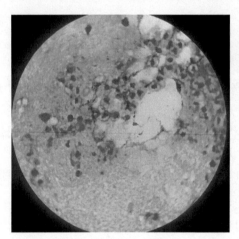

图6-1　脓液革兰氏染色

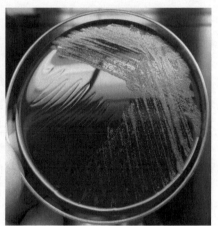

图6-2　血平板48h菌落形态

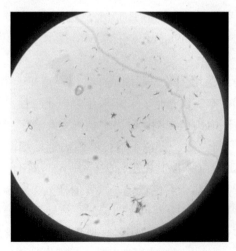

图6-3　菌落革兰氏染色

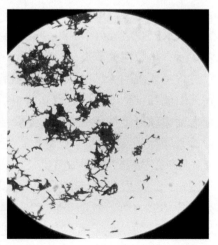

图6-4　菌落抗酸染色

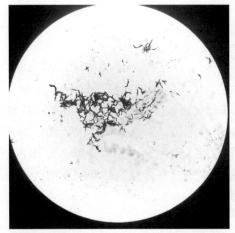

图 6-5　菌落弱抗酸染色

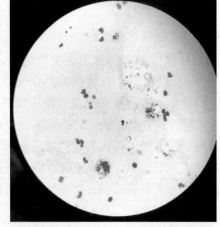

图 6-6　脓液抗酸染色

　　临床科室依据检验实验室提供的药敏试验结果，经过抗感染治疗患者症状好转后，停止关节冲洗，静脉输液降阶梯治疗方案调整为左氧氟沙星。经过 1.5 个月治疗，复查血常规，CRP 水平恢复正常，患者膝关节活动明显好转。患者出院后居家口服左氧氟沙星序贯治疗。

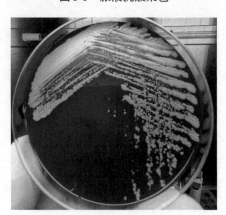

图 6-7　血平板 72h 菌落形态

【案例分析】

1. 临床案例分析

如何正确诊断此例患者 NTM？

　　非典型分枝杆菌革兰氏染色为阳性，但菌体着色较弱。本例患者原始标本直接涂片镜下观察有革兰氏染色阳性物质，但着色不均，无典型的菌体形态，所以前期认为是革兰氏染液的沉渣。在标本培养 48h 平板上长出细小菌落后，行革兰氏染色发现微弯、着色较弱阳性杆菌，才判定是病原体。后经抗酸染色和弱抗酸染色，证实为分枝杆菌。因此，在革兰氏染色中要警惕不典型菌体。对革兰氏阳性杆菌，要正确区分菌种所属，见表 6-1。

表 6-1　革兰氏阳性杆菌的鉴别

项目	棒状杆菌	放线菌	诺卡菌	分枝杆菌
革兰氏染色	程度强	程度强	程度强	程度弱
抗酸染色	阴性	阴性	阴性	阳性
弱抗酸染色	阴性	阴性	阳性	阳性

　　分枝杆菌按生长快慢分为快生长分枝杆菌和慢生长分枝杆菌，通常 1 周内可培养出快生长分枝杆菌菌落。此例患者脓液培养 3 天后基本生长为成熟菌落，所以为快生长分枝杆菌。

2. 检验案例分析

此例患者是如何感染NTM的？

非结核分枝杆菌大部分为腐生寄生菌，广泛分布于外部环境中（包括土壤、牛奶、水、动物体表及体液等），传播途径尚未确定，外界环境的接触感染被认为是主要传播途径[3]。机体免疫力下降，或合并糖尿病等基础免疫缺陷疾病的患者会增加NTM感染的风险[4]。化脓性关节炎最常见的感染途径是血源性播散，其次为邻近关节部位的化脓性病灶直接蔓延至关节腔，再次为直接感染，如开放性关节损伤、关节穿刺、关节手术等，病原菌直接进入关节腔[5]。此例患者有糖尿病基础疾病，在外院治疗期间曾两次进行关节局部注射治疗，可能是病原菌直接感染进入了关节腔。

【知识拓展】

引起化脓性关节炎的病原菌有哪些？哪些病原菌是普通培养不易发现的？

化脓性关节炎脓液培养以金黄色葡萄球菌比较常见，其他常见的病原菌为凝固酶阴性葡萄球菌、肠球菌、肺炎链球菌、淋病奈瑟菌、流感嗜血杆菌等[5]，以及不易培养的诺卡菌、结核分枝杆菌、非结核分枝杆菌、厌氧菌（如消化球菌、梭杆菌、拟杆菌、痤疮丙酸杆菌、小韦荣球菌等）、布鲁菌、念珠菌、毛孢子菌等。某些病毒如乙型肝炎病毒、风疹病毒、腮腺炎病毒、人类免疫缺陷病毒可引起急性关节炎。此外，诊断疏螺旋体引起的莱姆关节炎要考虑流行病学资料，该病通常与蜱叮咬有关，可能表现为一过性关节炎，或为迟发性慢性关节炎[6]。因此，要留意化脓性关节脓液标本中不易培养的病原菌，结合临床表现尽可能准确查找病原菌。

【案例总结】

1. 临床案例总结

如何选择NTM的治疗药物？

在《非结核分枝杆菌病诊断与治疗指南（2020年版）》[1]的药物介绍中，克拉霉素和阿米卡星是治疗NTM常用且较为敏感的药物，可作为经验用药的选择。但是，NTM耐药模式因菌种不同而有所差异，治疗前菌种鉴定和药敏试验结果十分重要。药敏试验与临床疗效的相关性目前尚难以确定，但对于已经明确的相关性，如大环内酯类和阿米卡星耐药与MAC病和脓肿分枝杆菌病治疗疗效的相关性、利福平耐药与堪萨斯分枝杆菌病治疗疗效的相关性，在制订NTM病化疗方案时应根据这些药物的药敏试验结果选用药物[1]。实验室要积极进行菌种鉴定和药敏试验，根据结果进一步调整用药。

2. 检验案例总结

由NTM导致的化脓性关节炎比较少见，该患者久治不愈，最终通过病原学检查、检验与临床的密切沟通交流，及时调整用药，患者才得以康复。此案例中产鼻疽分枝杆菌和休斯敦分枝杆菌为快生长分枝杆菌，48h长出菌落。若为慢生长分枝杆菌，可能就会漏检。微生物检验人员要警惕革兰氏染色中的不典型菌体；临床医生要提高对不同病原体的认知。本案例的一点收获：对于不能进行药敏试验的病原体，实验室可参考标准，利用实验室现有条件争取为临床提供可用的药敏结果。用药敏测试板进行快生长NTM药敏试验是实验室中的一种尝试，可行与否还需要更多数据支持。在细菌感染病例的临床治疗中，检验人员只有积极与临床医生有效沟通，方能快速准确检出菌种并提高细菌检出率。对于NTM，要积极进行菌种鉴定及药敏试验，以便为临床精准治疗提供参考和依据[7]。

【专家点评】

近年来非结核分枝杆菌检出率逐年上升，基层临床医生对NTM的认识有待提高，如果不进行抗酸染色，可能就会漏检。该案例中临床医生对标本送检的意识较强，通过微生物实验室与临床科室密切有效的沟通，最终准确检出菌种。在NTM临床治疗中，基层医院受限于实验室条件，难以开展菌种鉴定和药敏试验，但该案例中检验科主动为临床科室提供参考用药，切实为临床精准治疗提供了帮助。

参 考 文 献

[1] 中华医学会结核医学分会.非结核分枝杆菌病诊断与治疗指南（2020年版）[J].中华结核和呼吸杂志，2020，43（11）：918-946.

[2] 谢伟蓉，黄碧瑜.1例偶发分枝杆菌引起化脓性关节炎抗感染治疗的病例分析[J].海峡药学，2021，33（3）：189-190.

[3] 叶鸿雁，施露梅，谢红意，等.基层医院呼吸道非结核分枝杆菌流行及耐药现状分析[J].中国卫生检验杂志，2020，30（16）：1945-1947.

[4] 朱业蕾，潘爱珍，周琳，等.浙江省非结核分枝杆菌流行状况及耐药性分析[J].预防医学，2021，33（1）：6-10.

[5] 霍世雄，毕树雄，胡鹏，等.膝感染性关节炎的病因、诊断及治疗现状[J].医学综述，2021，9：1780-1784.

[6] 何吕芬，侯学霞，陈婷，等.海南省2 311例关节炎症状患者的莱姆病抗体血清学研究[J].中华预防医学杂志，2021，55（3）：379-385.

[7] 唐神结，李亮.努力提高我国非结核分枝杆菌病诊治水平[J].中华结核和呼吸杂志，2021，44（1）：1-3.

7 诺卡菌感染导致的严重肺部感染

作者：吴姿蓉[1]，潘大鹏[2]，陈俊文[2]（襄阳市第一人民医院：1.检验科；2.呼吸内科）

点评专家：史莉（襄阳市第一人民医院医学检验科）

【概述】

肺诺卡菌病（PN）是由诺卡菌导致的严重的肺部感染性疾病，临床少见，易被误诊为肺部其他细菌、真菌感染性疾病，或肿瘤、血管炎等。目前尚无特异性的血清学标志物，病原学检查是确定该病的金标准。早期诊断、及时治疗是改善该病预后的关键。

【案例经过】

患者，女，49岁。因"反复咳嗽1年余，加重1个月"入院。患者于1年前开始无明显诱因出现咳嗽，以干咳为主，偶有咳痰，为白色黏痰，偶有痰中带血丝。无发热，无咽干、咽痒、咽痛，无胸闷、胸痛，无反酸、烧心，无腹痛、腹胀、腹泻，院外曾予以对症治疗，症状稍有缓解，患者未重视，未系统诊治。1个月前患者自觉咳嗽频繁，伴有咳脓痰，痰不易咳出，低热，伴有全身乏力，无胸闷、胸痛，曾在当地医院接受抗感染治疗（哌拉西林舒巴坦），症状未见明显好转，门诊以"咳嗽待查"收入笔者所在医院。

患者既往有头孢类抗生素过敏史，余无特殊。入院后查体示双下肺可闻及少量湿啰音，余无阳性体征。胸部CT示：①慢性支气管炎，肺气肿；②双肺感染性病变，双肺支气管扩张；③双侧胸膜增厚、粘连。

入院查肺功能提示呼气中末期流量下降，最大通气量轻度下降，支气管舒张试验阴性；C反应蛋白13.93mg/L（偏高）；红细胞沉降率43mm/h（偏高）；血常规、PCT、痰培养均未见明显异常，痰中未见抗酸杆菌，肺炎衣原体抗体（CP-Ab）、血清肺炎支原体抗体（MP-Ab）均为阴性，查T-SPOT为无反应性。予以抗感染（左氧氟沙星）、平喘、化痰等对症治疗，患者症状无明显改善。征得患者同意，在局部麻醉下行气管镜检查及治疗。术中支气管腔内可见中量脓性分泌物，取该分泌物行痰培养、抗酸染色，左下叶背段刷片行细胞学检查，灌洗液行液基薄层细胞检测（TCT）及结核分枝杆菌（MTB）/RIF GeneXpert系统检查。镜检见上皮细胞、大量中性粒细胞、少许肺泡上皮细胞及吞噬细胞，部分细胞增生，未见肿瘤细胞。抗酸染色阴性。MTB/RIF GeneXpert系统检查阴性，气管镜下取痰，培养结果提示盖尔森基兴诺卡菌。

针对性运用敏感抗生素（阿米卡星＋亚胺培南）静脉治疗1周后复查肺部CT：①双肺感染灶较前略吸收且好转，仍可见大部分感染灶残存；②双肺轻度支气管扩张，双侧胸膜局限性增厚均较前无明显变化。患者症状明显好转，出院。嘱患者出院后继续口服复方磺胺抗生素3～6个月，并频繁随诊（至少每月1次），监测症状、体征变化，以及药物不良反应。该患者依从性差，并未执行。

【案例分析】

1.临床案例分析

患者为中年女性，因"反复咳嗽1年余，加重1个月"入院，入院后查体发现双下肺可闻及少量湿啰音，余无阳性体征。完善相关检查，肺部CT提示感染，血常规正常，CRP、ESR升高，降钙素原正常，患者咳嗽、咳痰症状明显，首先考虑肺部感染可能性大，由于患者既往有头孢类抗生素过敏史，经验性给予左氧氟沙星抗感染治疗，患者症状无明显改善。征得患者同意后，在局部麻醉下行气管镜检查，镜下见各支气管腔内中量脓性分泌物，细胞学检测提示大量炎性细胞增生，未见肿瘤细胞，初步排除肺癌。该患者T-SPOT检查结果为无反应性，痰及支气管镜下分泌物抗酸染色均为阴性，再结合MTB/RIF GeneXpert检查为阴性的结果，基本可以排除肺结核。患者无全身多系统受累，支气管镜下见各支气管腔内中量脓性分泌物，血管炎证据不足。几日后接到微生物室报告，气管镜取痰培养鉴定结果为盖尔森基兴诺卡菌。由诺卡菌导致的严重的肺部感染性疾病称为肺诺卡菌病，临床少见，易被误诊。肺诺卡菌病常发生于全身或肺部局部免疫功能缺陷的宿主，临床症状主要表现为发热、咳嗽、咳痰等，影像学表现包括实变、结节、肿块及空洞等，肺部典型病理损害为坏死性脓肿，慢性感染者形成肉芽肿[1]。该患者肺部CT提示既往有支气管扩张病史，临床症状、影像学改变及病原学检查结果支持肺诺卡菌病的诊断。根据该菌的药物敏感性调整用药，给予阿米卡星联合亚胺培南抗感染治疗，所使用诊断治疗方案符合《热病：桑福德抗微生物治疗指南》中建议的治疗方案[2]。治疗1周后复查肺部CT，示双肺感染灶较前略吸收且好转，提示治疗有效。

2.检验案例分析

患者入院后多次自主咳嗽留痰，均为不合格痰标本，培养结果示口腔正常菌群。后经支气管镜留取的痰标本，首先进行了直接涂片革兰氏染色镜检（图7-1），镜下WBC＞25个，上皮细胞＜10个，为合格的痰标本，而且镜下可见革兰氏阳性杆菌，放射状分枝菌丝，形态疑似诺卡菌。

将痰标本接种于哥伦比亚血琼脂平板、巧克力琼脂平板，在35℃、5% CO_2条件下培养24h可见细小、白色、干燥菌落；48h可见白色、干燥、粗颗粒状菌落；72h菌落逐渐增大，见"咬琼脂"现象，菌落表面有皱褶（图7-2）。挑取单个菌落涂片行革兰氏染色和改良抗酸染色，镜下见革兰氏阳性杆菌，菌体为丝状，呈90°分枝角（图7-3），改良抗酸染色结果为阳性（图7-4）。经MALDI-TOF MS鉴定为少见的盖尔森基兴诺卡菌。该鉴定的得分为1.7～2.0分，虽然仅为属水平可靠，但一致性很好，对种水平的鉴定也有提示意义。

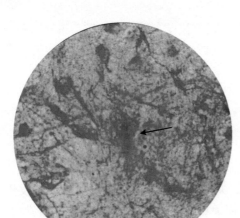

图7-1 痰标本直接涂片革兰氏染色

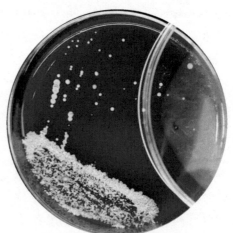

图7-2 平板培养菌落生长情况

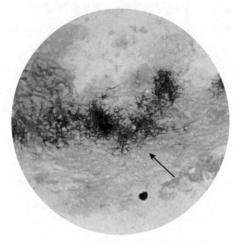

图7-3 纯培养后涂片革兰氏染色

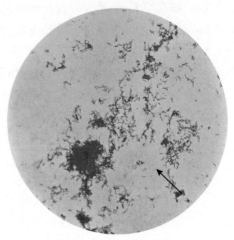

图7-4 改良抗酸染色

根据美国临床和实验室标准协会（CLSI）制定的标准，盖尔森基兴诺卡菌对抗菌药物敏感性如下：对阿米卡星、头孢曲松、亚胺培南、利奈唑胺和磺胺类敏感，对阿莫西林-克拉维酸钾、环丙沙星、左氧氟沙星耐药[3]。检验医生与临床医生沟通，为临床医生选择使用抗生素提供依据。

【知识拓展】

肺诺卡菌病常发生于免疫功能缺陷的患者，但是有文献报道接近1/3的患者免疫功能正常但合并有肺部基础疾病[4]。诺卡菌广泛分布在土壤、水和有机质中。由诺卡菌感染引起的疾病非经人-人传染途径，人吸入菌丝片段是主要传染途径，诺卡菌也可经破损皮肤或消化道进入人体[2]。

【案例总结】

1. 临床案例总结

患者反复咳嗽1年多，在外院长期作为普通细菌性肺炎、支气管扩张症、慢性阻塞性肺疾病急性加重等进行治疗，未对病原学证据进行探究，一直未能明确病原菌规范化治疗。在笔者所在医院经气管镜取痰，培养结果提示盖尔森基兴诺卡菌。根据药敏结果使用阿米卡星联合亚胺培南抗感染治疗，患者临床症状逐渐好转。肺诺卡菌病的治疗周期较长，需要患者遵医嘱规律性服药，否则会出现肺外播散，影响预后。

2. 检验案例总结

病原学检查为诺卡菌病诊断的金标准[5]。诺卡菌生长缓慢，通常需要2～7天，有时甚至需要4～6周。痰标本中有多种快速生长的定植菌，按照痰标本的标准操作规程进行常规培养通常会漏检，造成诊断或治疗延误[6]。

【专家点评】

诺卡菌革兰氏染色阳性，改良抗酸染色阳性。菌体呈多向分枝丝状，菌丝分枝角为90°，具有诊断意义。临床上可通过表型菌落的颜色和形态以及是否有气生菌丝来获得初步诊断线索。诺卡菌生长缓慢，常规培养通常会漏检，造成诊断或治疗延误。故临床医生考虑诺卡菌感染时，需及时与检验科人员沟通，延长培养时间至少2周。检验科人员在实验室培养出诺卡菌应及时与临床医生沟通，指导使用敏感的抗生素。

参 考 文 献

[1] 戴维·N. 吉尔伯特. 热病：桑福德抗微生物治疗指南[M]. 50版. 范洪伟，主译. 北京：中国协和医科大学出版社，2021.

[2] Clinical and Laboratory Standards Institute（CLSI）. Susceptibility testing of mycobacteria，nocardiae，and other aerobic acintomycetes：M24-A2[S]. 2nd ed. Wayne，PA：CLSI，2011.

[3] 李凤玉，邓静敏. 肺诺卡菌病诊治的研究进展[J]. 中华临床医师杂志（电子版），2020，14（10）：848-852.

[4] 黄慧，陆志伟，徐作军. 诺卡菌感染26例临床特点分析[J]. 中华结核和呼吸内科杂志，2010，33（9）：651-655.

[5] 罗玉玲，刘升明. 肺诺卡菌病3例[J]. 中国感染与化疗杂志，2019，19（1）：92-95.

[6] 侯伟伟，江涟，李冬. 乔治教堂诺卡菌感染肺诺卡菌病1例并文献复习[J]. 国际检验医学杂志，2018，39（21）：2717-2720.

8 嗜沫凝聚杆菌引起的感染性心内膜炎的诊疗过程

作者：刘爽[1]，黄日红[2]，李士军[1]，林琳[1] 王楠[1]（大连医科大学附属第一医院：

1.检验科；2.心脏重症科）

点评专家：肖晓光（大连医科大学附属第一医院检验科）

【概述】

感染性心内膜炎（infective endocarditis，IE）是由病原微生物引起的心内膜和（或）心瓣膜的炎症性疾病，流行病学研究报道IE年发病率为（1.50～4.95）/100 000，并具有较高死亡率，达14%～46%[1]。IE诊断主要以超声心动图、血培养、组织病理学检查及临床症状和体征等为判断基础，IE的早期诊断对于患者的及时治疗及预后具有重要意义。

【案例经过】

患者，男，71岁。因胸闷、气短，伴心悸、乏力12天，无明显诱因发热5天，体温最高39℃，上述症状进行性加重1天，于2021年3月14日来院就诊。查体：体温37.7℃，脉搏102次/分，呼吸22次/分，血压161/89mmHg，神志清楚，口唇发绀，双肺呼吸音清，未闻及干湿啰音。心律齐，可闻及收缩期喷射性杂音。腹软，无压痛，肝脾肋下未及，双下肢无水肿。血常规显示中性粒细胞比例升高（82.3%）；C反应蛋白（CRP）81.45mg/L，降钙素原（PCT）3.05ng/mL，B型尿钠肽（BNP）2362.70ng/L。心脏超声示左室射血分数（LVEF）59%，左室壁显著增厚，室间隔厚度15mm，左室流出道梗阻（重度），二尖瓣前后叶显著增厚，表面粗糙（不除外附着小赘生物可能），主动脉瓣钙化并中度关闭不全，三尖瓣轻中度关闭不全，双房大，轻中度肺动脉高压，左室舒张功能减低（Ⅱ级）。胸部CT排除呼吸系统感染，全腹CT未见明显异常。

入院诊断：①急性感染性心内膜炎；二尖瓣关闭不全；主动脉瓣关闭不全。②梗阻性肥厚型心肌病。③心力衰竭，心功能Ⅲ级。收入心脏重症监护病房。

针对感染性心内膜炎，经验性给予万古霉素抗感染治疗，并监测万古霉素血药浓度。万古霉素应用之前，留取血培养。针对肥厚型心肌病，给予比索洛尔控制心率，改善心肌重构。根据患者目前情况给予各项对症支持治疗。万古霉素应用3天后，患者仍间歇发热，复查：PCT 1.77ng/mL，血常规显示中性粒细胞比例81.10%，未见明显下降。加用哌拉西林他唑巴坦加强抗感染治疗力度。同时行冠脉CT以排除手术禁忌，待患者病情平稳后择期行手术治疗。夜间，患者再次出现高热，T_{max} 39.2℃，再次留取血培养，给予退热治疗，且出现右上腹压痛、反跳痛，墨菲征阴性，需警惕菌血症继发肝脏迁徙性脓肿。

临床微生物室报告阳性血培养涂片结果：查到革兰氏阴性杆菌（图8-1）。抗感染方案更换为万古霉素+美罗培南，待病原学检查结果回报后调整治疗方案。如感染不能得到控制，需提早手术治疗。

入院第4天，患者转入心血管外科，继续抗感染治疗，完善检查，择期手术。入院第5天，再次出现高热，T_{max} 39.6℃。入院第6天，多次血培养结果回报为嗜沫凝聚杆菌，无药敏结果。经重症医学科、药剂科和临床微生物室多学科会诊，并参考文献报道，停用之前抗菌药物，改用头孢曲松+左氧氟沙星，患者体温趋于平稳，偶有发热，T_{max} 37.8℃。入院第11天，患者于全身麻醉体外循环下行二尖瓣替换、三尖瓣替

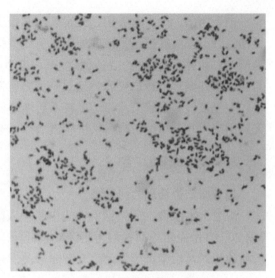

图8-1　嗜沫凝聚杆菌血培养涂片
（纯培养，革兰氏染色）

换、左室流出道狭窄矫治术，术后延续头孢曲松、左氧氟沙星抗感染治疗。入院第12天，患者撤机拔管，无明显胸闷、气短，体温36.6℃，心率80次/分，呼吸20次/分，血压119/63mmHg，血氧饱和度（SpO_2）97%。心律齐，心脏各瓣膜区未及明显病理杂音，腹软，无压痛、无反跳痛。延续头孢曲松、左氧氟沙星抗感染治疗方案，患者病情平稳，术后恢复良好，多次复查血培养结果为阴性。患者于4月10日出院，并嘱继续头孢曲松抗感染治疗（至少2周）。

【案例分析】

1.临床案例分析

患者诊断为感染性心内膜炎后的经验用药与精准用药

患者入院时实验室检查显示中性粒细胞比例升高，CRP、PCT值较高，结合心脏超声等结果及患者症状体征，诊断为急性感染性心内膜炎。尽管病原学尚不明确，但抗感染治疗应尽早开始。考虑到引起感染性心内膜炎的病原菌通常以革兰氏阳性球菌多见，经验性给予万古霉素抗感染治疗，并监测万古霉素血药浓度。万古霉素应用3天后，患者仍间歇发热，相关感染指标未明显改善。考虑到尚有革兰氏阴性杆菌引起感染性心内膜炎的可能，加用哌拉西林他唑巴坦加强抗感染力度。夜间患者再次出现高热，且出现右上腹压痛、反跳痛，需警惕菌血症继发肝脏迁徙性脓肿，临床微生物室报告阳性血培养涂片结果，查到革兰氏阴性杆菌，抗感染方案更换为万古霉素+美罗培南，但患者仍有间断发热，T_{max} 39.6℃。入院第6天，多次血培养结果回报均为嗜沫凝聚杆菌，因此可以明确引起患者感染性心内膜炎的病原菌应为嗜沫凝聚杆菌，接下来的抗感染方案应针对该菌进行精准治疗。

由于该菌为少见苛养菌，无常规药敏报告。经重症医学科、药剂科和微生物室多学科会诊，并参考文献报道，该菌通常对三代头孢和喹诺酮类具有较高敏感性，故停用之前抗菌药物，改用头孢曲松+左氧氟沙星。患者总体体温正常，偶有发热。入院第11天于全身麻醉体外循环下行二尖瓣替换、三尖瓣替换、左室流出道狭窄矫治术，术后延续头孢曲松、左氧氟沙星抗感染治疗。患者术后恢复良好，多次复查血培养结果均为阴性，入院27天后出院，并嘱继续头孢曲松抗感染治疗（至少2周）。

2. 检验案例分析

患者血培养结果为何较慢？

患者3月14日以急性感染性心内膜炎入院，在万古霉素应用之前采集3份血培养，至3月20日3份血培养回报均为嗜沫凝聚杆菌。快速、准确的血培养结果对于心内膜炎患者的病原诊断及后续抗感染治疗方案非常关键。该案例中血培养结果为何较慢？这是因为嗜沫凝聚杆菌属于HACEK菌群，为苛养菌，生长缓慢，3份血培养的阳性报警时间在29.20～38.39h，阳性血培养样本进行革兰氏染色后，查到革兰氏阴性杆菌，常规转种于血平板和中国蓝平板培养24h后，发现血平板无细菌生长，考虑到可能是苛养菌，将血培养瓶再次转种至巧克力平板，放置于5% CO_2培养箱进行培养，2天后发现灰白色小菌落生长（图8-2），经MALDI-TOF MS和16S rRNA基因测序分析均为嗜沫凝聚杆菌。

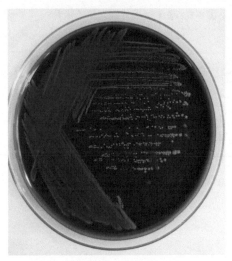

图8-2 嗜沫凝聚杆菌培养48h（巧克力平板）

血培养结果报告为嗜沫凝聚杆菌，微生物室为何无药敏报告？

嗜沫凝聚杆菌属于少见苛养菌，生长缓慢，对生长所需营养要求高，不能进行常规药敏试验，CLSI M45推荐的药敏试验方法为微量肉汤稀释法，培养基为补充2.5%～5.0%裂解马血的阳离子调节M-H肉汤或HTM肉汤。因此，对该菌进行药敏试验的难度比较大。

嗜沫凝聚杆菌无药敏报告，微生物室还能为临床抗感染治疗提供哪些帮助？

尽管微生物室不能实施CLSI M45推荐的药敏试验方法，但对首要考虑的药物可以提供K-B纸片法结果（抑菌圈直径）供临床上参考，包括头孢曲松、氨苄西林、阿莫西林克拉维酸、美罗培南、复方磺胺甲噁唑、喹诺酮类等。根据文献报道，嗜沫凝聚杆菌对于头孢曲松、喹诺酮类敏感性较好，采用此类药物治疗有效[4,5]；K-B纸片法结果也提示头孢曲松、环丙沙星的抑菌圈直径最大，分别为30mm和31mm，而美罗培南抑菌圈直径为20mm。经重症医学科、药剂科和临床微生物室多学科会诊后，抗感染方案更改为头孢曲松+左氧氟沙星。

【知识拓展】

1. 感染性心内膜炎常见病原菌

引起感染性心内膜炎的病原菌多为革兰氏阳性球菌，包括链球菌（颗粒链球菌属、乏养球菌属、口腔链球菌、牛链球菌、肺炎链球菌、β-溶血性链球菌等）、金黄色葡萄球菌、凝固酶阴性葡萄球菌和肠球菌[2]。另外，一部分感染性心内膜炎也可由革兰氏阴性杆菌如HACEK相关菌种（嗜血杆菌属、凝聚杆菌属、心杆菌属、侵蚀艾肯菌、金杆菌）及布鲁菌等引起。真菌引起的感染性心内膜炎以念珠菌和曲霉菌为主[2]。人工瓣膜心内膜炎（prosthetic valve endocarditis，PVE）患者金黄色葡萄球菌和真菌感染较自身瓣膜心内膜炎（native valve endocarditis，NVE）常见，而链球菌感染较NVE少见。葡萄球菌、真菌、革兰氏阴性杆菌是早期PVE的主要致病菌；而晚期PVE的致病菌与NVE相似，更可能为社区获得性感染，最常见的为葡萄球菌、口腔链球菌、牛链球菌、肠球菌。葡萄球菌和肠球菌是经导管人工瓣膜植入性心内膜炎最常见的病原菌[3]。

2. 血培养在感染性心内膜炎诊断及治疗中的重要作用

血培养是感染性心内膜炎确诊的主要方法之一，且阳性培养和药敏结果可为抗感染治疗提供依据。血培养标本应在抗菌药物治疗开始前采集。对于可疑细菌性心内膜炎，应在1～2h内采集3份血培养，如果培养24h后阴性，应再采集2份血培养。采血部位为双侧外周静脉，每侧采血20mL（需氧和厌氧标本各1瓶），注意严格无菌操作，以防污染。对于手术患者，术中血培养、切除的瓣膜培养对病原诊断、抗菌药物选择及使用疗程具有重要意义。不过，血培养大多需48h以上才能鉴定病原菌，对于部分苛养菌所需时间可能会更长。近年来，应用MALDI-TOF MS对血培养阳性培养物直接进行检测，可显著缩短病原菌的鉴定时间，并具有一定的准确率。但此项技术大多处于科研阶段，还未进行广泛的临床应用。

3. 感染性心内膜炎的总体治疗原则

手术治疗仍是符合手术指征患者的首选，手术治疗的主要目标是对感染组织的完整清除和对心脏的解剖重建。感染性心内膜炎患者进行早期手术的原因是避免严重感染导致心力衰竭进展和不可逆结构损害，以及预防全身栓塞[1]。

内科抗菌治疗应遵循首选杀菌剂、足量、保证血药浓度和治疗疗程等原则。对于耐药菌，应根据药敏结果调整抗菌药物、延长治疗时间（6周）、联合用药[1]。

【案例总结】

1. 临床案例总结

对于急性感染性心内膜炎患者，为明确病原体，需尽快采集血进行培养，尽早给予经验性抗感染治疗，然后根据血培养结果及药敏结果调整治疗方案。本案例患者经验性给予万古霉素甚至在加用美罗培南后，病情仍未明显改善。待血培养结果回报为嗜沫凝聚杆菌后，经多学科会诊改用头孢曲松＋左氧氟沙星的抗感染方案后，患者体温基本平稳。另外，手术治疗对于感染组织尤其是赘生物的清除及心脏的解剖重建至关重要。本案例患者术后恢复良好，多次复查血培养结果为阴性，但为了保证抗感染足疗程，出院后应继续给予抗感染治疗。

2. 检验案例总结

对于感染性心内膜炎患者，微生物室需重视血培养结果，血培养瓶报阳后尽快进行涂片显微镜检查，并将镜检结果准确、及时地报告给临床，这对于临床抗感染治疗非常重要！同时，根据镜检结果将阳性血培养瓶转种到相应培养基上继续进行培养。怀疑为HACEK菌群等苛养菌引起的感染时，要同时接种于巧克力平板等利于苛养菌生长的培养基，并置于相应培养条件下培养。本案例中微生物室运用MALDI-TOF MS对培养结果进行了快速鉴定并报告给临床。尽管无法提供嗜沫凝聚杆菌的正式药敏报告，但也尽量根据CLSI M45规定的首要考虑药物提供了抑菌圈直径供临床医生参考，并参与多学科会诊，结合文献报道，共同制订抗感染治疗方案。

【 专家点评 】

本案例感染性心内膜炎由嗜沫凝聚杆菌感染引起，该菌为少见苛养菌，属于HACEK菌群，此类细菌多为人类口腔正常菌群，HACEK菌群感染所引起的心内膜炎占NVE的3%左右[4, 5]，虽然少见，但可能造成非常严重的后果，如果能及早发现该病原体并进行适当治疗，其治疗通常是成功的。因此，在诊治过程中，需要临床医生、临床药师、微生物室人员多学科合作，积极沟通，凝心聚力，共克感染难关。

参 考 文 献

[1] 马小军，杨文杰. 感染性心内膜炎的抗感染治疗与进展 [J]. 中国感染与化疗杂志，2017，17（6）：713-718.

[2] 梁峰，沈珠军，方全，等. 2015年欧洲心脏病学会关于感染性心内膜炎指南的解读 [J]. 中华临床医师杂志（电子版），2017，11（6）：975-983.

[3] 梁峰，胡大一，沈珠军，等. 2015年欧洲心脏病学会关于特殊临床背景感染性心内膜炎治疗指南的解读 [J]. 中华临床医师杂志（电子版），2017，11（5）：779-787.

[4] Wassef N，Rizkalla E，Shaukat N，et al. HACEK-induced endocarditis[J]. BMJ Case Rep，2013，2013：bcr2012007359.

[5] Sharara S L，Tayyar R，Kanafani Z A，et al. HACEK endocarditis：a review[J]. Expert Rev Anti Infect Ther，2016，14（6）：539-545.

9 偶发分枝杆菌引起的右大腿创伤后感染

作者：黄日昇[1]，卢永国[2]（北海市中医医院：1.检验科；2.骨科）

点评专家：陈杏春（广西壮族自治区人民医院医学检验科）

【概述】

非结核分枝杆菌（NTM）是指除结核分枝杆菌复合群和麻风分枝杆菌以外的分枝杆菌，存在于各种水环境。由NTM引发的疾病日益增多，其中一部分由偶发分枝杆菌复合群导致[1-3]，常常引起皮肤、软组织和骨的病变。本案例通过回顾性分析患者车祸致右大腿创伤后休斯敦分枝杆菌（属偶发分枝杆菌复合群）感染的诊治过程，分析影响NTM检出的因素，以促进实验室NTM检验水平的提高，同时为临床治疗提供参考意见。

【案例经过】

患者，男，55岁。自诉3个月前右大腿残端反复出现窦道、流脓，到外院就诊，口服抗生素治疗，但反复发作，未见好转。于2021年2月26日入住笔者所在医院骨科。

既往史：2020年7月车祸致右下肢开放性外伤、肋骨骨折，在某医院急诊清创截肢，余治疗不详。有糖尿病病史且未经正规治疗，无高血压、冠心病、呼吸性疾病、传染病、输血史。

入院体格检查：体温36.5℃，脉搏90次/分，呼吸20次/分，血压130/86mmHg；神志清楚，正常体位，无病容，心肺查体正常；右大腿近端12cm以远缺如，残端见愈合手术瘢痕，右腹股沟及右大腿远处残端处分别见3个流脓窦道，流淡黄色分泌物。

实验室检测：多项感染性指标升高，见表9-1。

表9-1 实验室相关感染性指标检测结果

日期 （年.月.日）	WBC （×10⁹/L）	中性粒细胞 比例（%）	PCT（µg/L）	CRP （mg/L）	ESR （mm/h）	空腹血糖 （mmol/L）	微生物培养鉴定
2021.2.27	9.15	72.3	0.05	15.2↑	22↑	7.64↑	48h无致病菌生长
2021.3.8	—	—					48h无致病菌生长
2021.3.9	8.9	76.6↑					—
2021.3.10	9.66	75.4↑					—
2021.3.19	10.39↑	72.1↑					—
2021.3.24	10.52↑	74.0↑	0.05	20.4↑		6.1	48h无致病菌生长
2021.3.29	—	—					48h无致病菌生长
2021.4.15	—	—					48h无致病菌生长

续表

日期 （年.月.日）	WBC （×10⁹/L）	中性粒细胞 比例（%）	PCT（μg/L）	CRP （mg/L）	ESR （mm/h）	空腹血糖 （mmol/L）	微生物培养鉴定
2021.4.18	8.31	69.9	—	—	—	—	—
2021.4.22	7.5	66.4	—	—	—	—	休斯敦分枝杆菌（部位1）
2021.4.22	—	—	—	—	—	—	表皮葡萄球菌（部位2）
2021.4.22	—	—	—	—	—	—	休斯敦分枝杆菌（部位3）
2021.4.23	12.77↑	79.4↑	—	15.9↑	—	—	
2021.4.25	9.56	77.1↑	—	—	—	—	
2021.4.27	7.04	70.0	0.03	—	—	—	

注：—表示未检测或无数据。

影像学检查：右髋关节MR平扫示右大腿近端截肢术后改变，伴软组织炎症、水肿、窦道及周围肌肉萎缩；双髋关节未见明显异常。

入院诊断：①右大腿创伤后伤口感染；②糖尿病。

诊疗经过：入院时控制血糖，使用头孢唑肟静脉滴注并使用中药治疗，益气化瘀，以托里生肌法治疗，予黄芪破壁饮片补益气血、促进伤口愈合，治疗效果不佳。治疗期间曾使用左氧氟沙星静脉滴注抗感染，伤口感染略有好转，但窦道仍然有分泌物流出。于2021年4月22日再次行右大腿创伤后伤口感染清创术，切开窦道取3个部位脓性分泌物送检。连续培养4天后，2个部位标本血平板培养见少量颗粒状菌落，5天后长成菜花状菌落（图9-1～图9-3），生理盐水涂片有油膜，革兰氏染色为革兰氏阳性杆菌（染色不均）（图9-4），抗酸染色为阳性（图9-5）。微生物鉴定仪鉴定结果为非结核分枝杆菌，基质辅助激光解吸电离飞行时间质谱（MALDI-TOF MS）鉴定为休斯敦分枝杆菌，根据CLSI M24-A2，使用阳性杆菌药敏板、恒星HX-21鉴定仪进行药敏试验，结果显示该菌对阿米卡星、头孢西丁、克拉霉素、环丙沙星敏感。

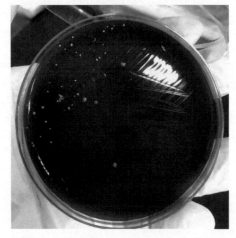 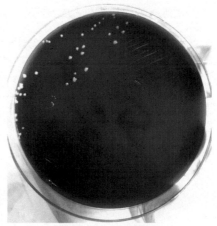

图9-1 血琼脂平板培养4天的菌落形态（部位1标本）　　**图9-2** 血琼脂平板培养4天的菌落形态（部位3标本）

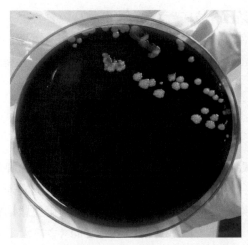

图9-3　血琼脂平板培养5天的菜花状菌落形态

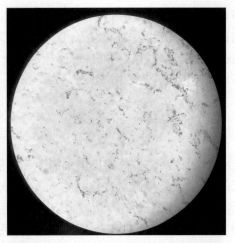

图9-4　革兰氏染色为阳性（染色不均，×1000）

医学检验科医生立刻与临床主管医生沟通，主动参与临床会诊。建议根据药敏结果、《非结核分枝杆菌病诊断与治疗指南（2020年版）》[4]及《国家抗微生物治疗指南（第2版）》选择治疗方案。

后续治疗和转归：经过3个月的治疗，该患者多处窦道基本愈合，逐渐康复。

【案例分析】

1. 临床案例分析

因多次微生物培养结果均无细菌生长或

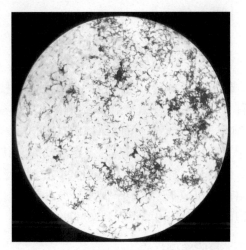

图9-5　抗酸染色为阳性（×1000）

无致病菌生长，曾考虑为厌氧菌感染，故以清创消毒、控制血糖、中药益气化瘀治疗为主要治疗方式。两处窦道脓性分泌物培养出休斯敦分枝杆菌（属偶发分枝杆菌复合群），与临床症状相符，根据药敏结果并参照《非结核分枝杆菌病诊断与治疗指南（2020年版）》，提出治疗方案：克拉霉素+阿米卡星治疗4个月，药物治疗不佳者行清创+异物取出术。

2. 检验案例分析

皮肤、软组织及开放性骨折创伤窦道脓肿多由化脓性球菌、厌氧菌、诺卡菌、脓肿分枝杆菌、龟分枝杆菌、偶发分枝杆菌等引起，往往发生在针刺伤口、开放性伤口及骨折处[5, 6]，对取材部位、培养时间、培养条件、鉴定仪器、人员技术等提出了较高要求。

本案例微生物培养鉴定多次未培养出致病菌，可能原因为：①患者长期使用抗生素及定期清创消毒伤口，细菌可能处在抑制生长状态；②标本取材不合格，未能取得深部窦道脓液；③医嘱检测只覆盖了一般细菌的培养鉴定，忽略了一般细菌、抗酸杆菌涂片检查、深部真菌培养及厌氧菌培养的重要性；④休斯敦分枝杆菌（属偶发分枝杆菌复合群）生长周期长，一般3天以上才能生长（一般细菌培养鉴定往往72h出报告），未能适当延长培养时间；⑤检验医生误认为血琼脂平板的少量菌落为污染菌，未做涂片染色确认；⑥临床医生与检验医生缺乏有效沟通。

【知识拓展】

NTM的诊断需排除污染菌的影响，一般血液、淋巴结、骨髓、肝脏、肾脏和脾脏等来源的标本分离到NTM往往意味着致病菌，而痰液、诱导痰、支气管肺泡灌洗液等呼吸道标本则要留取多部位、多份标本以排除污染或定植的可能。留取标本期间避免服用抗菌药物，否则建议必要时停药至少2周后再采集标本[7]，适当延长培养时间（＞3天）可提高快速生长型分枝杆菌的检出率。

【案例总结】

1.临床案例总结

外来分枝杆菌、猪分枝杆菌、败血分枝杆菌、塞内加尔分枝杆菌、休斯敦分枝杆菌统称为偶发分枝杆菌复合群，其治疗方案参考偶发分枝杆菌。传统的涂片、生化反应对NTM种的鉴定较难，而MALDI-TOF MS技术及宏基因组二代测序（mNGS）技术对NTM等罕见菌、疑难菌有较高的鉴定准确率，其对NTM药物和治疗方式的选择起到关键性作用。偶发分枝杆菌需按CLSI M24-A2进行药敏试验，药敏试验药物应包括阿米卡星、亚胺培南西司他丁（仅限于偶发分枝杆菌）、多西环素、喹诺酮类、磺胺甲噁唑/甲氧苄啶、头孢西丁、大环内酯类和利奈唑胺等[1, 2, 8]。

2.检验案例总结

规范的多部位合格取样及药敏试验、适当地延长培养时间（＞3天）、质谱及测序技术的运用、有效的检验与临床沟通对提高NTM检出率、NTM药物及治疗方式的选择起到关键性作用。

【专家点评】

NTM的检出、鉴定、药敏实验是很多实验室在检验工作中的难点，本案例作者在检出NTM后，主动与临床医生沟通，到病房查看患者病变部位感染情况，参与讨论治疗方案，积极沟通。

补充以下几点，以期提高实验室检验工作水平：①NTM革兰氏染色镜下呈现阴阳不定杆菌形态，排列常为特殊"轮轴"状，此时应加做抗酸染色；②NTM细胞壁含大量分枝菌酸，溶解在生理盐水中可出现浮油现象，可作为NTM初步鉴定要点之一；③CLSI

M24-A2提供了部分NTM药敏试验折点判断标准，应注意：不同NTM菌种折点有较大差别，多数NTM对药物的体外敏感度与临床疗效间尚未建立起充分的关联。④鉴定到种水平对经验用药非常重要。若无鉴定能力，应送上级医院进行质谱鉴定或分子生物学鉴定。

参 考 文 献

[1] 中华医学会结核病学分会，《中华结核和呼吸杂志》编辑委员会. 非结核分枝杆菌病诊断与治疗专家共识[J]. 中华结核和呼吸杂志，2012，35（8）：527-580.

[2] 唐神结，高文. 临床结核病学[M]. 2版. 北京：人民卫生出版社，2019.

[3] 张洁，苏建荣，丁北川，等. 北京地区非结核分枝杆菌菌种分布及耐药性研究[J]. 中华结核和呼吸杂志，2017，40（3）：210-214.

[4] 非结核分枝杆菌病诊断与治疗指南（2020年版）[J]. 中华结核和呼吸杂志，2020，43（11）：918-946.

[5] Fowler J，Mahlen S D. Localized cutaneous infections in immunocompetent individuals due to rapidly growing mycobacteria[J]. Arch Pathol Lab Med，2014，138（8）：1106-1109.

[6] Philips R C，Hoyer P E，White S M，et al. Cutaneous nontuberculous mycobacteria infections：a retrospective case series of 78 patients from the Texas Gulf Coast region[J]. J Am Acad Dermatol，2019，81（3）：730-739.

[7] Daley C L，Iaccarino J M，Lange C，et al. Treatment of nontuberculous mycobacterial pulmonary disease：an official ATS/ERS/ESCMID/IDSA clinical practice guideline[J]. Eur Respir J，2020，56（1）：2000535.

[8] 初乃惠，周文强，沙巍. 非结核分枝杆菌病治疗药品超说明书用法专家共识[J]. 中国防痨杂志，2020，42（8）：769-787.

10　膝关节感染非结核分枝杆菌的诊疗过程

作者：郭利敏[1]，王云峰[2]，杨庆蕊[3]（新乡市中心医院：1.检验科；2.骨科二病区；3.药学部）
点评专家：郭珊（新乡市中心医院检验科）

【概述】

非结核分枝杆菌（NTM）属于条件致病菌，可通过胃肠道、呼吸道、皮肤等多种途径侵入人体肺脏、淋巴结、骨骼、关节、皮肤和软组织等，引起NTM肺病、NTM淋巴结病、NTM皮肤病及其他（如滑膜、滑囊、腱鞘、关节、手深部、骨和骨髓等）NTM病，严重时还可造成全身播散性疾病[1,2]。近年来，NTM的感染率和患病率呈上升趋势，国内已报道的NTM感染多见于肺部，膝关节感染较少见。

【案例经过】

患者，女，81岁。主诉：右膝关节疼痛伴发热1个月，切开清理术后19天。

患者1个月前无明显诱因出现右膝关节疼痛、肿胀、活动受限，未予特殊处理。2天后出现体温升高，最高约39.0℃，在当地医院给予膝关节穿刺抽液注射玻璃酸钠治疗，治疗效果不佳。19天前在当地医院行右膝关节切开清理置管灌洗引流术，术后1周拔出引流管改负压吸引，负压吸引2天后拔出留置冲洗管，拔管后再次出现发热伴膝关节疼痛、活动受限，体温最高约39.0℃，对症治疗后效果欠佳，为进一步诊治，遂来笔者所在医院，于2019年5月31日以"右膝关节感染术后"为诊断收住骨科二病区（关节外科）。发病以来，神志清楚，精神可，饮食、睡眠欠佳，大小便正常。

既往史：高血压病史30年，现长期口服尼群地平片20mg每天2次，每次2片；替米沙坦片，早晨1片口服，自诉血压控制可。糖尿病病史7年，现一直口服消渴丸，每天2次，每次5~6丸，自诉血糖控制可。7年前行白内障手术治疗，术后恢复良好。余无特殊。个人史、婚育史和家族史无特殊。

正常面容，表情自如，被动体位，神志清楚，查体合作。专科检查：右膝关节肿胀，局部发红，皮温稍高，右膝正中可见长约18cm手术切口，切口近端愈合可，远端色暗，引流管口愈合欠佳，右膝伸直–45°，屈曲90°，右下肢肿胀，右足趾活动可，右下肢感觉基本正常。

实验室检查：WBC 6.18×10^9/L，NEU% 83.7%，Hb 89g/L，PLT 380×10^9/L，CRP 101.2mg/L，ESR 29mm/h，PCT＜0.05ng/mL，Alb 33.6g/L，白蛋白/球蛋白（A/G）0.97，尿素（Ure）1.4mmol/L，肌酐（Cre）36.3μmol/L，葡萄糖（GLU）5.45mmol/L，糖化血红蛋白（HbA1c）7.0%，D-二聚体（D-D）1047ng/mL，纤维蛋白原降解产物（FDP）5.69μg/mL。关节穿刺

液涂片未查到细菌和真菌，培养结果为阴性，无细菌生长（48h）。

影像学检查：提示股骨下段、膝关节周围软组织明显肿胀，内见条片状异常信号，边界不清；关节滑囊及关节腔液体信号增多，滑膜增厚。右膝关节磁共振检查结果（2019年6月2日）见图10-1。

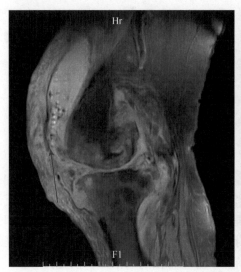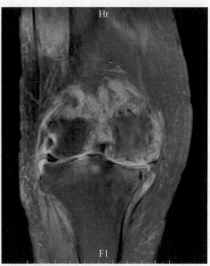

图10-1 右膝关节磁共振检查结果

组织病理学检查：提示肉芽肿性炎，伴急性炎症及坏死，见图10-2。

患者使用阿莫西林克拉维酸钾经验性抗感染治疗、消肿镇痛对症治疗及营养支持治疗4天后，患者一般情况尚可，仍诉右膝关节疼痛较重、不能活动。2019年6月3日再次穿刺抽取关节液进行细菌和真菌涂片，浓集抗酸涂片检查，结核杆菌DNA检测，并将关节穿刺液注入血培养瓶进行增菌培养。结果回报：关节穿刺液呈淡红色、浑浊，抗酸染色查到抗酸杆菌（1+）（图10-3），革兰氏染色未查到细菌和真菌（图10-4），结核分枝杆菌DNA检测结果为＜$5×10^2$IU/mL（参考值：＜$5×10^2$IU/mL）。

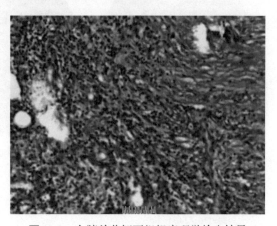

图10-2 右膝关节坏死组织病理学检查结果

考虑患者右膝关节有脓肿及脓腔形成，于6月8日行右膝关节镜下探查加右膝切开病灶清理、抗生素硫酸钙植入术。术中穿刺抽出大量浑浊脓性液体，送检浓集抗酸涂片和结核杆菌DNA检测。结果回报：抗酸染色查到大量抗酸杆菌（3+），结核分枝杆菌DNA检测结果＜$5×10^2$IU/mL（参考值：＜$5×10^2$IU/mL）。

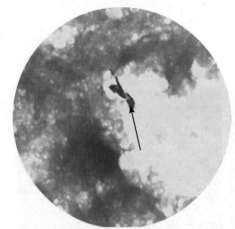

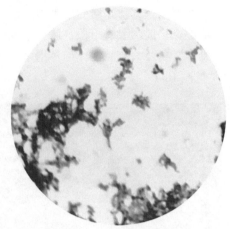

图10-3 抗酸染色结果　　　　图10-4 革兰氏染色结果

关节液增菌培养5天后仪器报告阳性结果，增菌液转种血琼脂平板培养24h、48h、72h后的菌落形态见图10-5。质谱鉴定结果为脓肿分枝杆菌。此外，病灶清理术中抽取脓液经增菌培养鉴定仍为脓肿分枝杆菌。经临床药师会诊选择阿米卡星、克拉霉素和头孢西丁三联抗脓肿分枝杆菌治疗及对症支持治疗。治疗后患者各项炎症指标较初期明显下降，于2019年6月31日出院，出院后继续口服抗脓肿分枝杆菌药物治疗，恢复良好。

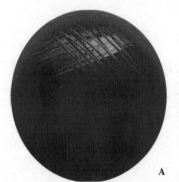

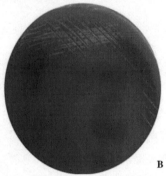

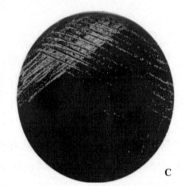

图10-5 血琼脂平板培养结果

A. 24h; B. 48h; C. 72h

【案例分析】

1.临床案例分析

NTM治疗的难点？

结合此病例，NTM感染临床表现不典型，全身中毒症状和局部损害表现与结核病相似，主要侵犯膝关节。NTM为条件致病菌，机体存在基础性疾病和（或）免疫功能下降时易发病。该患者为老年女性，合并2型糖尿病，属于易感人群。NTM不是常见感染菌，作者所在医院对NTM抗感染治疗经验不足。NTM菌属较多，不同菌属治疗药物和疗程不同，且NTM对多种抗结核药物天然耐药，故不推荐经验用药。抗感染治疗应依据细菌培养及药敏试验结果选择合适的药物，治疗原则为"长期、联合、规范"。因患者需要长期抗感染治疗，对患者肝肾功能及肠道微生态平衡的监护尤为重要。

2. 检验案例分析

穿刺液增菌培养的意义

以此病例为例，结合关节穿刺液浓集抗酸染色阳性而结核杆菌DNA检测阴性，初步确定病原菌为NTM，但标本直接接种于培养基后培养结果为阴性，无法将病原菌鉴定到种。随后关节穿刺液经增菌培养后转种血琼脂平板，血平板上生长的菌落经质谱鉴定为脓肿分枝杆菌，临床上得以明确诊断，依据指南指导用药，最终患者病情好转。因此，关节及其他部位穿刺液增菌培养可提高病原菌阳性检出率，在临床抗感染诊疗中具有重要意义。

【知识拓展】

1. 脓肿分枝杆菌的检测方法

检测方法：①取分泌物、脓液和组织标本进行涂片抗酸染色和培养，传统培养法如应用改良罗氏培养基、匹氏琼脂PNB培养基、苏通（Sauton）培养基等可通过观察菌落形态、生长情况来鉴定菌种，亦可通过MALDI-TOF质谱或测序技术进行鉴定；②聚合酶链反应（PCR）技术、核酸探针技术和气相色谱法等可直接检测临床样本中的脓肿分枝杆菌，缩短了检测时间，且提高了阳性检出率。

2. 如何区分NTM是定植还是感染？

NTM是一种生长缓慢且可在营养不丰富的环境中生存和繁殖的菌种。NTM细胞表面的疏水性使其易于吸附于物体表面，易于形成生物膜，可在人体气道定植并不断生长、繁殖后代，也可侵入宿主体内并引起感染。因此，即使NTM定植在肺部，如培养2次以上为同一NTM菌种时（目前诊断标准为培养2次以上为同一NTM菌种，在定植情况下也可以出现多次），也可诊断为NTM肺病。因此，患者经过抗感染治疗后，临床症状改善，病灶吸收，病情好转，但还可持续分离到某种NTM菌株，此时可能是定植；如症状未改善，病灶增多，应考虑为NTM肺病所致，给予抗NTM治疗。

【案例总结】

1. 临床案例总结

患者入院时临床症状较重，疼痛明显，活动受限，入院后完善一系列实验室检查、影像学及组织病理学检查，但临床仍无法明确诊断，且经验性抗感染治疗及对症治疗后，病情未有明显好转。检验科微生物室查到抗酸杆菌后积极与临床沟通，建议关节穿刺液增菌培养，培养阳性菌落经质谱鉴定为脓肿分枝杆菌，最终患者得以明确诊断。临床药师会诊后，调整用药方案，依据相关指南和专家共识给予患者阿米卡星、克拉霉素及头孢西丁联合治疗，切口愈合良好、无破溃，取得了良好的临床疗效。此外，考虑患者右膝关节有脓腔及窦道形成，在抗生素治疗同时行右膝关节切开病灶清理、抗生素硫酸钙植入术，促进了患者病情好转。

2. 检验案例总结

此案例中随着病原菌的逐步明确，治疗方案越来越精准，最终患者得到了更好的救治。NTM感染病例在临床上较为少见，在临床工作中应对所取标本及时行NTM培养及鉴定，为临床医生提供诊断及治疗依据。临床、药学和微生物检验医师应积极加强沟通和合作，提升对感染性疾病的诊疗水平。

【专家点评】

脓肿分枝杆菌复合群（MABC）地域分布差异较大，可在人与人之间进行传播，可能通过气溶胶或污染物传播。MABC是引起肺病、皮肤病变、播散性病变等的主要NTM菌种之一[3]。克拉霉素、阿奇霉素、阿米卡星、亚胺培南西司他丁、头孢西丁和替加环素对MABC具有较强的抗菌活性，而其对异烟肼、利福平和乙胺丁醇天然耐药[4, 5]。近年来，MABC病临床治疗的研究较为活跃，根据药敏试验结果选用多药联合治疗方案取得了一定的疗效。该病例对病原菌判断明确，根据指南选用3种药物联合治疗，取得了满意疗效；加强对患者肝肾功能和肠道微生态平衡的监护是治疗期间的难点。

参 考 文 献

[1] Sharma S K，Upadhyay V. Epidemiology，diagnosis & treatment of non-tuberculous mycobacterial diseases [J]. Indian J Med Res，2020，152（3）：185-226.

[2] 张静，沈为民. 皮肤软组织脓肿分枝杆菌感染研究进展[J]. 医药前沿，2016，6（13）：8-10.

[3] Lee M R，Sheng W H，Hung C C，et al. *Mycobacterium abscessus* complex infections in humans [J]. Emerg Infect Dis，2015，21（9）：1638-1646.

[4] 汪复，张婴元. 实用抗感染治疗学[M]. 3版. 北京：人民卫生出版社，2020.

[5] 中华医学会结核病学分会，《中华结核和呼吸杂志》编辑委员会. 非结核分枝杆菌病诊断与治疗专家共识[J]. 中华结核和呼吸杂志，2012，35（8）：572-580.

11 产单核李斯特菌感染的诊疗过程

作者：张心宇¹，王迪²（哈尔滨医科大学附属第四医院：1.检验科；2.呼吸科）

点评专家：邹桂玲（哈尔滨医科大学附属第四医院检验科）

【概述】

老年患者因发热2天入院，发热呈持续性，最高体温38.6℃，自行口服退热药（具体不详），效果不佳。CT检查提示腔隙性脑梗死、间质性肺炎、肺结节。入院后于发热期采集血培养送检，同时经验性给予头孢哌酮他唑巴坦、多索茶碱、盐酸氨溴索控制病情。4天后检验科回报检出产单核李斯特菌，抗菌药物改用青霉素联合庆大霉素控制感染，最终病情好转后患者出院。产单核李斯特菌为革兰氏染色阳性小杆菌，在自然界广泛存在，常与EB病毒一同引起传染性单核粒细胞增多症，也可引起脑膜炎、菌血症等。由于能在4℃下缓慢生长，该病原菌可在冰箱中繁殖导致食源性感染[1]。

【案例经过】

患者，老年女性。既往脑梗死、脑萎缩史，生活不能自理。患者2天前无明显诱因出现发热，呈持续性，最高体温38.6℃，口服退热药可退热，但病情反复，伴寒战、乏力、周身酸痛、气短、食欲缺乏，无咳嗽、咳痰、咯血，无胸痛，无盗汗。为求进一步诊治来笔者所在医院急诊科就诊，以"发热待查"收入病房，病程中饮食尚可，睡眠尚可，大小便正常，体重无明显下降。

入院查体：体温38℃、脉搏90次/分、呼吸22次/分，血压118/76mmHg，一般状态欠佳，神清语慢，推入病房，查体时合作。口唇无发绀，咽部无充血，双肺呼吸音弱，闻及湿啰音，心率90次/分，心律齐，心脏各瓣膜区未闻及病理性杂音，腹软无压痛，肝脾未触及，双下肢略水肿。生理反射存在，病理反射未引出。

实验室检查：结果见表11-1。

表11-1 实验室检查结果

	项目	结果	提示
血常规	白细胞计数（WBC）	6.56×10^9/L	正常
	淋巴细胞百分数（LYMPH%）	19.50%	↓
	单核细胞百分数（MONO%）	11.00%	↑
	单核细胞值（MONO#）	0.72×10^9/L	↑
	血小板计数（PLT）	67×10^9/L	↓

续表

	项目	结果	提示
血常规	血小板压积（PCT）	0.09%	↓
	大型血小板比率（P-LCR）	49.70%	↑
红细胞沉降率	ESR	30mm/h	↑
急性时相反应蛋白	C反应蛋白（CRP）	45.0mg/L	↑
	降钙素原（PCT）	0.10ng/mL	↑
血清生化	钠（Na）	133.5mmol/L	↓
	氯（Cl）	95.6mmol/L	↓
	钙（Ca）	2.03mmol/L	↓
	总蛋白（TP）	61.7g/L	↓
	白蛋白（Alb）	30.7g/L	↓
	白蛋白/胆红素（A/G）	0.99	↓
	直接胆红素（D-BIL）	8.2μmol/L	↓
	碱性磷酸酶（ALP）	166U/L	↑
	γ-谷氨酰转移酶（GGT）	100U/L	↑
	胆碱酯酶（Che）	4041U/L	↓
	前白蛋白（PA）	0.05g/L	↓
呼吸道病原体	肺炎支原体IgM抗体（MP-IgM）	弱阳性（±）	
病原体检查	痰抗酸染色	阴性	
	血培养（血）	产单核李斯特菌	
	药敏结果	青霉素（MIC）　0.38μg/mL	敏感
		氨苄西林（MIC）　0.50μg/mL	敏感
		复方磺胺甲噁唑（K-B）　34mm	敏感
		美罗培南（K-B）　32mm	敏感
		红霉素（K-B）　30mm	敏感

影像学检查：脑CT示腔隙性脑梗死，肺CT示间质性肺炎、肺结节。

入院时送检血培养，同时给予头孢哌酮他唑巴坦、多索茶碱、盐酸氨溴索进行抗炎、解痉、化痰等对症支持治疗。在此期间患者发热症状有所缓解，但仍有反复。送检第4天检验科回报血培养产单核李斯特菌药敏结果，根据药敏报告，更换抗菌药为青霉素、庆大霉素。入院第10天起患者发热症状彻底消失，气短现象明显好转，于入院第12天办理出院。

出院诊断：菌血症；间质性肺炎；肺结节；腔隙性脑梗死。

【案例分析】

1.临床案例分析

菌血症患者通常表现为发热和寒战，近1/4的患者曾有过腹泻[2]。疾病控制不及时可发展为感染性休克，但很少见[2]。李斯特菌菌血症的非妊娠患者大多数为年长者或免疫功能低下者，同时该病原菌所导致的菌血症死亡率很高。目前临床主要通过血培养诊断李斯特菌菌血症，原因是欠缺将其与其他表现为发热和全身症状的疾病区分开来的临床方法，因此血培养鉴定极为关键。

2.检验案例分析

在脑脊液或血液标本中培养出革兰氏阳性、规则短杆菌，应首先考虑产单核李斯特菌感染可能性。但是，由于产单核李斯特菌可以排列成"V"形或栅栏状，很容易在血培养阳性初级报告阶段被误报为棒杆菌等其他革兰氏阳性非致病杆菌[3]。同时，李斯特菌属内只有产单核李斯特菌会引起公共卫生问题，所以种内鉴别也是重点。基于上述原因，准确、快速的菌种鉴定对药敏实验的选择以及临床治疗尤为重要。MALDI-TOF MS借助自有分析软件可对李斯特菌属细菌进行快速种属鉴定，同时可以进行简单的分子和系统发育学研究[4]，是临床微生物学检验的得力助手。

【知识拓展】

产单核李斯特菌为革兰氏阳性、无芽孢、兼性厌氧、无分枝短杆菌（长0.5～2.0μm，长径0.4～0.5μm），菌体细胞单个或呈短链状排列[3]。李斯特菌属0～50℃条件下均可生长，最适温度为30～37℃，4℃下可缓慢生长[3]。在营养培养基上37℃培养1～2天，可形成直径1～2mm的表面光滑灰蓝色小菌落，透射光照射下可见狭窄的β溶血环。

产单核李斯特菌主要引起成人原发性脓毒血症、脑膜炎和脑炎，患者死亡率高。李斯特菌菌血症潜伏期中位数为2天[5]，其感染菌量尚未明确。但摄入产单核李斯特菌后是否发生侵袭性感染与病原菌和宿主自身条件两方面有关。李斯特菌的毒力基因主要集中在一个8.2kb的毒力岛上[6]，毒力基因包括内化蛋白、磷脂酰肌醇特异性磷脂酶、肌动蛋白聚合蛋白和金属蛋白酶，这些基因的表达受正调节因子A（PrfA）控制[6, 7]。

【案例总结】

1.临床案例总结

本案例患者为老年女性，有明显的寒战、发热症状，但无腹泻。根据入院时检验结果中该患者C反应蛋白、降钙素原等指标提示患者为细菌性感染所致疾病，但具体病原菌仍需等待检验科回报。又由于患者基础情况不佳，考虑到不排除混合菌感染和病原菌耐药的可能性，前期选用头孢哌酮他唑巴坦抗菌药物治疗。所幸后期细菌药敏回报为敏感菌，与微生物室人员沟通后更换为青霉素与庆大霉素联合用药,最终患者康复出院。

2. 检验案例总结

从血液及其他无菌体液中分离到产单核李斯特菌是目前诊断李斯特菌病的唯一手段,培养发现李斯特菌应及时进行菌种鉴定,鉴别分离菌是否为产单核李斯特菌,同时尽快与临床医生沟通,正确选择抗菌药物进行治疗。

【专家点评】

CLSI指南(M45-A2)提供了产单核李斯特菌对青霉素、氨苄西林和甲氧苄啶磺胺甲唑的药敏试验折点与解释标准,同时有文献报道红霉素对产单核李斯特菌体外药敏试验敏感的结论[8]。另外,由于氨基糖苷类药物与青霉素类药物具有协同作用,这也是我们最终选择这两种药物联合治疗的原因。本案例患者最终被治愈,是临床医生早期准确进行检验项目送检和检验人员快速、准确鉴定及药敏结果回报的共同成果,体现了临床医生与检验医生及时有效沟通的重要性。

参 考 文 献

[1] Reda W W, Abdel-Moein K, Hegazi A, et al. *Listeria monocytogenes*: an emerging food-borne pathogen and its public health implications[J]. J Infect Dev Ctries, 2016, 10(2): 149-154.

[2] Charlier C, Perrodeau É, Leclercq A, et al. Clinical features and prognostic factors of listeriosis: the MONALISA national prospective cohort study[J]. Lancet Infect Dis, 2017, 17(5): 510-519.

[3] Jorgensen J H. Manual of clinical microbiology[M]. 11th ed. Washington D C: American Society for Microbiology, 2015.

[4] Farfour E, Leto J, Barritault M, et al. Evaluation of the Andromas matrix-assisted laser desorption ionization-time of flight mass spectrometry system for identification of aerobically growing Gram-positive bacilli[J]. J Clin Microbiol, 2012, 50(8): 2702-2707.

[5] Goulet V, King L A, Vaillant V, et al. What is the incubation period for listeriosis?[J]. BMC infect Dis, 2013, 13: 11.

[6] Denes T, Vongkamjan K, Ackermann H, et al. Comparative genomic and morphological analyses of *Listeria* phages isolated from farm environments[J]. Appl Environ Microbiol, 2014, 80(15): 4616-4625.

[7] Matle I, Mbatha K R, Madoroba E. A review of *Listeria monocytogenes* from meat and meat products: Epidemiology, virulence factors, antimicrobial resistance and diagnosis[J]. Onderstepoort J Vet Res, 2020, 87(1): e1-e20.

[8] Vitas A I, Sánchez R M, Aguado V, et al. Antimicrobial susceptibility of *Listeria monocytogenes* isolated from food and clinical cases in Navarra, Spain[J]. J Food Prot, 2007, 70(10): 2402-2406.

12   早产儿先天性急性布鲁菌病引发的思考

作者：许小英[1]，王晓峰[2]（兰州大学第一医院：1.医学检验中心；2.感染科）

点评专家：姚立琼（兰州大学第一医院检验科）

【概述】

布鲁菌病是最常见的人畜共患病之一，人主要因直接或间接接触受感染动物、受污染的奶制品、排泄物或皮革制品等而感染[1]。布鲁菌病主要流行于中南美洲、中东、非洲和亚洲，全球每年新发病例超过500 000例[2]。近年来，中国西北、东北和内蒙古的畜牧地区布鲁菌病的发病率有所增加。布鲁菌病在人与人之间的传播很少，有报道表明该病的传播与性接触、输血和器官移植有关[3]。此外，也有通过母婴垂直传播的病例报道[4,5]，但先天性宫内垂直传播的布鲁菌病鲜有报道。本案例报告了1例早产儿通过宫内垂直传播而感染的先天性急性布鲁菌病。

【案例经过】

患儿，因"先兆早产"入院。患儿母亲，39岁，4胎3产，停经31[+4]周。于2021年6月8日12时40分在笔者所在医院产科顺产娩出1男婴，出生时羊水清亮，量中，脐带无异常，胎盘、胎膜娩出完整。患儿生后呼吸不规则，1分钟Apgar评分为6分，遂入住新生儿重症监护室（NICU）。入NTCU后给予无创呼吸机辅助呼吸及其他支持治疗，白细胞总数、中性粒细胞比例、CRP、PCT均增高（表12-1）。患儿入住当天下午即出现发热，为排除新生儿败血症送血培养1套。送检第4天血培养报告阳性结果，涂片镜检示微小、革兰氏阴性的球杆菌，经鉴定为马耳他布鲁菌。鉴定结果报告临床医师，主管医师进一步送检患儿血清，查虎红平板试验阳性，试管凝集试验阳性（1：100++）。经追问患儿父母病史获悉，患儿父母长期居住在农村，从事牛羊养殖业多年。2021年3月，患儿父亲因腰部疼痛不适在笔者所在医院骨科就诊，查虎红平板试验阳性，试管凝集试验阳性（1：100++）；同时患儿母亲检测虎红平板试验阳性，试管凝集试验阳性（1：100+）。当时患儿母亲孕20[+5]周，咨询专科医师后考虑治疗会对胎儿有影响，未启动抗布鲁菌治疗。整个孕期孕妇无发热、盗汗及关节疼痛等不适，产后也无明显症状。患儿产后即入住NICU，未与母亲接触，配方奶粉喂养。后患儿母亲再次复查虎红平板试验阳性，试管凝集试验阳性（1：100++）。

患儿诊断后按照2017年《布鲁菌病诊疗专家共识》，给予利福平20mg/kg每日1次+复方磺胺甲噁唑40mg/kg每日2次，口服治疗。治疗1周患儿体温控制不理想，并反复出现呼吸暂停及抽搐，不排除布鲁菌病脑炎可能，感染科会诊后加用头孢曲松钠100mg每日1次联合治疗，并行腰椎穿刺送检脑脊液常规、生化及细胞学检查，均未见明显异常。后患儿病情持续加重，于2021年6月25日家属放弃治疗。

表 12-1 炎症指标结果

时间 （月.日）	CRP （mg/L）	PCT （ng/mL）	WBC （×10⁹/L）	LYM （%）	NEU （%）	RBC （×10¹²/L）	Hb （g）	PLT （×10⁹/L）
6.09	7.96	3.21	18.24	15.1	76.60	4.76	166	193
6.11	11.00	4.08	22.39	11.3	78.70	4.88	170	186
6.13	1.00	0.29	15.63	14.6	74.1	4.84	170	191
6.15	0.46	0.25	15.51	23.9	65.4	4.27	149	267

注：CRP，C反应蛋白；PCT，降钙素原；WBC，白细胞计数；LYM，淋巴细胞比例；NEU，中性粒细胞比例；RBC，红细胞计数；Hb，血红蛋白；PLT，血小板计数。

【案例分析】

1.临床案例分析

患儿为早产儿，产后当天留取血标本培养4天后报阳，后经鉴定为马耳他布鲁菌，故根据我国2017年《布鲁菌病诊疗专家共识》，该患儿急性布鲁菌病诊断明确，属于确诊病例。

布鲁杆菌属于细胞内寄生菌，专性需氧，生长缓慢，培养的阳性率取决于标本种类、培养方法、疾病分期及抗菌药物的使用。文献报道从血液、脑脊液、骨髓、关节液或组织抽吸物或活检样本中均可分离到布鲁菌，但培养阳性率不高，在50%～70%。本案例患儿血液培养阳性，但遗憾的是没有拿到患儿母亲的血液标本进行培养及宏基因组测序，若有阳性发现，便可与患儿体内的菌株进行同源性鉴定。

布鲁菌病潜伏期为1～4周，平均4周，根据患儿病史，其产后即转入NICU，无输血，无母乳喂养，产后当天血液标本培养阳性并鉴定为马耳他布鲁菌。高度怀疑其在宫内即发生垂直传播感染，所以该患儿为"先天性急性布鲁菌病"，这在全球鲜有报道。尽管按照指南给予患儿标准治疗，但因其并发症多，病情危重，家属最终放弃治疗。笔者推测患儿神经系统及肺部并发症与布鲁菌病相关，但也不排除早产儿各个系统未发育成熟所致。

笔者认为需要关注患儿父母的情况，其父亲有临床表现及确诊试验阳性，已达到确诊标准，但其母亲只有确诊试验阳性，始终无临床表现，按照专家共识的诊断标准为隐性感染。隐性感染者的治疗目前尚无循证医学证据，患儿母亲曾因布鲁菌病就医，但可能因为隐性感染治疗的争议和治疗可能存在的风险，其最终没有在孕期启动抗布鲁菌治疗。这一案例提示，在今后临床诊疗中，对于隐性感染者，尤其孕期女性，可能更为需要积极治疗，以降低孕产妇及胎儿的不良结局；当然，尚需更多的临床研究来证实对隐性感染者的治疗是否为必需。

2. 检验案例分析

2021年6月8日微生物专业组收到该患儿血培养血液标本，培养至第101小时23分钟仪器报告阳性结果，涂片镜检示革兰氏阴性杆菌，细小、沙粒状，转种血平板、巧克力平板、麦康凯平板，并立即通过电话回报给临床医生。平板培养24h无细菌生长，48h可见白色、湿润、光滑小菌落。氧化酶阳性，快速脲酶试验阳性，结合形态学结果，高度怀疑布鲁菌（图12-1）。考虑患儿为新生儿，检验医生通过电话与临床医生沟通，确认患儿母亲是否患有布鲁菌病，后获悉其母亲孕期布鲁菌病确认试验阳性，但无临床表现，患儿产后与母亲隔离，配方奶粉喂养，无输血，查阅文献后考虑存在先天性布鲁菌病可能，但这极为罕见。遂行菌种鉴定以进一步确认，在生物安全柜内配制菌液，利用梅里埃Vitek 2 Compact全自动细菌鉴定及药敏分析系统进行菌种鉴定，最终鉴定为马耳他布鲁菌。6月17日患儿血清虎红平板试验阳性，试管凝集试验阳性（1∶100++），更进一步佐证了鉴定结果。

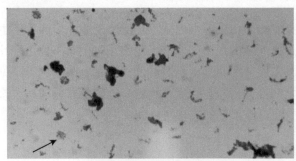
血培养直接涂片（×100）

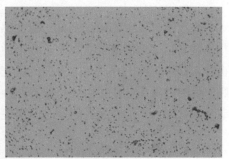
培养后菌落涂片（×100）

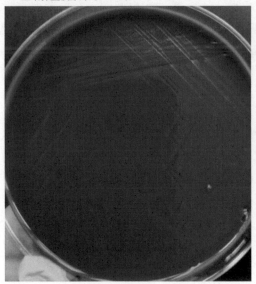
培养48h的菌落

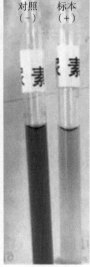
快速脲酶试验

图12-1　布鲁菌的实验室鉴定

【知识拓展】

布鲁菌属于专性需氧的胞内寄生菌，生长缓慢，通常血培养报阳超过3天，据报道只有40%～70%的布鲁菌病例通过血培养而诊断，因此临床怀疑布鲁菌感染时，需与微生物室沟通延长培养时间以获得更高的培养阳性率。当然，血培养并不是布鲁菌病诊断所必需的，血清学确诊试验（如血清凝集试验、布鲁菌病抗-人免疫球蛋白试验、补体结合试验）结合流行病学史、临床表现就可以确诊，近几年发展起来的分子生物学检测对神经系统或局灶布鲁菌感染可以发挥很好的作用。布鲁菌可以通过气溶胶传播，因此实验室操作需在生物安全柜内进行，以防发生实验室内感染。

【案例总结】

1.临床案例总结

先天性急性布鲁菌病罕见，隐性感染者作为传染源宫内垂直传播感染胎儿，产后新生儿急性发病的病例更鲜有报道。希望通过此病例的报道，能够引起临床医生对布鲁菌隐性感染人群的关注，开展相关方面的研究，以促进指南的更新。此外，在布鲁菌病这类罕见病的诊治过程中，临床医生与检验医生之间加强沟通与交流，将极大地降低布鲁菌病误诊率及漏诊率，在治愈患者的同时，实现专业诊疗水平的进步与提高。

2.检验案例总结

本病例从患儿血培养检出布鲁菌入手，通过病史回溯，布鲁菌血清学检测及菌种鉴定，最终确定为先天性急性布鲁菌感染。布鲁菌镜下形态特殊，革兰氏染色着色淡，常成堆出现，氧化酶阳性，快速脲酶试验阳性，从而可以进行鉴定。

【专家点评】

布鲁菌作为少见菌，临床分离率较低。布鲁菌导致的布鲁菌病是一种人畜共患病，人类布鲁菌病通常与职业暴露或家庭接触感染动物或其制品有关，人际传播罕见。迄今为止，国内外对先天性布鲁菌病报道例数较少，临床多有误诊漏诊，存在延误诊断治疗的情况。本案例从临床医生排除新生儿败血症开始，检验科医生通过血培养细菌鉴定，血清学抗体检测，从而为临床诊疗提供了可靠的依据。整个案例思路清晰、分析严谨，展示了检验结果与临床诊疗的分析思路，同时也为检验医生与临床医生通力合作起到了示范作用。

参 考 文 献

[1] Mohzari Y A，Alshuraim R A，Asdaq S M B，et al. Congenital brucellosis：a case report[J]. J Int Med Res，2020，48（12）：300060520975576.

[2] Tian G，Zhan Z，Zhang A，et al. A case report on mother-to-child transmission of *Brucella* in human，China[J]. BMC Infect Dis，2019，19（1）：666.

[3] Tuon F F，Gondolfo R B，Cerchiari N. Human-to-human transmission of *Brucella*：a systematic review[J]. Trop Med Int Health，2017，22（5）：539-546.

[4] Zhao M，Huang F，Zhang A，et al. Congenital brucellosis in a Chinese preterm neonate：a case report[J]. J Int Med Res，2019，47（5）：2296-2301.

[5] Kasper D L，Fauci A S. 哈里森感染病学 [M]. 胡必杰，潘珏，高晓东，主译. 上海：上海科学技术出版社，2019.

13　肺放线菌病的诊疗过程

作者：谢小芳[1]，钱斌[2]（苏州大学附属第二医院：1.医学检验中心；2.呼吸科）
点评专家：施敏骅[1]，杜鸿[2]（苏州大学附属第二医院：1.呼吸科；2.医学检验中心）

【概述】

放线菌病是一种可累及头颈部、肺、腹腔、盆腔和伤口的慢性肉芽肿性疾病，可由各种放线菌引起，如衣氏放线菌、格拉斯放线菌、麦尔放线菌、龋齿放线菌、苏黎世放线菌、欧洲放线菌等。目前报道的放线菌引起的相关感染有肺放线菌病、盆腔和腹腔感染、骨或人工关节感染、心内膜炎、复杂的尿路感染与软组织脓肿等[1, 2]。

【案例经过】

1.简要病史

患者，女，47岁。出现间断性右下胸部疼痛近5个月，于2018年2月17日至当地医院行胸部CT示右下肺团片影、左上肺斑片结节样影，予以美洛西林、莫西沙星抗感染治疗后胸痛症状缓解。3月12日复查胸部CT示左肺上叶斑片影较前有增多趋势，再次入当地医院予以头孢曲松他唑巴坦钠、左氧氟沙星抗感染治疗后好转，遂出院。后患者因右下胸痛不能完全缓解，深呼吸时明显，于2018年5月6日来笔者所在医院呼吸科门诊就诊。分别于5月6日和6月1日再次行胸部CT：右下肺病灶范围增大，形态较散。7月11日行气管镜检查（右下肺基底段，活检）示黏膜慢性炎伴肉芽肿形成，后于7月19日收入院进行治疗。既往有"亚急性甲状腺炎"病史2年，服用泼尼松片22个月，逐步减量后于2018年2月2日停服。

2.辅助检查

（1）2018年2月17日当地医院血常规：白细胞计数$6.95×10^9$/L、中性粒细胞比例64.4%、血红蛋白120g/L、CRP 8.7mg/L。

（2）2018年2月17日当地医院胸部CT：右下肺团片影，左上肺斑片结节样影，考虑炎性病变可能，给予美洛西林、莫西沙星抗感染治疗后胸痛症状缓解。

（3）2018年3月12日当地复查胸部CT：对比前片，左肺上叶斑片影较前有增多趋势，再次入住当地医院给予头孢曲松他唑巴坦钠、左氧氟沙星抗感染治疗后好转，遂出院（期间出现全身皮疹，考虑左氧氟沙星、头孢类药物过敏而予以停用）。

（4）2018年5月6日笔者所在医院胸部CT：考虑两肺慢性炎症，所见肝脏多发小低密度灶，考虑小囊肿。

（5）2018年6月1日笔者所在医院胸部CT：提示两肺小结节样影，两侧胸膜局限性增厚；肝脏小囊肿。

（6）2018年7月11日笔者所在医院气管镜检查（图13-1）：进镜顺利，隆突锐利，声门活动好，气管及左右各支气管通畅，管壁见块状痰栓附壁。根据CT表现，在右下肺基底段各支行支气管肺泡灌洗和刷检，标本送病原体二代测序、TB-DNA、GeneXpert、真菌培养、GM试验、细菌培养、细胞学检测，在右下肺基底段各支远端行经支气管镜肺活检（TBLB），送组织病理检查。组织病理结果：右下肺基底段活检黏膜慢性炎症伴肉芽肿形成，提示结核可能（图13-2）。GM试验、真菌培养均阴性；TB-DNA、抗酸杆菌涂片阴性，细菌培养后续反馈结果为阴性；二代测序提示多为口腔正常菌群和条件致病菌（表13-1）。

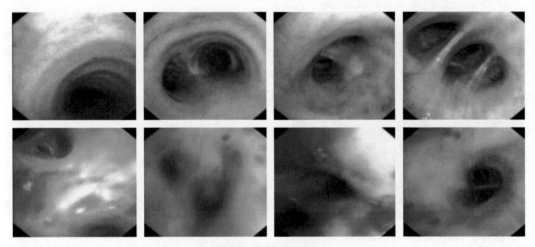

图13-1 气管镜检查

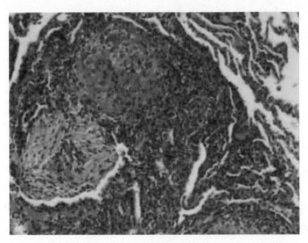

图13-2 气管镜组织病理结果

表13-1   二代测序检出细菌列表

类型	属			种		
	中文名	拉丁名	检出序列数	中文名	拉丁名	检出序列数
G⁻	普氏菌属	*Prevotella*	13 597	普氏菌	*Prevotella salivae*	3333
				产黑色普氏菌	*Prevotella melaninogenica*	2719
G⁻	韦荣球菌属	*Veillonella*	10 867	非典型韦荣球菌	*Veillonella atypica*	7581
				殊异韦荣球菌	*Veillonella dispar*	1485
G⁺	放线菌属	*Actinomyces*	6875	放线菌	*Actinomyces graevenitzii*	5476
				龋齿放线菌	*Actinomyces odontolyticus*	655
G⁻	奈瑟菌属	*Neisseria*	2672	黏液奈瑟菌	*Neisseria mucosa*	287
				浅黄奈瑟菌	*Neisseria subflava*	112

注：G⁺为革兰氏阳性菌；G⁻为革兰氏阴性菌。

图13-3　灌洗液中分离的龋齿放线菌

细菌培养（图13-3）：灌洗液未送检厌氧培养，普通培养显示草绿色链球菌，无假丝酵母菌、无流感嗜血杆菌生长，延长至7天提示龋齿放线菌（500CFU/mL）。

3. 诊断和治疗

根据患者气管镜组织病理结果提示结核可能性大，但结核分枝杆菌相关检测结果均为阴性，免疫组化：CD49（+）、CD8（+）、CD68（+）、肌酸激酶（CK）（-）。真菌检查（-）。特殊染色结果：抗酸染色（-），网状纤维染色（-），PAS染色（-），六胺银染色（-）。综合患者影像学检查、气管镜病理、气管镜灌洗液NGS、细菌培养等相关检查，考虑患者为肺放线菌病。

采用克林霉素0.6g每8h 1次静脉滴注和0.1g每12h 1次口服治疗18天，患者胸痛明显好转，胸部CT提示炎症好转。患者最终顺利出院，门诊随访。

【案例分析】

本案例的特点在于精准检查病原体，明确诊断和对症治疗。

1. 临床案例分析

临床医生根据患者影像学检查、气管镜病理、气管镜灌洗液NGS、细菌培养等相关检查，综合考虑本例患者为肺放线菌病。此患者既往有亚急性甲状腺炎，长期口服激素治疗，会引起机体免疫力下降，定植于口腔的放线菌进入肺部，引起肺放线菌感染。而患者症状表现不典型，仅有胸痛，可能与患者肺部病灶存在时间较长，病理活检示已经为黏膜慢性炎症伴肉芽肿形成，且病灶靠近胸膜有关。

治疗上，青霉素为肺放线菌病一线治疗药物，但患者对"头孢类药物、左氧氟沙星"过敏，故用克林霉素联合米诺环素抗感染治疗，克林霉素及四环素抗菌谱包含厌氧革兰氏阳性不产芽孢杆菌属（丙酸杆菌属、真杆菌属、放线菌属），有较好的疗效。

2. 检验案例分析

在前期和临床医生沟通会诊的过程中，考虑该患者细菌感染可能性较大，为了明确病原体，防止某种少见病原体的漏检，实验室对本例患者的支管镜灌洗液普通培养由常规72h延长至7天，在72h时实验室发现培养基上除部分正常菌群外，见针尖样、灰色、干燥菌落生长，培养7天后菌落如图13-3所示，经基质辅助激光解吸电离飞行时间质谱（MALDI-TOF MS）检测为龋齿放线菌，与灌洗液NGS结果一致。放线菌虽然在厌氧环境下生长更好，但延长普通需氧培养时间亦能生长。

【知识拓展】

病原学角度认识放线菌：①放线菌属为厌氧菌，是兼性厌氧菌，在厌氧或微需氧环境中生长更好。②菌落特征：若普通需氧培养需要延长培养时间，在血平板上35℃孵育3～7天后出现肉眼可见菌落，菌落或粗糙或光滑，形态不定。③镜下特征：革兰氏阳性杆菌，呈分枝状或细长丝状，有时染色结果不定。④鉴定：常规手段鉴定效果差，质谱技术和测序准确性高。⑤注意与奴卡菌的鉴别，组织标本压碎镜检有大量革兰氏阳性分枝状菌丝，是放线菌特征。但并不是所有的放线菌感染都可以形成硫磺样颗粒。对于这一部分放线菌病，病理学诊断有其局限性，需要病原学支持。

【案例总结】

1. 临床案例总结

肺放线菌病的临床特点：①肺放线菌病通常是由吸入唾液中的口腔菌群感染所致，常于受凉、劳累后起病，导致肺浸润或实变，早期常被误诊为肺结核、恶性肿瘤、真菌或奴卡菌感染。②肺放线菌病比较"温和"，病程较长，常与其他病原体共同感染导致复杂或不典型的临床表现，可以是肺脓肿，也可以是支气管炎。

2. 检验案例总结

肺放线菌病的诊断难点：①认识不足，放线菌感染长期以来不被大家认识，原因是对呼吸道标本常规不做厌氧培养。对于这一部分感染，临床诊断存在困难。②容易漏检，放线菌常与其他细菌存在混合感染，通常被视为口腔正常菌群，且生长缓慢，易被忽略。③鉴定方法局限，放线菌通过实验室方法难以准确鉴定。

对于一些难以明确病原体的炎性疾病，临床上应提供有价值的标本，利用新技术、新方法明确病原体；检验医生与临床医生要勤于沟通，检验医生要有临床思维，不轻易忽略任何可能引起感染的病原体；要发挥多学科合作优势。

【专家点评】

放线菌常寄生于人体口腔黏膜、牙龈、扁桃体等处，当机体抵抗力下降时，可因口腔分泌物吸入而进入呼吸道，多引起化脓性炎症，进而机化形成肉芽肿性炎症[3]。临床要注意与结核、肿瘤、真菌感染等鉴别，采用多种检测手段明确关键且不常见的病原体。

放线菌为厌氧菌，支气管灌洗液及刷检物病原学常规培养不易成功，实验室工作人员要有临床思维，多和临床医生沟通，不能忽视和漏检少见菌。

参 考 文 献

[1] Könönen E，Wade W G. Actinomyces and related organisms in human infections[J]. Clin Microbiol Rev，2015，28（2）：419-442.

[2] Gajdács M，Urbán E，Terhes G. Microbiological and clinical aspects of cervicofacial *Actinomyces* infections：an overview[J]. Dent J（Basel），2019，7（3）：85.

[3] 张颖，邵池，孙宇新，等. 肺放线菌病32例临床特征及预后分析[J]. 中华结核和呼吸杂志，2020，43（8）：665-669.

14　布鲁菌引起的儿童血流感染

作者：严荣荣[1]，安晓刚[2]（山西省汾阳医院：1.检验科；2.儿科）

点评专家：贾艳红（山西省汾阳医院儿科）

【概述】

患儿因不明原因发热入院，体温最高40℃。经抗感染治疗3日无明显好转。血培养报告阳性结果，检出马耳他布鲁菌，明确感染的病原菌后，对症治疗1周患儿病情得到控制，院外继续抗感染治疗。

【案例经过】

患儿，女，4岁。因7日前着凉后出现发热，体温最高时达40℃。全身皮肤出现间断红色斑丘疹及丘疹，时显时消（高热疹出，热退疹消）。浅表淋巴结未触及，心肺腹查体未见异常，无关节肿痛，神经系统无阳性病理体征。

实验室检查：C反应蛋白（12.4mg/L）、血常规、异型淋巴细胞、离子系列、肾功能均未见异常。ALT（102U/L）、AST（136U/L）、CK（91U/L）、肌酸激酶同工酶（CK-MB，34.0U/L）、乳酸脱氢酶（LDH，984U/L）增高。胸部X线片提示支气管炎。使用头孢曲松钠联合阿奇霉素抗感染治疗3日，患儿仍发热，体温最高为40.3℃，每日热峰3次，全身皮肤仍有间断红色斑丘疹及丘疹。实验室血培养危急值报告：革兰氏阴性杆菌，鉴定为马耳他布鲁菌。临床改用复方磺胺甲噁唑片每次0.4g、每日2次，利福平胶囊每次0.15g、每日1次，用药当晚仅发热1次。次日皮疹消退，体温正常。5日后出院，院外继续口服复方磺胺甲噁唑片每次0.4g、每日2次，利福平胶囊每次0.15g、每日1次，治疗达6周，并定期复查肝功能。

【案例分析】

1.临床案例分析

支气管炎是婴幼儿时期常见的呼吸道疾病，常见的病因为细菌、病毒、支原体感染或混合感染。免疫功能低下、特异性体质、营养障碍等均为本病的危险因素。该患儿无咳嗽、咳痰等呼吸道感染症状，但入院时胸部X线片提示支气管炎，且呼吸道感染性疾病是儿童常见疾病，血C反应蛋白水平高于正常范围，体温最高达40℃，发热时间长，考虑为细菌感染引起的支气管炎，给予经验性头孢曲松钠抗感染治疗。患儿发热7天又合并皮疹，不排除川崎病等免疫性疾病可能。体格检查无明显阳性体征，血常规示白细胞值正常，结合年龄不排除肺炎支原体或衣原体等不典型病原体感染可能，给予经验性联合阿奇霉素抗感染治疗。因发热病因不明，患儿血清肝酶、心肌酶高于正常范围，给予保肝对症治疗。经上述抗感染治疗3天，患儿病情仍无好转。经与检验科医生沟通，立即采血进行布鲁菌抗体检测，并进一步追问患儿流行病学史，遂及时更换抗菌药物，患儿病情得到控制。

2. 检验案例分析

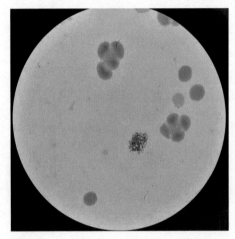

图14-1 血培养报阳后直接涂片（×1000）

发热原因是什么？感染性疾病还是非感染性疾病？感染的病原菌是什么？接下来该如何治疗？是升级抗菌药物还是转诊至上级医院？入院时送检的血培养目前结果如何？上述问题由血培养危急值报告得到了答案。本案例血培养需氧瓶2.66天报阳，生长曲线上升较缓慢，可考虑为慢生长的需氧细菌。显微镜下菌体形态特点为细小的杆菌、球杆菌。患者为4岁儿童，首先考虑为流感嗜血杆菌，但从细菌的排列方式上看（细沙样）又高度怀疑布鲁菌（图14-1），然而与布鲁菌的流行史与发病人群又不符。此时与临床医生的沟通显得尤为重要，追问患者是否有牛羊相关的接触史？布鲁菌凝集试验结果如何？使用了哪些抗菌药物及疗效如何？通过与临床医生沟通，危急值报告更具有精准性。

【知识拓展】

布鲁菌为人畜共患疾病的病原菌，可通过人体的皮肤、呼吸道、消化道进入人体引起感染，潜伏期为5～21天，但也可高达数月。以长期发热、多汗、关节痛及全身乏力、疼痛为主要特征。过去多见于牧区，近年来散发于大中城市[1]。

布鲁菌的鉴别要点：①严格需氧菌，故在血培养需氧瓶生长，厌氧瓶不生长，生长缓慢，血培养报阳时间较长；②革兰氏染色着色弱、阴性、短小球杆菌，镜下呈细沙状；③柯兹洛夫斯基染色（简称柯氏染色法），菌体呈红色、球杆状[2]；④快速脲酶试验（＋），将阳性血培养瓶中的培养液直接打入尿素管；⑤梅里埃Vitek 2 Compact仪器GN卡进行菌种的鉴定。临床很少有布鲁菌对抗生素耐药和治疗失败的病例，故在实验室不进行常规药敏试验[3]。该菌为高致病性病原微生物，检测中注意全程生物安全防护。

【案例总结】

1. 临床案例总结

布鲁菌病发病人群以青壮年为主，但本病例患者为4岁儿童，儿童布鲁菌病在非疫区及非农场居住情况下相对少见，经追问流行病学史，患儿家长有近期去养羊场参观且购置食物的经历。患儿入院时，除高热外未见明显的感染病灶，故常规送检血培养。血培养结果及时报告后，使临床明确诊断，患者得到有效治疗，避免了无效抗菌药物的继续使用。

本病例的诊治过程可以看到临床与医技科室之间合作交流的重要性。

2. 检验案例总结

布鲁菌病的传播途径主要为经皮肤和黏膜接触传播，这也是该病最常见的传播途径，如直接接触到病畜的排泄物或在挤奶、屠宰、加工时没有做好有效的防护，经过破损的皮肤或黏膜而感染。还可经消化道途径感染布鲁菌，如生食或半生食没有加热、煮熟的牛羊肉，或喝牛羊奶而造成布鲁菌感染。同时如果人体吸入了含有布鲁菌的气溶胶也能发生感染，但是人与人之间不会发生传播。

【专家点评】

布鲁菌病是由布鲁菌感染引起的一种人畜共患疾病，在牧区相对常见，在非疫区及非农场居住情况下相对少见，尤其儿童更少见。另外，儿童表达能力有限，发病后多由家长代述病史、临床表现，如乏力、多汗、肌肉关节疼痛等症状、体征不能准确表述，给临床诊断带来极大困难，容易误诊误治。正如该病例，入院时除发热及反复皮疹外，无其他临床表现，导致前期治疗无效。血培养结果明确后，及时修正诊断及更换有效抗生素治疗方案，取得了良好治疗效果，减轻了患者痛苦。所以，临床医生要了解常用检验项目的相关知识，包括各项检验的临床意义、标本留取注意事项等，为检验科留送合格标本。检验医师也要多了解临床各种感染性疾病的检验结果特点，为临床提供准确检测结果的同时，指导临床医生合理分析结果及进一步完善检测项目。只有通过合作，才能有效提高诊治水平，为患者解除病痛，提供优质的诊疗服务，构建和谐医患关系。

参 考 文 献

[1] 倪雨星，尚红．临床微生物学与检验 [M]．4 版，北京：人民卫生出版社，2007．

[2] 陈东科，陈丽，许宏涛．柯氏染色法快速鉴别布鲁菌的方法学探讨 [J]．临床检验杂志，2015，33（11）：805-807．

[3] 王辉，任健康，王明贵．临床微生物学检验 [M]．北京：人民卫生出版社，2015．

15　呼吸系统重症感染的诊疗过程

作者：高荣樑[1]，陈娴秋[2]（上海市肺科医院：1.检验科；2.呼吸与危重症医学科）

点评专家：余方友（上海市肺科医院检验科）

【概述】

本病例中介绍了1例呼吸系统重症感染患者，通过检验科医师和呼吸科医师的相互配合，最终达到了较好的治疗效果。

【案例经过】

患者，女性，57岁。因"反复咳嗽、咳痰、气喘40年，加重20余天"于2019年3月15日入住笔者所在医院。患者于40年前无明显诱因出现咳嗽、咳痰，伴气喘，无咯血，无胸痛，当地医院诊断为慢性阻塞性肺疾病，予对症治疗后好转，后仍有反复发作，间断进行家庭氧疗半年。此次入院前20天出现咳嗽、咳痰加重，多为黄色黏痰，10余天前出现发热，体温最高为38.8℃，就诊于他院，2019年3月2日行胸部CT检查提示两肺支气管扩张伴感染，左侧胸膜增厚伴钙化，予哌舒西林、左氧氟沙星抗感染、氟康唑抗真菌治疗共约8天。患者体温正常3天，仍有咳嗽、气喘，现为进一步治疗收入笔者所在医院急诊监护室。患者自本次发病以来，精神欠佳，食欲下降，睡眠欠佳，大小便如常，体重未见明显下降。

入院查体：T 36.8℃；P 120次/分；R 30次/分；BP 130/60mmHg。神志尚清，精神可，双肺呼吸音粗，可闻及湿啰音及哮鸣音。心律齐，各瓣膜听诊区未闻及病理性杂音。腹软，无压痛，双下肢无水肿。

实验室检查：2019年3月15日动脉血气分析示pH 7.23↓，二氧化碳分压74.1mmHg↑，氧分压78.1mmHg↓，血氧饱和度94.7%↓；血常规示WBC $19.19×10^9$/L，中性粒细胞比例95.8%，血清淀粉样蛋白A（SAA）166.58mg/L，CRP 90.1mg/L；凝血指标检测示凝血酶原时间（PT）12.5s，活化部分凝血活酶时间（APTT）27.1s，D-二聚体1481ng/mL，NT-proBNP 2421pg/mL，GLU 12.4mmol/L。

结合影像学检查（床旁胸部X线片）初步诊断：①支气管扩张伴感染；②慢性阻塞性肺疾病急性加重；③Ⅱ型呼吸衰竭；④肺源性心脏病；⑤心功能不全。

诊疗经过：

2019年3月15日：①吸氧支持，心电监护，无创呼吸机辅助通气；②多索茶碱、雾化舒张气道；③抗感染治疗，比阿培南静脉抗炎治疗；④激素抗炎，兰索拉唑护胃；⑤对症支持治疗。

2019年3月16日：复查血气分析，pH 7.21↓、二氧化碳分压126.0mmHg↑、氧分

108mmHg、血氧饱和度97.7%。二氧化碳分压持续偏高，予以气管插管接有创呼吸机辅助通气。

2019年3月17日：患者仍有发热。复查血常规：白细胞19.37×10⁹/L，中性粒细胞比例92.4%。气管插管内吸出大量脓痰送检。

2019年3月18日：床旁气管镜检查，示气管环清晰，隆突锐利；双侧各叶段管腔通畅，黏膜光整，未及新生物，未见出血。于右肺中叶支气管灌洗，并予吸痰。灌洗液、痰液送检。

2019年3月19日：患者仍有发热，T 38.2℃，P 115次/分；复查血气分析，pH 7.39、二氧化碳分压65.6mmHg、氧分压49.1mmHg、血氧饱和度84.8%；复查血常规，白细胞27.1×10⁹/L，中性粒细胞比例95.2%；调整抗生素，比阿培南调整为替加环素。微生物室人员在3月18日送检的痰液样本中发现少量革兰氏阳性且呈分枝状杆菌，经弱抗酸染色后，呈红色杆菌，疑似诺卡菌（图15-1和图15-2）。

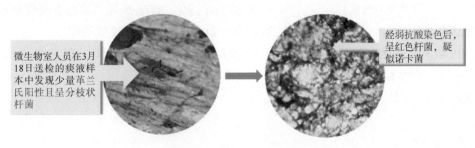

图15-1 痰液样本镜检结果

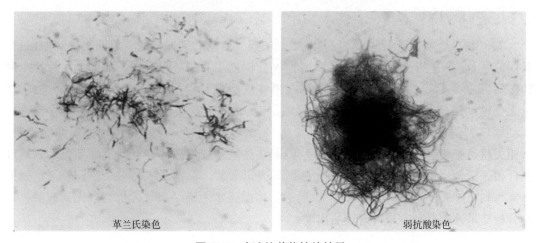

革兰氏染色　　　　　　　　　　　　　　　　弱抗酸染色

图15-2 痰液培养物镜检结果

2019年3月20日：患者T 39℃，P 130次/分。大量脓痰，感染较严重，继续使用替加环素治疗。3月18日送检的痰培养标本的血平板上长出针尖样大小、表面粗糙、淡黄色、嵌入平板内的菌落（图15-3）；经质谱鉴定为豚鼠耳炎诺卡菌（99.9%）。立即通知呼吸内科医生鉴定结果。

2019年3月21日至2019年3月24日：患者体温下降，T_{max} 38℃，气管插管内吸出大

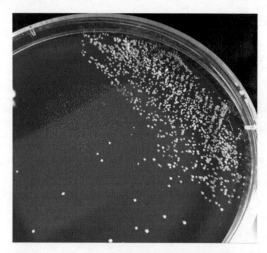

图15-3　3月20日痰液培养结果（血平板培养，3月18日送检）

量脓痰（每天120mL左右）。

2019年3月25日：患者痰培养结果提示豚鼠耳炎诺卡菌，且对利奈唑胺和复方磺胺甲噁唑敏感。调整抗生素为利奈唑胺加复方磺胺甲噁唑（自备）抗感染治疗。

2019年3月27日至2019年3月28日：患者体温正常，拔除气管插管，间断无创机械通气。行肺部影像学检查。

2019年3月28日：肺部CTA，双肺可见有斑片样、结节、支气管扩张、条索样的病灶，形态不规则，内密度不均，边界不清晰。纵隔、肺门淋巴结稍增大。左侧胸膜增厚、粘连伴钙化。CTA纵隔见异常支气管动脉。

2019年3月29日：患者病情稳定，转出急诊科，转入呼吸科继续治疗。

2019年3月30日至2019年4月1日：患者病情稳定，咳嗽好转，血常规示白细胞$5.99×10^9$/L、中性粒细胞比例88.8%。

2019年4月2日：予以出院。

【案例分析】

1. 临床案例分析

本病例患者为中年女性，有反复咳嗽、咳痰，活动后气促病史，近期出现急性加重。既往诊断及治疗均不规范。本次入院时血气分析提示Ⅱ型呼吸衰竭，胸部X线片提示两肺多发斑片实变影，以右肺为主，考虑在慢性病基础上合并了重症感染可能。入院后予以无创辅助通气，积极抗感染治疗（比阿培南），但患者病情持续加重，予气管插管接有创通气，调整抗感染方案（替加环素），对症支持治疗，及时完善相关病原学检查。后相关检查在患者痰液中发现少量革兰氏阳性且呈分枝状杆菌，经弱抗酸染色后，呈红色杆菌，疑似诺卡菌。经质谱鉴定为豚鼠耳炎诺卡菌，根据药敏结果及时调整了抗感染方案（利奈唑胺+复方磺胺甲噁唑），后患者体温逐步下降，血气分析结果得到改善，血象分析结果逐步好转，最终好转后出院。

2. 检验案例分析

该患者痰标本经过涂片染色后发现少量革兰氏阳性且呈分枝状杆菌，初步怀疑为分枝杆菌、放线菌、诺卡菌中的一种，该标本经弱抗酸染色呈红色分枝状杆菌且抗酸染色阴性，则增加了诺卡菌的可能性。3月20日在该患者痰培养的血平板上长出针尖样大小、表面粗糙、淡黄色、嵌入平板内的菌落；经质谱鉴定为豚鼠耳炎诺卡菌，并对该菌进行了药敏试验。

【知识拓展】

豚鼠耳炎诺卡菌于1924年首次分离自一只受感染的豚鼠中耳，因此被命名。该菌较为少见，化脓性肉芽肿是其典型表现。革兰氏染色阳性或不定，菌体呈多向分枝丝状，随着培养时间的延长（72h）可裂解为球形或杆状。诺卡菌是广泛分布于土壤的一种需氧放线菌，通常是通过创伤相关细菌入侵或者通过吸入方式导致，后者好发于免疫功能低下患者，如系统性红斑狼疮患者、糖尿病患者、酒精中毒患者、器官移植者等，部分病例常伴有长期的肺部疾患，如哮喘、支气管扩张等[1, 2]，并在肺部形成感染灶。肺部诺卡菌病的主要临床表现为脓肿形成、肺部结节、胸膜积液，胸部X线片表现为大片渗出、实变、结节、厚壁空洞、肿块等多种形态，与其他肺部疾病无特异性差异。诺卡菌病疗程宜长，通常需3个月至1年时间。治疗首选复方磺胺甲噁唑，多器官受累者可加用阿米卡星，重症患者的治疗方案在复方磺胺甲噁唑+阿米卡星基础上加用亚胺培南。

【案例总结】

1. 临床案例总结

重症感染患者应强调微生物送检的重要性（尤其是有基础疾病的患者），做到早期、及时，注重标本类型、标本质量等；根据药敏结果及时调整诊疗方案；临床医师应密切监测病情变化；检验科与临床科室的及时沟通尤为重要。

2. 检验案例总结

分枝状菌的鉴别诊断：①结核分枝杆菌，由于结核分枝杆菌细胞壁中含有大量脂质，特别是有大量分枝菌酸包围在肽聚糖层的外面，可影响染料的穿入，所以革兰氏染色不易着色，抗酸染色呈阳性。②非结核分枝杆菌，染色同结核分枝杆菌，需用质谱、PCR溶解曲线法等行进一步鉴定。③诺卡菌，革兰氏染色阳性，呈分枝状，弱抗酸染色呈阳性，但抗酸染色为阴性。

【专家点评】

该病例患者是一位57岁的女性，因出现咳嗽、咳痰，伴气喘，无咯血，无胸痛，当地医院诊断为慢性阻塞性肺疾病，予对症治疗后仍有反复发作。最后通过细菌培养确定为豚鼠耳炎诺卡菌感染，根据药敏结果及时调整了抗感染方案（利奈唑胺+复方磺胺甲噁唑），后患者体温逐步下降，血气分析结果得到改善，血象分析结果逐步好转，最终好转后出院。这个案例充分体现了检验科与临床科室的密切配合。在日常工作中更需要检验人员不断地吸取检验医学新知识、新理念，掌握新技术，不断把新鲜"血液"注入自己传统的观念中，这样才能在与临床医生的沟通中提出自己的看法、见解，以便更好地服务临床、指导临床，得到临床的认可。

参 考 文 献

[1] Wilson J W. Nocardilsis：updates and clinical overview[J]. Mayo Clin Proc，2012，87（4）：403-407.

[2] Abdel-rahman N，Izhakain S，Wasser W G，et al. Endobronchial enigma：a clinically rare presentation of *Nacardia beijingensis* in an immunocompetent patient[J]. Case Rep Pulmonol，2015，2015：970548.

16 气性坏疽的诊疗过程

作者：任玉吉[1]，吴迪[2]，韩广营[3]，王露婕[4]（昆明医科大学第一附属医院：

1.医学检验科；2.创伤中心；3.感染管理科；4.临床药学部）

点评专家：杜艳（昆明医科大学第一附属医院医学检验科）

【概述】

外伤患者较容易出现环境中细菌污染伤口而造成创口感染，由梭状芽孢杆菌引起的气性坏疽病程发展迅速，如不及时处理，患者常面临截肢甚至死亡的危险，同时也存在院内交叉感染的风险。本案例介绍了1例气性坏疽患者的诊疗过程。

【案例经过】

患者，中年男性。2021年4月14日在山地田间劳作时不慎从20多米的陡坡上滚落，活动受限，转至笔者所在医院。股骨CT示"右侧股骨干中下段多发粉碎性骨折"（图16-1），由创伤中心收入院。

入院后进行专科检查，右膝关节上10cm处有一约0.5cm伤口，局部无红肿、流液，未见外露骨折断端，右下肢压痛伴畸形，末梢循环可。行夹板外固定制动，对症治疗，完善术前检查。

患者于4月18日出现右下肢青紫肿胀，19日、20日伤口剧痛，流出约50mL

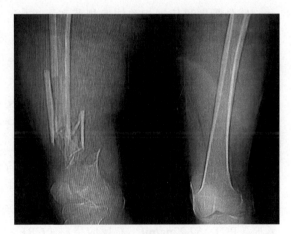

图16-1 股骨CT平扫

伴有恶臭的脓血性液体，给予肌内注射镇痛。21日伤口疼痛反复，送检脓液培养，继续肌内注射镇痛，五水头孢唑林钠静脉输注，行右股骨髁上骨折外固定术+坏死组织清创负压封闭引流术（VSD），持续0.9%氯化钠溶液冲洗。

细菌培养很快报告脓液培养瓶阳性结果（图16-2A），涂片可见大量阳性杆菌、少量阴性杆菌（图16-2B）。次日转种的血琼脂上菌落复杂，以双层溶血环的淡黄、湿润菌落为主（图16-2C），经质谱仪鉴定为产气荚膜梭菌（图16-2D），合并少量栖黏无色杆菌。检验科立即上报并提示临床科室，患者患肢有气性坏疽可能，根据《热病：桑福德抗微生物治疗指南》推荐[1]，彻底清创是治疗的关键，首选青霉素联合克林霉素治疗，注意隔离防护。

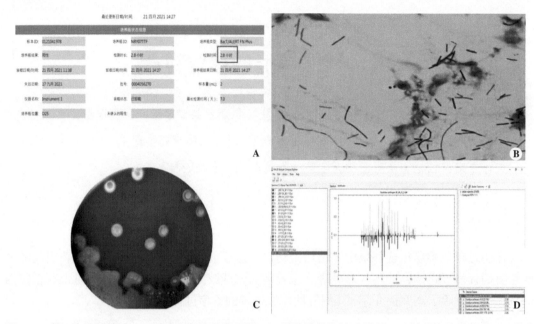

图16-2 第1次检测结果：A.脓液厌氧培养瓶报阳；B.脓液培养瓶涂片结果；C.转种血琼脂培养24h菌落形态；D.质谱鉴定结果

感染管理科依据相关技术规范和标准[2-5]，协助临床科室加强院内感染防控管理。患者单间安置，设置隔离标志，诊疗物品专用，专人护理，严格手卫生，各种医疗护理操作有计划集中进行，不得探视和陪护。严格环境物体表面消毒、卫生学监测、器械消毒及医疗废物标识转运。

考虑到气性坏疽多为混合性感染，临床医生改用哌拉西林他唑巴坦、克林霉素、甲硝唑联合治疗。患者于4月23日出现高热和心率增快，24日送检血液培养，25日检出对哌拉西林他唑巴坦敏感的分散泛菌（图16-3A）。25日午间患者体温升高至42℃，心率增快至177次/分，意识丧失，立刻床旁抢救，急行第2次清创术，再次送检脓液培养，术后转入负压病房（图16-3B）。第2次脓液培养双瓶均检出双发酵副梭菌（图16-3C）。临床医生改用美罗培南、万古霉素、克林霉素联合抗感染治疗。术后复查：血红蛋白（Hb）69g/L，降钙素原（PCT）52.22ng/mL，C反应蛋白（CRP）119.2mg/L，磷酸肌酸激酶（CK）649IU/L，

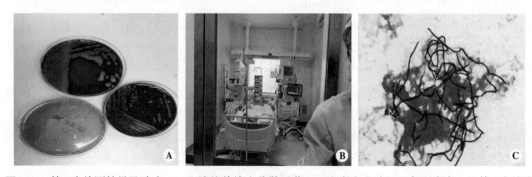

图16-3 第2次检测结果及治疗：A.血液培养检出分散泛菌；B.患者在急诊ICU负压病房；C.第2次脓液培养瓶涂片

乳酸脱氢酶（LDH）420IU/L，肌红蛋白（MYO）896.84μg/L，尿潜血2+，胃液潜血阳性。给予输注4U悬浮红细胞，连续2日送检的血液培养结果均为阴性，患者未再发热，感染较前减轻，5月3日转回创伤中心，改用头孢哌酮钠舒巴坦钠静脉输注，维持治疗至5月13日，行万古霉素骨水泥骨空隙填充术，术后患者病情平稳，无特殊不适，术口敷料干燥、无渗液。5月17日出院，1个月后随访，患者未再出现发热，患肢恢复良好。

【案例分析】

1. 临床案例分析

为什么采用新的治疗方案后，患者仍出现突然高热、意识模糊？

患者4月14日入院，21日开始抗感染治疗和伤口清创术，确诊后也及时更改治疗方案，但较短时间内抗菌药物治疗还没能完全控制感染。大量失血合并脓毒血症导致了患者出现突然高热、心率加快、意识模糊等危急临床症状。

2. 检验案例分析

为什么脓液培养要用培养瓶送检？

在腹腔内感染、牙周炎、妇科炎症、外伤及上呼吸道感染等疾病中，发生组织缺血、坏死或需氧菌感染等情况时会诱发厌氧菌感染[6]。考虑到实现床旁厌氧菌接种难度大、样本送检的及时性和送检过程中的生物安全等问题，疑似厌氧菌感染的临床标本，建议使用培养瓶采集后送检。

产气荚膜梭菌是厌氧菌，为什么在需氧条件下生长？涂片看到芽孢了吗？

目前没有公认的确切的厌氧菌定义，通常认为厌氧菌是一类只能在低氧分压的条件下生长，而不能在空气（氧气浓度18%）和（或）二氧化碳（浓度10%）下的固体培养基表面生长的细菌[6]。产气荚膜梭菌不是十分严格的厌氧菌，只有在无糖培养基和不利于生长的环境中才能生成芽孢[7]。

为什么脓液培养的病原菌结果前后不一致？送检的标本中仅有一次培养出产气荚膜梭菌，且后期检测采样未检出，患者真的感染了产气荚膜梭菌吗？

两次脓液培养结果虽然不一样，但检出菌均属于梭菌属，都能引起气性坏疽。气性坏疽病原菌以产气荚膜梭菌多见（80%～90%），其次是诺维氏芽孢梭菌（40%）、败毒梭菌（20%）、溶组织梭菌（10%）、双发酵梭菌（10%）、镰状梭菌（5%）和索氏梭菌[8-10]。第1次脓液培养是在第1次清创手术前采样，此时深度0.5cm的创口非常有利于产气荚膜梭菌的生长，掩盖了其他细菌的生长。第2次采样时患者已经使用了5天的抗菌药物，创口由最初的0.5cm打到5cm，持续负压引流、冲洗，厌氧环境被干预，产气荚膜梭菌显著减少，其他细菌得以检出。因此，医院感染监测结果只能说明环境消毒情况，不能作为判断伤口感染病原菌的依据。

【知识拓展】

1. 脓液培养出产气荚膜梭菌需紧急通知临床科室和上报医院感染管理科

气性坏疽是一种高度致命性深层软组织感染，潜伏期从几小时到数周不等。梭状芽孢杆菌主要存在于土壤和有机废物中，尤其粪便污染的环境中，在环境胁迫（如低温/干燥或营养缺乏等）下能够形成微生物休眠体——芽孢[12]，对各种胁迫因素（如高温、高压、有毒化学物质和辐射）有极强的耐受性[13]，致病性强且产生毒性反应。ε毒素是产气荚膜梭菌B和D型菌株产生的最为致命的毒素之一，也是一种潜在的生物恐怖制剂[10, 11]。气性坏疽患者应进行隔离治疗，早期识别、使用有效的抗菌药物，及早外科清创以及防控院内感染非常重要[9]。

2. 气性坏疽的易感染人群及临床症状

较深的穿透性伤口或挤压伤、组织缺血的伤口容易发生气性坏疽[9]，常见于战争伤口、穿刺伤口和手术伤口（尤其是胆道或肠道的胃肠手术与妇科手术）。因使用黑焦油海洛因注射、分娩引起的深部组织感染等，而在免疫缺陷、糖尿病、自发性感染、腹部软组织或胸壁感染等患者中出现死亡率上升的情况[10]。早期症状表现为受伤部位胀痛感、剧痛，一般镇痛剂难以缓解[9]，感染部位的浅表炎症程度低于深层炎症程度，随着病情加剧，迅速发展为脓毒症[10]。

3. 产气荚膜梭菌的治疗推荐

早期确诊和外伤彻底清创是治疗的关键[9]。必要时行筋膜切开术，以减轻室压[10]。早期实施积极经验性抗生素治疗，首选青霉素和克林霉素，克林霉素可抑制梭状芽孢杆菌外毒素的合成，并将减少这些毒素的影响。四肢外伤后伤口感染、发热伴金黄色葡萄球菌、需氧和厌氧链球菌、产气荚膜梭菌、破伤风梭菌等混合全身感染时，在彻底清创的基础上首选替卡西林克拉维酸或哌拉西林他唑巴坦或碳青霉烯类抗菌药物与万古霉素、甲硝唑联合[1, 10]。高压氧辅助治疗可提高生存率。在患者病情平稳时可以开始康复训练，减少血栓和肌肉萎缩的风险。

【案例总结】

1. 临床案例总结

在少见菌治疗过程中临床医生可能缺乏经验。哌拉西林他唑巴坦虽为一种广谱半合成青霉素类联合β-内酰胺酶抑制剂，但在对非耐药革兰氏阳性菌的抗菌活性方面，青霉素优于哌拉西林他唑巴坦。在加强临床沟通、及时跟进后续治疗的同时，尽可能创造条件提供少见菌的药敏试验结果，供临床医生参考也尤为重要。

2. 检验案例总结

患者因右侧股骨干中下段多发粉碎性骨折入院，早期因患肢浅表部位感染较轻，以致出现伤口疼痛时未能引起重视。在伤口出现恶臭性脓液时考虑到厌氧菌感染的可能，积极采样送检，经验性使用抗菌药物头孢唑林及伤口清创术。在脓液检验分离出产气荚膜梭菌时，检验科医生迅速反馈临床医生，上报医院感染管理科。质谱仪的应用使菌种鉴定流程简化、快捷、准确。有明确目标的临床沟通效果显著，对此案例的治疗策略制订以及患者预后转归均起到了积极效果。结合脓液培养结果和患者临床症状确诊为气性坏疽后，采取严格的院内防控措施，有效避免了院内交叉感染。

【专家点评】

气性坏疽是一种发展迅速、预后差的厌氧菌感染，非常考验医技护各专业团队之间的多学科协作和沟通能力，也对气性坏疽患者的预后有非常大的影响。该案例讲述了病例的整个始末以及治疗过程中的疑难点，对一些不足之处进行分析总结，在进行临床沟通、微生物报告解读、制订治疗策略等方面有非常好的借鉴作用。

参 考 文 献

[1] Gilbert D N，Chambers H F，Eliopoulos G M，et al. 热病：桑福德抗微生物治疗指南 [M]. 48 版. 范洪伟，译. 北京：中国协和医科大学出版社，2019.

[2] 中华人民共和国卫生部. 医院隔离技术规范：WS/T311—2009[S]. 北京：中国标准出版社，2009.

[3] 中华人民共和国卫生部. 医疗机构消毒技术规范：WS/T367—2012[S]. 北京：中国标准出版社，2012.

[4] 中华人民共和国国务院. 医疗废物管理条例[Z]. 2003. http：//www. gov. cn/gongbao/content/2003/content_62236. htm[2003-06-16].

[5] 中华人民共和国卫生部. 医院消毒卫生标准：GB15982—2012[S]. 北京：中国标准出版社，2012.

[6] 顾觉奋，黄文睿，刘亚光. 厌氧菌及抗厌氧菌抗菌药的研究进展[J]. 抗感染药学，2008，5（3）：129-133.

[7] 张秀诊，朱德妹. 临床微生物检验问与答[M]. 2版. 北京：人民卫生出版社，2014.

[8] 陈东科，孙长贵. 实用临床微生物学检验与图谱[M]. 北京：人民卫生出版社，2013.

[9] 梭菌性肌坏死（气性坏疽）诊疗专家组. 梭菌性肌坏死（气性坏疽）诊疗意见[J]. 中华临床感染病杂志，2008，1（2）：121.

[10] Buboltz J B，Murphy-lavoie H M. Gas gangrene[M]. Treasure Island（FL）：StatPearls Publishing，2021.

[11] Anderson P D，Bokor G. Bioterrorism：pathogens as weapons[J]. J Pharm Pract，2012，25（5）：521-529.

[12] 梁栋，陈芳，胡小松. 芽孢萌发研究进展[J]. 中国食品学报，2018，18（6）：221-228.

[13] Abbona C C，Stagnitta P V. Clostridium perfringens：comparative effects of heat and osmotic stress on non-enterotoxigenic and enterotoxigenic strains[J]. Anaerobe，2016，39：105-113.

17　李斯特菌引起室性心动过速的诊疗过程

作者：熊倩[1]，邬文燕[2]（重庆大学附属中心医院：1.呼吸内科；2.检验科）

点评专家：贾晋伟（重庆大学附属中心医院呼吸内科）

【概述】

本案例患者因"反复发热20[+]天，突发意识障碍7[+]h"入院。入院后完善血常规、降钙素原（PCT）、心肌酶谱等相关检查，未见明显异常。病程中患者反复出现发热及室性心动过速，多次经药物及电复律治疗转为窦性心律，予以头孢呋辛1.5g（每12h 1次）抗感染治疗效果不佳，血培养发现产单核李斯特菌，经调整抗生素为美罗培南 1g（每8h 1次）+青霉素G 480万单位（每6h 1次）+阿米卡星 600mg（每天1次）抗感染治疗后患者体温恢复正常，治疗后未再出现室性心动过速。

【案例经过】

患者，男，56岁。因"反复发热20[+]天，突发意识障碍7[+]h"入住本院。20天前，患者受凉后出现发热，体温38.6℃，伴全身乏力、肌肉酸痛，无流涕、咽痛、鼻塞，无畏寒、寒战，无恶心、呕吐、腹胀、腹泻，无胸闷、心悸、咳嗽、咳痰，无头晕、头痛，无黑蒙、晕厥，患者未予重视，未就诊。此后，患者反复出现低热，晨起时明显，体温波动在38～39℃，伴头晕，全身乏力较前加重，余同前。1天前，患者为明确诊断就诊于重庆市某医院，住院期间患者突发心悸、黑蒙、晕厥，心电监护显示心率在180次/分左右波动，波形提示室性心动过速，呈休克血压（具体不详），立即行电除颤恢复窦性心律后，为进一步治疗经120转入笔者所在医院。

患者2个月前因"双下肢紫癜"于他院就诊，完善相关检查后明确诊断为特发性血小板减少性紫癜，给予口服甲泼尼龙，至入笔者所在医院时调整甲泼尼龙剂量为20mg（每天1次）。在他院住院期间监测血糖发现血糖值升高，完善相关检查后诊断糖尿病，使用格列苯脲1mg（每天1次）治疗，未规律监测血糖，血糖控制情况不详；2个月前，患者于他院诊断酒精性肝硬化，患者无腹胀、腹痛、呕血、便血等不适。

既往史及个人史：有长期饮酒史，饮白酒每天约50mL。有长期被动吸烟史。

入院后查体：体温36.4℃，脉搏81次/分，呼吸24次/分，血压99/66mmHg。神志清楚、对答切题。双侧瞳孔等大等圆，对光反射灵敏。扁桃体未见红肿。颈软，颈静脉未见怒张。胸廓未见畸形，双肺呼吸音清，双肺未闻及干湿啰音。心率81次/分，心律齐，心音正常，各瓣膜区未闻及杂音。腹部平坦，无压痛、反跳痛及肌紧张，肝脾肋下未触及，移动性浊音阴性。双下肢未见水肿，病理征阴性。

辅助检查：入院后急诊心电图提示窦性心律，左前支分支传导阻滞；轻度ST段压低。

入院诊断：①心源性晕厥；②室性心动过速原因待查：电解质紊乱？冠状动脉粥样硬化性心脏病？感染？③发热原因待查：感染？肿瘤？自身免疫相关性疾病？④2型糖尿病；⑤血小板减少性紫癜；⑥酒精性肝硬化。

入院后完善血常规：WBC 6×10^9/L，N% 76.8%，Hb 114g/L，PLT 55×10^9/L；PCT 0.16ng/mL。超敏肌钙蛋白I 801.4ng/L；NT-proBNP 6933pg/mL；HbA1c 6.6%。电解质：K^+ 4.05mmol/L，Na^+ 129.7mmol/L，Cl^- 97.4mmol/L。肝功能：白蛋白28g/L。凝血项：APTT 44.2s，PT 15s，INR 1.17，D-二聚体0.68μg/mL，纤维蛋白原6.35g/L。心肌酶谱、呼吸道九项病毒抗体、肿瘤标志物、甲状腺功能、肾功能、输血前检查、乙肝病毒标志物、血气分析、抗核抗体谱、类风湿因子均未见明显异常。尿培养阴性。

心脏彩超提示：①二尖瓣中度反流；②心律不齐；③左室舒张功能减退。双下肢彩超未见明显异常。胸部CT（2021年4月16日）提示：①右肺下叶少许渗出；②双侧胸腔少许积液并双肺部分少许膨胀不全；③心脏增大；④心包少许积液。上下腹CT平扫提示：①肝脏形态改变，伴脾大、门静脉、脾静脉、食管胃底静脉增宽及腹腔少许积液，符合肝硬化表现，建议增强CT扫描；②部分小肠肠壁水肿，小肠系膜炎性改变；③胆囊结石，胆囊炎表现；④右肾盏小结石，双肾周少许渗出。

入院后予以补液、营养心肌等对症治疗，患者仍反复发热，最高体温为39.5℃，予抽血培养送检。血培养结果（2021年4月17日、2021年4月18日）提示革兰氏阳性杆菌；住院过程中患者反复多次出现室性心动过速。入院后的检查和治疗见表17-1。

表17-1　患者入院后的检查和治疗

项目	2021年4月18日05:40	2021年4月18日17:59	2021年4月19日09:50
症状	胸闷、心悸，无黑蒙、晕厥、意识障碍	胸闷、心悸，无黑蒙、晕厥、意识障碍	胸闷、心悸，无黑蒙、晕厥、意识障碍
心电监护	宽QRS波，心率156次/分，血压78/54mmHg	宽QRS波，心率176次/分，血压92/72mmHg	宽QRS波，心率165次/分，血压103/65mmHg
血钾	2.8mmol/L	3.51mmol/L	3.98mmol/L
处理	补钾、利多卡因抗心律失常治疗后未转复，同步电复律后患者心电监测提示窦性心律	予以补钾、电复律后患者恢复窦性心律	予以胺碘酮控制心室率，毛花苷C（西地兰）静脉推注、电复律后患者恢复窦性心律
血培养	革兰氏阳性杆菌	—	产单核李斯特菌
治疗方案	头孢呋辛1.5g每12h 1次	头孢呋辛1.5g每12h 1次	美罗培南1g每8h 1次+青霉素G 480万单位每6h 1次+阿米卡星 600mg每天1次，抗感染治疗后患者未再出现胸闷、心悸，未再出现室性心动过速

患者于2021年4月19日调整抗生素为美罗培南1g每8h 1次+青霉素G 480万单位每6h 1次+阿米卡星0.6g每天1次，病程中完善腰椎穿刺术，送检脑脊液生化检测提示葡萄

糖3.25mmol/L，总蛋白0.39mmol/L，氯122.6mmol/L，腺苷脱氨酶0.6U/L，白蛋白177mg/L，乳酸脱氢酶26.7U/L，乳酸1.42mmol/L。2021年4月20日患者体温开始下降，未再出现室性心动过速；复查心脏彩超（2021年4月2日）提示：①左房增大；②心包少量积液；③二尖瓣中度反流；④左室舒张功能减退。于2021年4月26日调整抗生素为青霉素G480万单位每6h 1次+阿米卡星0.6g每天1次抗感染治疗。心电图（2021年5月6日）提示：①窦性心律；②电轴不偏；③轻度ST-T改变。后复查2次血培养均提示阴性。

【案例分析】

1.临床案例分析

（1）室性心动过速的原因分析：①常发生于各种器质性心脏病患者，如冠状动脉粥样硬化性心脏病、心肌病、心力衰竭、二尖瓣脱垂、心脏瓣膜病、电解质紊乱、长QT综合征等疾病。该患者起病急、病程短，既往有糖尿病病史，入院后完善HbA1c检测（6.6%），较参考值上限稍高，为冠状动脉粥样硬化性心脏病高发人群，但患者无明显胸闷、心前区压榨感等典型心肌缺血表现，急诊心电图未见明显ST段抬高，心肌酶谱正常。虽然超敏肌钙蛋白I较参考值上限明显升高，但考虑其与患者反复发热及反复室性心动过速相关，冠状动脉粥样硬化性心脏病、心肌缺血、急性心肌梗死所致的室性心动过速证据不足。②患者入院后完善电解质检测提示血钾波动在参考值下限，予以补钾治疗，血钾恢复正常后患者仍反复出现室性心动过速，故排除电解质紊乱原因引起。③患者心脏彩超未见心脏结构性改变，故排除心脏瓣膜病、二尖瓣脱垂原因引起。④患者既往无心脏基础疾病，无高血压病史，病程中无双下肢水肿、活动后呼吸困难及夜间阵发性呼吸困难等心力衰竭症状，入院后查体无双下肢水肿，双肺未闻及明显干湿啰音，NT-proBNP为6933pg/mL，提示较参考值上限明显升高，予以利尿等对症治疗后NT-proBNP为1423pg/mL，较参考值上限稍有升高，故暂不考虑由心力衰竭原因引起。

（2）患者发热原因分析：①患者因"反复发热"入院，发热常见原因有感染性疾病、血液系统疾病、自身免疫性疾病、肿瘤性疾病及药物热。②患者入院后完善辅助检查，抗核抗体谱、肿瘤标志物提示未见明显异常，药物热、自身免疫性疾病和肿瘤性疾病证据不足。虽然存在血小板减少性紫癜，但患者持续使用甲泼尼龙，血液系统疾病导致发热证据亦不足。患者PCT为0.16ng/mL，入院后仍反复发热，结合患者病史、体格检查及辅助检查，考虑感染性疾病可能性大。③从感染部位来看，目前肺部感染、腹腔感染、尿路感染证据均不充分。结合血培养阳性，需考虑可能为血流感染。④从病原学来看，患者有2型糖尿病、血小板减少性紫癜、酒精性肝硬化病史，且长期口服激素，自身免疫力低下，具有感染性疾病的患病基础。血培养结果（2021年4月19日）提示产单核李斯特菌。

产单核李斯特菌对头孢类抗生素有天然耐药性，故前期经验性抗感染使用头孢呋辛治疗过程中，患者仍反复出现发热及室性心动过速，抗感染治疗效果不佳；对于产单核李斯特菌，首选青霉素和氨苄西林治疗，且氨基糖苷类药物与青霉素有协同作用，因此根据药敏试验选用美罗培南+青霉素G+阿米卡星抗感染治疗后患者未再发生室性心动过速，故患者发热及室性心动过速考虑为产单核李斯特菌引起的。

产单核李斯特菌具有高度嗜神经性，颅内感染为常见的临床表现之一，为排除颅内感染的可能，对患者进行腰椎穿刺术，送检脑脊液常规、生化和细菌培养，均未见明显异常，结合患者的神经系统查体表现，患者目前存在颅内感染的可能性极小。根据目前病情，考虑抗生素的使用疗程为2～3周。

2.检验案例分析

（1）患者肌钙蛋白明显升高，NT-proBNP明显升高，心肌标志物均明显升高，结合患者有2型糖尿病且血糖控制不佳，需考虑患者是否存在冠状动脉粥样硬化性心脏病；病程中，患者多次心电监护提示室性心动过速，同步电复律后恢复窦性心律，患者病情危重未能完善冠状动脉造影或冠脉CTA以明确是否为冠状动脉硬化性心脏病，但患者无明显胸闷、胸痛，心电图未见明显ST-T改变，暂不考虑急性心肌缺血、急性心肌梗死、心力衰竭。

（2）患者因"反复发热"入院，入院检查显示PCT为0.16ng/mL，虽然白细胞及中性粒细胞均正常，但因患者自身免疫力相对低下，需考虑白细胞、PCT无明显升高与机体免疫力低下有关。患者于2021年4月17日、2021年4月18日血培养结果提示革兰氏阳性杆菌，因该患者不同时间两次送检血培养均提示检出革兰氏阳性杆菌，且报阳时间均小于48h，污染菌的可能性不大。

（3）血培养转种培养24h后，血平板上生长有β溶血环的细小菌落，采用MALDI-TOF MS检测结果显示为产单核李斯特菌；为进一步验证鉴定结果的准确性，采用梅里埃Vitek 2 Compact进行鉴定，同时进行CAMP试验，结果显示为阳性，经多种鉴定方法均证实该细菌为产单核李斯特菌。因血培养阳性的革兰氏阴性菌感染者PCT水平明显高于革兰氏阳性菌感染者，与患者入院时PCT未见明显升高相吻合，故患者脓毒血症（产单核李斯特菌）诊断明确。因此，传统的PCT 0.5ng/mL的判断标准会误导临床忽略一部分革兰氏阳性菌引发的脓毒症。后根据药敏试验调整抗生素治疗后，患者未再出现室性心动过速，体温恢复正常，进一步证实了结果的可靠性。

【知识拓展】

产单核李斯特菌是李斯特菌属中最常见的能够引起人类感染的菌种，是一种兼性厌氧的革兰氏阳性短杆菌，广泛存在于自然界，是一种食源性污染菌[1, 2]。机体对产单核李斯特菌的免疫力主要依靠细胞介导的免疫系统，它可逃避宿主的细胞液泡，侵入宿主的内脏上皮细胞并大量增殖，可通过细胞壁上的肽聚糖N-脱乙酰作用逃避宿主的免疫防御，同时产单核李斯特菌可穿过宿主的3个屏障——肠屏障、血脑屏障和胎盘屏障[3]。感染产单核李斯特菌的主要临床表现如下。①发热性胃肠炎：主要表现为发热、水样泻、恶心、呕吐、头痛、关节疼痛，其典型症状持续时间小于2天，患者可完全康复。②血流感染：主要表现为寒战、高热，近1/4的患者有发热性胃肠炎症状，也可表现为脓毒性休克。③中枢神经系统感染：主要表现为脑膜脑炎，可广泛受累，也可局灶性脑干受累；可表现为发热、神志改变，甚至可以出现昏迷。④局灶性感染：主要包括皮肤、眼部感染，也可出现胆囊炎、腹膜炎、淋巴结炎、肺炎、脓胸、心肌炎、心内膜炎、化脓性关节炎、骨髓炎等[3-7]。易感人群为新生儿、孕妇、老年人和免疫力低下者。孕妇感染李斯特菌易造成流产、死胎、早产；新生儿感染产单核李斯特菌易发生窒息、凝血功能异常、颅内出血、弥散性血管内凝血、多器官衰竭，病死率高[2, 8]。产单核李斯特菌对头孢菌素类药物天然耐药，对青霉素、氨苄西林、美罗培南和复方磺胺甲噁唑通常敏感[3, 9]。对于产单核李斯特菌感染治疗持续时间主要根据患者的特征、疾病严重程度和个体化疗效决定，发生菌血症时对于免疫功能正常的患者治疗至少2周，对于免疫功能低下者治疗至少3～6周，存在心内膜炎时抗生素一般使用4～6周；发生中枢神经系统感染时对于免疫功能正常的患者治疗3～4周，对于免疫功能受损的患者应治疗至少4～8周。

【案例总结】

1. 临床案例总结

患者为老年男性，有糖尿病病史和血小板减少性紫癜、酒精性肝硬化病史，长期口服激素免疫抑制剂，自身免疫力低下，以反复发热为主要表现，住院期间患者血培养提示革兰氏阳性杆菌，予以头孢呋辛抗感染治疗后患者仍反复出现发热伴室性心动过速，血培养结果（2021年4月19日）提示产单核李斯特菌感染，先后予以美罗培南+青霉素G+阿米卡星、青霉素G+阿米卡星抗感染治疗后患者体温恢复正常，未再出现室性心动过速。

2. 检验案例总结

该患者入院后血培养提示革兰氏阳性杆菌，入院后完善血常规检查提示白细胞、中性粒细胞均未见明显异常，PCT较参考值上限稍有升高，与患者临床症状、体征均不符，考虑标本污染可能，但患者两次送检血培养均提示革兰氏阳性菌感染，故污染可能性较小。根据血培养结果选择覆盖革兰氏阳性菌的头孢呋辛抗感染治疗后，患者仍反复出现发热及室性心动过速，结合患者合并2型糖尿病、血小板减少性紫癜、酒精性肝硬化病史，且长期口服激素，自身免疫力低下，需考虑特殊病原体可能。血培养结果均提示产单核李斯特菌，先后予以美罗培南+青霉素G+阿米卡星、青霉素G+阿米卡星抗感染治疗后，患者未再出现发热及室性心动过速，与患者临床表现相符。

室性心动过速常见原因为冠状动脉粥样硬化性心脏病、心肌病、心力衰竭、二尖瓣脱垂、心脏瓣膜病、电解质紊乱、长QT综合征，患者完善心肌酶谱、心脏彩超后均能排除上述原因引起室性心动过速，需考虑其他原因可能。病程中患者血培养提示产单核李斯特菌，产单核李斯特菌可能引起心肌炎及心内膜炎，但患者心肌酶谱、心电图、心脏彩超均未见明显异常，故排除心肌炎及心内膜炎，因此需考虑产单核李斯特菌是否有引起心肌细胞传导阻滞的功能，进一步引起室性心律失常。

【专家点评】

本例患者发热原因不明，且存在室性心动过速，合并存在数个导致免疫功能减低的基础疾病。在稳定患者生命体征的同时，寻找疾病原因。通过缜密的临床思维，规范的临床路径，临床医师与微生物医师合作，对疾病的发生、发展进行了阐释，即糖尿病、因血小板减少性紫癜服用糖皮质激素、酒精性肝硬化均导致患者免疫功能减低，在此基础上摄入被污染了产单核李斯特菌的不洁食物，导致患者出现产单核李斯特菌败血症，进而波及心脏传导系统，导致室性心动过速发生。针对李斯特菌抗感染治疗，在患者体温恢复正常的同时，患者室性心动过速也随之终止。

发热待查是内科疑难杂症之一，包括感染性疾病、血液系统疾病、自身免疫性疾病、肿瘤性疾病及药物热等五大类原因，有时诊断极其困难。应根据发热待查的临床思维，完善各项相关辅助检查，重视每一项检查结果，并进行综合判断和逻辑推理，最终实现对疾病临床表现的合理解释。

参 考 文 献

[1] Morgand M，Leclercq A，Maury MM，et al. *Listeria monocytogenes*-associated respiratory infections：a study of 38 consecutive cases[J]. Clin Microbiol Infect，2018，24（12）：1339. e1-1339. e5.

[2] Silk BJ，Mahon BE，Griffin PM，et al. Vital signs：Listeria illnesses，deaths，and outbreaks-United States，2009-2011[J]. MMWR，2013，62（22）：448-452.

[3] 崔焕忠，乔立桥，王义冲. 单核细胞增生性李斯特菌的主要毒力因子及其致病机理[J]. 中国畜牧兽医，2010，37（1）：128-133.

[4] Charlier C，Perrodeau É，Leclercq A，et al. Clinical features and prognostic factors of listeriosis：the MONALISA National prospective cohort study[J]. Lancet Infect Dis，2017，17（5）：510-519.

[5] Rogalla D，Bomar PA，Ooi ST，et al. Gastroenteritis due to *Listeria monocytogenes*[J]. Clin Infect Dis，2005，40（9）：1327-1332.

[6] 蔡志强，杨菊艳，蒋小燕. 单核细胞增生李斯特菌感染的临床特征[J]. 中国感染控制杂志，2020，19（10）：900-903.

[7] 冯延芳，冉陆，张立实. 2000-2009年中国李斯特菌病文献报告病例分析[J]. 疾病监测，2011，26（8）：654-659.

[8] Elinav H，Hershko-klement A，Valinsky L，et al. Pregnancy-associated listeriosis：clinical characteristics and geospatial analysis of a 10-Year period in Israel[J]. Clin Infect Dis，2014，59（7）：953-961.

[9] Morvan A，Moubareck C，Leclercq A，et al. Antimicrobial resistance of *Listeria monocytogenes* strains isolated from humans in France[J]. Antimicrob Agents Chemother，2010，54（6）：2728-2731.

18 传统细菌培养与mNGS在SLE合并重症肺炎患者病原学诊断中的应用

作者：李伟[1]，孙恩华[1]，刘寒[2]（山东大学齐鲁医院：1.检验医学中心；2.重症医学科）

点评专家：丁士芳（山东大学齐鲁医院重症医学科）

【概述】

系统性红斑狼疮（SLE）患者因需长期服用免疫抑制剂及糖皮质激素控制病情进展，从而导致其免疫功能受损，易发生细菌、真菌、病毒等感染。诺卡菌广泛存在于自然界中，其感染常发生于免疫功能低下人群，由于其生长缓慢，在呼吸道样本中常被其他菌群所掩盖，不易识别。

【案例经过】

患者，女，27岁。因"面部及四肢红斑4个月，双眼无痛性视力下降1个月，发热6天"于2021年1月19日经救护车运送入住ICU。入院前2个月在当地医院诊断为SLE，使用甲强龙、地塞米松、赛可平（吗替麦考酚酯）等治疗，见图18-1。

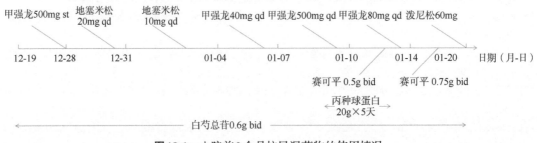

图18-1 入院前2个月抗风湿药物的使用情况

入院时，患者意识处于镇静状态，Richmond躁动镇静量表（RASS）评分3分；机械通气呼吸，吸入气中的氧浓度分数（FiO_2）50%，双肺呼吸音粗，可及散在湿啰音；心率（HR）132次/分，血压（BP）146/95mmHg；四肢轻度水肿；胸部CT呈双肺弥漫性结节，见图18-2。

入院时，患者免疫指标如表18-1所示，T淋巴细胞绝对数、$CD4^+$ T淋巴细胞绝对数、$CD8^+$ T淋巴细胞绝对数和自然杀伤细胞（NK细胞）绝对数均显著下降，患者呈细胞免疫抑制状态。

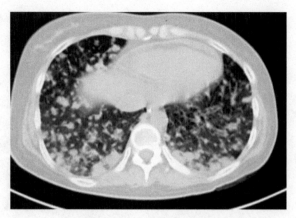

图18-2　入院时胸部CT

表18-1　入院时患者免疫指标检测结果

中文名称	结果	定性	参考值	单位	检验仪器
T淋巴细胞（CD3$^+$）百分数	47.11	↓	49.10～83.60	%	CANTO
CD4$^+$ T淋巴细胞（CD3$^+$CD4$^+$）百分数	28.05	↓	28.20～62.80	%	CANTO
CD8$^+$ T淋巴细胞（CD3$^+$CD8$^+$）百分数	18.86		10.20～40.10	%	CANTO
CD4$^+$ T/CD8$^+$ T	1.49		0.80～2.50		CANTO
B淋巴细胞（CD19$^+$）百分数	45.16	↑	6.50～27.00	%	CANTO
NK细胞（CD16$^+$CD56$^+$）百分数	4.33		4.20～25.20	%	CANTO
T淋巴细胞（CD3$^+$）绝对数	139	↓	603～2990	/uL	CANTO
CD4$^+$ T淋巴细胞（CD3$^+$CD4$^+$）绝对数	83	↓	441～2156	/uL	CANTO
CD8$^+$ T淋巴细胞（CD3$^+$CD8$^+$）绝对数	56	↓	125～1312	/uL	CANTO
B淋巴细胞（CD19$^+$）绝对数	133		107～698	/uL	CANTO
NK细胞（CD16$^+$CD56$^+$）绝对数	13	↓	95～640	/uL	CANTO

　　入院后立刻送检痰培养，镜检显示鳞状上皮细胞＞25个/低倍视野，白细胞＜10个/低倍视野，痰标本不合格，培养结果示草绿色链球菌、干燥奈瑟菌等口咽部正常菌群。经2天的系统支持治疗后，于1月21日在患者耐受前提下行支气管肺泡灌洗术，送肺泡灌洗液（BALF）标本进行细菌培养、涂片镜检，同时送mNGS。BALF标本抗酸染色阴性，革兰氏染色发现革兰氏阳性但着色不均匀的菌体，呈树枝状排列，考虑诺卡菌可能性大，见图18-3。取剩余标本加做弱抗酸染色，呈红色、树枝状排列，见图18-4。高度怀疑为诺卡菌感染，立即通知临床医生，建议启动经验治疗。临床医生在原抗感染方案基础上，增加复方磺胺甲噁唑（复方新诺明）0.96g 每天3次治疗。

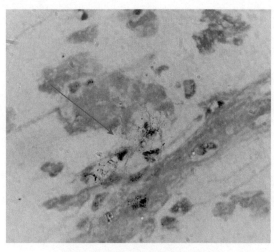
图18-3　BALF标本革兰氏染色

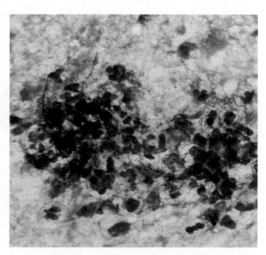
图18-4　BALF标本弱抗酸染色

　　1月22日，血平板上有白色针尖状菌落，呈微弱生长，进行分纯菌落。23日，小心刮取白色菌落，溶解在50μL 70%甲酸中，然后将50μL乙腈加入溶液中，涡旋，10 000g离心2min，进行MALDI-TOF MS鉴定，结果显示为豚鼠耳炎诺卡菌，鉴定分值为2.16（图18-5）。同日，BALF标本mNGS结果回报也为豚鼠耳炎诺卡菌，鉴定置信度为99.0%，DNA序列数为37 506，未检测到真菌和DNA病毒，见图18-6。

　　1月24日，分离纯化后的菌落生长良好，进行E-test法药敏试验。1月26日，药敏试验结果显示：阿莫西林克拉维酸最小抑菌浓度（MIC）>256μg/mL，耐药；利奈唑胺MIC=4μg/mL，敏感；米诺环素MIC=1μg/mL，敏感；复方磺胺甲噁唑MIC=0.125μg/mL，敏感；美罗培南MIC=2μg/mL，敏感；头孢曲松MIC=32μg/mL，中介（图18-7）。医院组织感染科、风湿科、呼吸科、药学部、临床微生物室、影像科等多学科会诊，认为细菌培养和mNGS结果均显示为豚鼠耳炎诺卡菌，病原学诊断明确，复方磺胺甲噁唑敏感，且

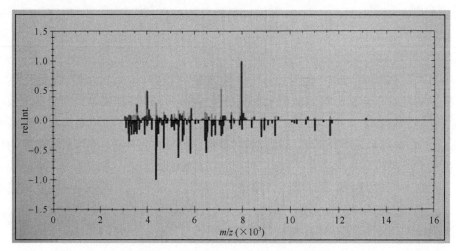
图18-5　豚鼠耳炎诺卡菌质谱鉴定结果

1. 细菌列表

类型	属			种		
	属名	相对丰度	序列数	种名	鉴定置信度	序列数
G⁺	诺卡菌属 *Nocardia*	96.7%	42,289	豚鼠耳炎诺卡菌 *Nocardia otitidiscaviarum*	99.0%	37,506

2. 真菌列表

未发现

3. 病毒列表

（1）DNA病毒

未发现

图18-6　BALF标本DNA mNGS结果

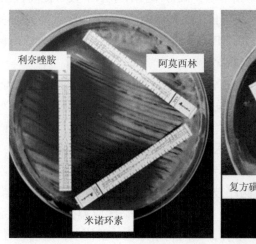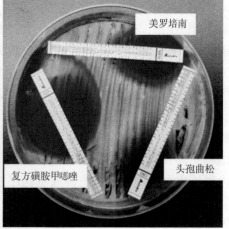

图18-7　豚鼠耳炎诺卡菌药敏试验

MIC值较低，患者体温下降，降钙素原（PCT）、C反应蛋白（CRP）和白细胞介素6（IL-6）等感染指标均呈下降趋势，决定保持原方案继续抗感染治疗。40天后复查胸部CT，显示感染病灶逐渐吸收。

【案例分析】

1. 临床案例分析

SLE患者为何容易并发条件致病菌感染?

SLE是由机体自身免疫异常活化所引发的一组临床表现特异的疾病，其影响机体的细胞、体液免疫系统，导致免疫调节功能紊乱，容易并发病原体感染，且SLE患者需长期应用类固醇激素，更易并发感染，特别是一些不常见的条件致病菌感染。诺卡菌是一种广泛存在于土壤、海水、淡水、尘埃中的细菌，为机会致病菌，不是人体正常菌群，常发生于慢性肺病、免疫缺陷病、器官移植、使用免疫抑制剂的患者。对于免疫功能低下的患者，如SLE合并多发肺脓肿，或同时合并肺脓肿、脑脓肿时应警惕诺卡菌感染的可能，尽快完善病原学检查，争取送检BALF等高质量呼吸道标本。

2. 检验案例分析

为何本病例的初次痰培养没有发现诺卡菌？如何提高呼吸道标本诺卡菌的检出率？

该患者初次痰液培养时，送检痰液标本不合格，血平板上有大量的草绿色链球菌等口咽部正常菌群生长。由于诺卡菌生长缓慢，在培养初期极易被其他优势生长的细菌掩盖，不易发现。因此，建议临床送检BALF等高质量呼吸道标本，同时要加强呼吸道原始标本的涂片和镜检，如发现革兰氏阳性、着色不均匀、呈树枝状排列的菌体，考虑诺卡菌、放线菌或分枝杆菌可能，此时应加做抗酸染色和弱抗酸染色进行鉴别，同时延长培养时间，仔细观察菌落形态。有报道表明如怀疑为诺卡菌，痰标本接种于水平板可提高检出率（香港大学玛丽医院颜鸿仪教授推荐，琼脂粉3g，自来水200ml，高压后倾注平板）。本案例中，在患者耐受的情况下，送检BALF标本，由于BALF标本中杂菌较少，成功分离出该菌。

传统细菌培养与mNGS如何发挥各自优势？

通过mNGS技术对临床样本中微生物和宿主核酸进行测序分析，可以无偏倚地检测多种病原体，正在逐渐应用于临床感染性疾病病原检测。在本案例中，通过mNGS对BALF标本进行直接宏基因组测序，2天后回报结果，并鉴定到种水平，准确及时，是mNGS在感染性疾病诊断中的成功案例。然而，临床医生对NGS应用的适应证认识不足，送检存在较大的随意性和盲目性，使用不当容易误导临床诊断，限制了该技术的临床应用。为此，国内最近出台了《宏基因组高通量测序技术应用于感染性疾病病原检测中国专家共识》等[1]，为mNGS的临床应用建立了规范，指明了方向，临床应遵循这些共识和建议，也应积极邀请临床微生物专家参与结果的解释，共同利用好这一新技术，造福患者。

复方磺胺甲噁唑为治疗诺卡菌感染的一线药物，诺卡菌的鉴定有助于抗菌药物的经验选择，然而从肺部或播散性感染患者分离出的菌株体外抗菌敏感性往往低于从皮肤感染患者分离出的菌株。有文献报道，近年来国内诺卡菌属对磺胺类药物耐药率呈增加趋势，对复方磺胺甲噁唑的总耐药率为26.4%[2]。临床微生物室可发挥以下专长：①通过涂片镜检和血平板接种等技术优化进一步提高诺卡菌的检出率，在该案例中，BALF标本革兰氏染色发现可疑菌体，加做弱抗酸染色后高度怀疑诺卡菌，其结果回报时间不慢于mNGS；②利用质谱、16S rRNA测序等技术提高种水平的鉴定率，在该案例中，质谱鉴定分值大于2.0，为种水平的可靠鉴定，与mNGS结果一致；③积极采用微量肉汤法、E-test法等对分离到的诺卡菌进行药敏试验，为临床精准抗感染治疗提供证据支持。

【知识拓展】

诺卡菌属属于放线菌纲、放线菌目、棒杆菌亚目、诺卡菌科，是一群需氧、革兰氏染色阳性的杆菌，无动力，尿素酶和触酶阳性，可形成分枝状菌丝，弱抗酸染色阳性。CLSI推荐肉汤稀释法进行药敏试验，国际上也有利用E-test法的文献报道，其药敏折点选择应遵循CLSI M24-A2文件。

人体感染诺卡菌的主要途径为呼吸道吸入和皮肤、黏膜损伤时的接触。诺卡菌可侵袭全身多个器官，肺是最常受累的器官（约占70%），其他感染部位包括中枢神经系统、皮肤、肾脏、眼、骨、关节等。诺卡菌感染与人体免疫状态高度相关，大多数感染患者存在细胞免疫功能的缺陷或抑制，常发生于以下人群：静脉注射毒品者、接受系统性糖皮质激素治疗者、艾滋病（AIDS）患者、实体器官或骨髓移植者和恶性血液病患者等[3]。诺卡菌感染也可发生于无免疫功能损害的人群，可能与合并肺部疾病或肺结构异常、局部细胞免疫异常有关。

【案例总结】

1. 临床检验总结

该例SLE患者入院前长时间使用糖皮质激素和吗替麦考酚酯分散片化疗，骨髓抑制，免疫力低下，呈细胞免疫抑制状态。入院时高热40℃，黄痰，双肺弥漫性结节，急性进展，呈重症肺炎ARDS。经支持治疗后病情稍微稳定，行支气管肺泡灌洗术，送检BALF标本同时进行细菌培养和mNGS，积极寻找重症肺炎病原体。

2. 检验案例总结

临床微生物室经涂片染色发现可疑菌体，与mNGS同日回报鉴定结果，高度一致，为临床启动抗感染治疗赢得了宝贵时间，后续的药敏试验结果进一步支持了抗菌药物的正确选择。经系统治疗后，患者肺部病灶逐渐吸收，感染指标下降，转入风湿科继续治疗原发病。

【专家点评】

此病例入院时病情凶险，病原学诊断准确及时，为临床治疗赢得了时间，是传统细菌培养与mNGS联合应用在感染性疾病病原学诊断中的成功案例。送检时应尽可能为微生物室提供高质量的标本，有利于发现真正病原体。mNGS正逐渐应用于临床感染性疾病的病原检测，其成功和失败案例都不在少数，如何扬长避短，成为值得临床医师思考的问题。目前已有多个mNGS在感染性疾病应用方面的专家共识发布，临床应遵循这些共识和建议，根据适应证规范送检，提供合格样本，积极邀请临床微生物专家参与结果解读，同时结合传统培养和药敏结果，为感染性疾病的诊治提供精准证据。

参 考 文 献

[1] 中华医学会检验医学分会临床微生物学组. 宏基因组高通量测序技术应用于感染性疾病病原检测中国专家共识[J]. 中华检验医学杂志，2021，44（2）：107-120.

[2] Huang L，Chen X，Xu H，et al. Clinical features，identification，antimicrobial resistance patterns of Nocardia species in China：2009—2017[J]. Diagn Microbiol Infect Dis，2019，94（2）：165-172.

[3] 李凤玉，邓静敏. 肺诺卡菌病诊治的研究进展[J]. 中华临床医师杂志（电子版），2020，14（10）：848-852.

19 肠穿孔导致的厌氧菌复杂腹腔感染

作者：李毅辉[1]，张晓丽[2]（山东大学齐鲁医院：1.重症医学科；2.检验科）

点评专家：丁士芳（山东大学齐鲁医院重症医学科）

【概述】

患者入院前应用长效胰岛素与瑞格列奈控制血糖。入院后第2天病情转重，随即转入ICU病房，诊断消化道穿孔合并脓毒症休克。经双侧四瓶（需氧、厌氧）血培养及超声引导下腹腔穿刺液标本的微生物检验，为明确感染的病原与抗微生物药物治疗提供了可靠依据。

【案例经过】

患者，男，51岁。因"血糖升高10余年，腹痛、呕吐5天，糖尿病史10余年，糖尿病酮症"收入笔者所在医院内科病房。入院5天前患者无明显诱因出现下腹痛，恶心、呕吐，4天前出现暗红色水样便腹泻，1天前出现头晕、乏力，就诊于笔者所在医院急诊科，检查结果：葡萄糖（干）28.0mmol/L，钠（干）122.0mmol/L，氯（干）87.0mmol/L，酮体阳性；前降钙素0.987ng/mL。血常规：白细胞16.44×10⁹/L，中性粒细胞比例86.70%。补液支持治疗，症状好转后以"糖尿病酮症"收入内科病房。入院后第2天凌晨诉腹部绞痛，排暗红色水样便，患者表现为低血压、休克状态，随即转入ICU病房。1年内因左小腿"糖尿病足"行清创植皮术3次。

患者转入ICU后给予脉搏指示连续心排血量监测技术（PICCO）指导下的液体复苏与经验性抗生素（比阿培南、利奈唑胺、氟康唑）抗感染治疗。CT检查：腹盆腔积液；膈下及腹腔积气。诊断性腹腔穿刺可见暗褐色积液。床旁超声：腹腔大量积液。消化道穿孔诊断明确，急诊开腹手术，术中见小肠坏死、肠梗阻（粘连条索束缚引起腹内疝）、大量腹盆腔积液，予以粘连松解+小肠部分切除+小肠腹壁造瘘+封闭式负压引流术（VAC）负压吸引。术后（入院第3天）出现血压及心率降低，无尿，PICCO监测心排血量、外周血管阻力降低，床旁超声示心脏左室室壁动度弥漫性减低，考虑为脓毒症并发脓毒症心肌病、急性肾损伤，给予大剂量血管活性药物，连续性肾脏替代疗法（CRRT）、调节容量等治疗。血培养结果：粪拟杆菌（11h 38min报阳，厌氧菌）。腹水培养结果：琼氏不动杆菌。入院11天，患者神志清楚，意识较前好转，停用血管活性药物，循环稳定，撤离呼吸机，自主呼吸，床旁心脏超声示心脏动度可，24h尿量3000～5000mL。

【案例分析】

1. 临床案例分析

该案例患者表现为典型的脓毒症休克，依照拯救脓毒症运动（SSC）的要求[1]进行了乳酸测量、获取血培养、腹腔穿刺液等病原学检查，应用广谱抗生素、液体复苏、血管活性药物等。特别是在联合PICCO及床旁超声发现患者出现心肌顿抑时，推断患者可能合并脓毒症心肌病，及时调整扩张血管和强心药物，为之后的外科参与的多学科会诊（MDT）赢得了宝贵的时间[2]。病原学采集方面，严格按照血培养采集要求，双侧四瓶（需氧、厌氧）血样，超声引导下腹腔穿刺液标本立即送检，为微生物检验提供了可靠、及时的病原学检测材料。

2. 检验案例分析

近年来厌氧菌（anaerobic bacteria）感染似乎呈上升趋势，厌氧菌导致的各部位感染已日益受到临床医师的重视。厌氧菌是一类在无氧条件下比在有氧条件下生长更好的细菌，通过相对空气耐受性对它们进一步分类：严格厌氧菌不能耐受 0.5% 的氧气；临床上最重要的厌氧菌（脆弱拟杆菌、产黑色素普氏菌和具核梭杆菌）是中等厌氧菌，可耐受 2%～8% 的氧气[3]。这类细菌是正常菌群的主要组成部分，但在一定条件下能引起人体不同部位的感染，包括中枢神经系统、呼吸系统、腹、盆腔、尿路系统、骨关节及皮肤软组织等，甚至引起败血症，危及患者生命。

【知识拓展】

粪拟杆菌（*B. caccae*）属于拟杆菌属，是临床上最重要的革兰氏阴性无芽孢厌氧菌之一，其他拟杆菌包括吉氏拟杆菌（*B. distasonis*）、脆弱拟杆菌（*B. fragilis*）、屎拟杆菌（*B. merdae*）、化脓拟杆菌（*B. pyogenes*）等。拟杆菌引起的各种感染中，以脆弱拟杆菌感染最常见，其次是卵形拟杆菌、狄氏拟杆菌、普通拟杆菌和多形拟杆菌感染等。

【案例总结】

1. 临床案例总结

粪拟杆菌通过内毒素、荚膜、菌毛以及所产生的肝素酶和胶原酶致病。拟杆菌的内毒素活性比其他革兰氏阴性菌弱，原因是脂多糖结构不完整。荚膜多糖是非常重要的致病因子，能引起腹腔及各器官脓肿，将脆弱拟杆菌中提取的荚膜多糖注射到小鼠腹腔，可形成脓肿，而从其他细菌（肺炎链球菌）提取的荚膜多糖，不形成脓肿。肝素酶可降解肝素，促进凝血，有利于血栓性静脉炎和迁徙性脓肿的形成，胶原酶则有利于细菌的扩散。拟杆菌主要引起颅内、腹腔和盆腔的感染。粪拟杆菌对氨苄西林、氨基糖苷、青霉素类药物天然耐药[3]。

2. 检验案例总结

厌氧菌的培养鉴定有着特殊性，检出厌氧菌需具备必要的条件：特殊的厌氧培养系列，包括特殊采样与运送方式、培养基、鉴定试剂及设备等，特别是标本的采集环节。从标本离开人体到厌氧环境可能会使 70%～80% 的厌氧菌不能存活。建议尽量采纳床旁采样方式或用厌氧输送培养基，解决标本不能立即送检的问题。有自动血培养分析仪的实验室，应充分利用设备中的厌氧血培养瓶检测血液、脓液等无菌体液中的厌氧菌，但应注意勿将注射器中的气体注入瓶内[4]。此例患者标本采集规范，使得11h就能获得明确的病原学结果。

【专家点评】

腹腔感染发病率逐年上升，重症监护病房内常常表现为复杂腹腔感染、术后腹腔感染、腹腔真菌感染及腹腔脓毒症。"病原学诊断"能为我们寻找感染源、优化抗感染治疗提供有力武器。此例患者的救治提示血培养中厌氧瓶的重要性。

资料显示：16%的链球菌科和17%的肠杆菌科细菌血培养时仅厌氧瓶报告阳性[5]。厌氧瓶除了检出厌氧菌：对葡萄球菌、肠杆菌科细菌以及苛养菌检测也有优势。但是，目前国内血培养存在较多问题，首先，临床医生对血培养不够重视或不熟悉血培养的送检指征，导致血培养的送检率低下；其次，临床医护人员对采集血标本的时机、数量、部位等不明确，以及对皮肤消毒不彻底引起污染而导致的血培养采样标本质量低下；最后，临床常在抗菌药物使用后采样也是导致血培养结果阳性率低的重要原因。增加厌氧菌分离机会：避免采血管内将空气注入厌氧瓶；用注射器采血，应先注入厌氧瓶，再注入需氧瓶；用采血针采血，应先注入需氧瓶，再注入厌氧瓶。

参 考 文 献

[1] Weiss S L，Peters M J，Alhazzani W，et al. Surviving sepsis campaign international guidelines for the management of septic shock and sepsis-associated organ dysfunction in children[J]. Pediatr Crit Care Med，2020，21（2）：e52-e106.

[2] 中华医学会外科学分会，中国研究型医院学会感染性疾病循证与转化专业委员会，中华外科杂志编辑部. 外科常见腹腔感染多学科诊治专家共识[J]. 中华外科杂志，2021，59（3）：161-178.

[3] Eckburg P B，Bik E M，Bernstein C N，et al. Diversity of the human intestinal microbial flora[J]. Science，2005，308（5728）：1635-1638.

[4] Pickard J M，Zeng M Y，Caruso R，et al. Gut microbiota：role in pathogen colonization，immune responses，and inflammatory disease[J]. Immunol Rev，2017，279（1）：70-89.

[5] Iwata K，Takahashi M. Is anaerobic blood culture necessary? If so，who needs it?[J]. Am J Med Sci，2008，336（1）：58-63.

20 肠沙门菌肠亚种肠炎血清型引发的血流播散性感染

作者：吴卫[1]，顾立扬[2]（上海交通大学医学院附属仁济医院：1.检验科；2.风湿科）

点评专家：许学斌（上海市疾病预防控制中心病原生物检定所）

【概述】

对于初发系统性红斑狼疮（SLE）患者，自身免疫功能紊乱的同时还存在抗感染免疫的不足与缺陷，容易发生各种病原的侵袭性感染，严重时可引起脓毒症，临床上需多加警惕。

【案例经过】

患者，女，41岁。因"发热、关节痛2个月，再发2周"入院。入院前因疲劳后出现口腔溃疡，发热（最高体温39℃），伴乏力、脱发，四肢关节疼痛无肿胀。当地医院检查结果：抗核抗体（ANA）（+），抗RNP/抗Sm/抗SSA抗体（+）。诊断为SLE，予以泼尼松40mg/d治疗，上述症状好转。1个月后再次出现发热。

入院查体：体温39.5℃，精神萎靡，血压下降（70/40mmHg），不伴抽搐、咳嗽咳痰、腹痛腹泻、尿频尿急、关节肿痛和皮疹等。双肺底闻及湿啰音，心脏未见异常，淋巴结未见异常。

实验室检查：外周血白细胞23.7×10^9/L↑，血红蛋白90g/L↓，血小板32×10^9/L↓，C反应蛋白＞200mg/L，降钙素原52ng/mL↑。血培养：双侧双采（4瓶）培养结果均为阳性，原始标本直接涂片染色（图20-1）和基质辅助激光解吸电离飞行时间质谱（MALDI-TOF MS）快速鉴定结果：鼠伤寒沙门菌（血培养一、二级报告为沙门菌属）。后经24h培养及血清学"O"和"H"抗原鉴定，最终结果为肠沙门菌肠亚种肠炎血清型。药敏试验结果提示：头孢曲松（敏感）、氨苄西林（耐药）、左氧氟沙星（中介）和复方磺胺甲噁唑（敏感）。

影像学检查：胸HRCT发现两侧胸腔积液伴邻近肺组织受压不张，两下肺多发渗出。

初始治疗：考虑本次SLE并发感染性休

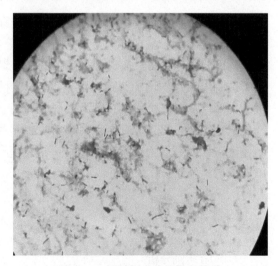

图20-1 原始标本涂片染色结果

克，根据病原学结果经验性予以头孢哌酮钠舒巴坦钠（3.0g每12h 1次）抗感染，同时甲泼尼龙40mg/d治疗原发病，一般情况改善后，调整为泼尼松30mg/d。治疗20天复查肺部CT提示两肺间质性改变伴渗出，与前片相比两侧胸腔积液完全吸收，两肺下叶渗出明显吸收。

患者入院3周后出现神志淡漠、对答欠佳，查体发现四肢肌力0～1级，双侧病理征（＋），枕骨后波动感肿物（范围约3cm×4cm）。

脑脊液检查：压力 12cmH$_2$O；外观透明、清，潘氏试验（－）；白细胞 1×10^6/L，红细胞 8×10^6/L，糖3.48mmol/L，氯化物126mmol/L，总蛋白 609mg/L↑。

影像学检查：头颅CT提示双侧额顶叶多发斑片状低密度影，枕顶骨局部骨质破坏伴周围软组织肿胀；头颅MRI提示脑内弥漫分布粟粒样结节影，枕部骨质破坏伴软组织增厚，考虑颅内感染性病变（图20-2）。

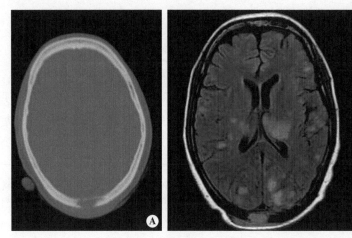
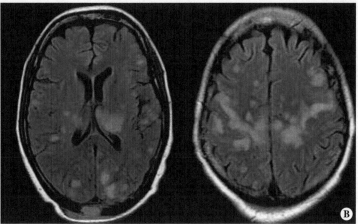

图20-2　患者入院3周影像学检查结果

A. 头颅CT；B. 头颅MRI

病原学检查：超声引导下行枕骨后脓肿穿刺术，原始脓液标本直接涂片染色查见革兰氏阴性杆菌（部分呈现不完全L-型菌体改变），经菌体鞭毛抗原诱导培养及鉴定结果仍是肠沙门氏菌肠亚种肠炎血清型。药敏试验结果同血培养结果。

进一步治疗：增加头孢哌酮钠舒巴坦钠剂量（3.0g每8h 1次），同时联合氟喹诺酮类抗感染治疗，泼尼松逐渐减量为20mg/d治疗原发病。

治疗结局：经2周治疗后头颅MRI提示颅内病灶较前减少（图20-3），患者神志较前明显改善，四肢肌力恢复至Ⅳ级。一般情况可，予以出院并嘱头孢曲松降阶梯继续治疗，门诊随访。

【案例分析】

1.临床案例分析

结缔组织病（约80%合并SLE）是非伤寒沙门菌血流感染合并肠道外感染灶的独立危

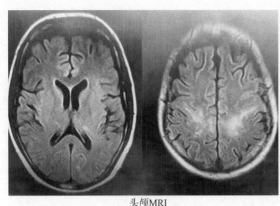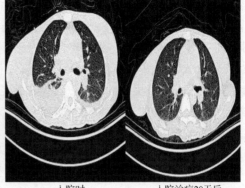

头颅MRI　　　　　　　　　　入院时　　　　入院治疗20天后

图20-3　2周治疗后患者影像学检查结果

险因素[1]。疾病活动性高、应用大剂量激素及免疫抑制剂的SLE患者，以及合并狼疮性肾炎、低补体血症、贫血或缺血性骨坏死的患者更容易出现非伤寒沙门菌血流感染合并肠道外感染灶的情况[2]。本例患者在抗感染过程中病情变化，出现血流播散、颅脑多发脓肿形成，按照病原学及药敏结果给予充分抗感染2周后，精神症状及颅内病灶影像学明显改善，但仍需密切随访监测。

2. 检验案例分析

MALDI-TOF MS技术可作为血流感染阳性血培养标本直接鉴定的重要工具之一，将直接涂片染色镜检与其相结合能优化血培养三级报告的流程，即将原来的一级和二级报告合并直接发布鉴定结果，以便临床医师更好地经验性选择药物进行治疗。由于方法学的局限性，目前质谱技术无法对沙门菌属细菌的具体血清型进行明确的鉴定，但直接报告临床医师沙门菌属细菌感染为临床医师提供经验性治疗的病原学依据是完全可靠的。后续应根据培养出的细菌进一步做血清分型试验最终明确具体的血清型并提供相应的药敏试验结果。

【 知识拓展 】

非伤寒沙门菌（non-typhoid *Salmonella*，NTS）感染是伤寒、副伤寒以外的沙门菌引起的急性感染性疾病，尤其在新生儿与老年人、慢性基础疾病、免疫抑制人群中侵袭性感染的风险大大提高[3, 4]。肠炎型是最常见的血清型之一，主要以禽类和蛋类食物为传播途径。在2006～2016年美国肠道感染沙门菌型病例累计为477 861例，在前50种肠道感染性沙门菌型中，肠炎型的分离株数位列第一。肠炎型感染的主要表现常仅限于消化道，以发热、腹泻和疼痛性痉挛为特征的胃肠炎，部分病例无须治疗，可在2周内自愈。少数情况可在体内形成持留状态，亦有跨越肠系膜静脉屏障入血后再经消化系统跨越血脑屏障而入脑的可能，疾病类型与转归与人体的基础免疫状态密切相关[5]。

然而，NTS导致的侵袭性病例中，属中枢系统感染类型的死亡率最高（可达21%～60%），亦可导致严重的神经系统后遗症，婴幼儿发病率高于成人[6]。在出现颅内感染前，可能缺乏胃肠炎、脓毒症和病原学依据，但无法排除无症状的一过性菌血症。建议早期外科引流（脑脓肿）+抗感染治疗（至少6周），常选择第三代头孢（头孢噻肟、头孢曲松、头孢他啶）和（或）联合氟喹诺酮类进行治疗。中国细菌耐药监测网（CHINET）对我国2020年收集的不同标本来源的453株肠炎型沙门菌进行耐药性分析显示：氨苄西林耐药率为85.5%；头孢曲松耐药率为5.7%；环丙沙星耐药率为6.2%；复方磺胺甲噁唑耐药率为7.1%。随着亚洲地区NTS对氟喹诺酮类和第三代头孢耐药性增高，有必要根据药敏试验结果制订个体化抗感染方案。

【案例总结】

1. 临床案例总结

肠沙门菌肠亚种肠炎血清型有相当高的迁徙性，在极少数免疫力低下的患者中，病原菌可以经血流播散引起各种转移性感染灶。肠道外感染灶（extraintestinal focal infection，EFI）包括脑膜脑炎、结肠隐窝脓肿、心内膜炎、尿路感染、肺炎、胆囊炎及关节炎等[7]。临床医师与检验医师在合作诊治的过程中应当予以充分的了解和认知。

2. 检验案例总结

近年来，临床针对疑难病例建立多学科会诊（MDT）、加强检验医师与临床医师沟通、提升诊断报告专业质量。将沙门菌血清型的准确结果提供给临床医师，有助于接诊医师科学判断患者的暴露因素，如患者年龄、是否有基础性疾病、是否使用激素、是否接触和喂养宠物、是否从事动物相关加工生产行业、是否有外出旅游就餐史等，后期制订精细化的诊疗方案——不用抗菌药物（使用微生态制剂）、少用抗菌药物、对症和基于实验室病原菌培养及耐药结果使用抗菌药物，痊愈后提出预防建议，避免二次暴露。

【专家点评】

随着社会和城市经济发展带来的生活品质的不断提升，人群的肠道疾病谱特征不断发生改变，逐渐被公共卫生监测大数据证实。肠道微生物始终在进化中，但其"专挑软柿子捏"的传统风格没有改变，免疫力低下者始终是其惦记着要下手的对象。沙门菌伴随兽医科学选种、规模化的养殖，已升级成为食物产业链和供应链中无法根除、只能控制的重要和潜在的生态型食源性感染性病原菌，并且随着城市老龄化渐增，其在感染学科中的地位除了和侵袭性真菌有类似的免疫视角外，还有更易被忽视的潜在的侵入门户——经口摄入，经肠道才得窥见病程全貌。免疫水平低下者的肠道屏障作用有限，导致近年来全球报告沙门菌侵袭性菌型数量和罕见的亚种（除亚种Ⅰ以外的其他亚种）、血清型都在增加，其中肠炎沙门菌是继伤寒、非伤寒沙门菌后位居肠外侵袭性沙门菌首位的血清型。

参 考 文 献

[1] Dhanoa A，Fatt Q K. Non-typhoidal *Salmonella* bacteraemia：epidemiology，clinical characteristics and its association with severe immunosuppression[J]. Ann Clin Microbiol Antimicrob，2009，8：15.

[2] Lim E，Koh W H，Loh S F，et al. Non-thyphoidal salmonellosis in patients with systemic lupus erythematosus：A study of fifty patients and a review of the literature[J]. Lupus，2001，10（2）：87-92.

[3] Ao T T，Feasey N A，Gordon M A，et al. Global burden of invasive nontyphoidal *Salmonella* disease，2010（1）[J]. Emerg Infect Dis，2015，21（6）：941-949.

[4] Feasey N A，Dougan G，Kingsley R A，et al. Invasive non-typhoidal *Salmonella* disease：an emerging and neglected tropical disease in Africa[J]. Lancet，2012，379（9835）：2489-2499.

[5] Gordon M A. *Salmonella* infections in immunocompromised adults[J]. J Infect，2008，56（6）：413-422.

[6] Sarria J C，Vidal A M，Kimbrough R C. *Salmonella* enteritidis brain abscess：case report and review[J]. Clin Neurol Neurosurg，2000，102（4）：236-239.

[7] Chen P L，Chang C M，Wu C J，et al. Extraintestinal focal infections in adults with nontyphoid *Salmonella* bacteremia：predisposing factors and clinical outcome[J]. J Intern Med，2007，261（1）：91-100.

21　马耳他布鲁菌感染引起的子宫、肾脓肿

作者：虎淑妍[1]，燕龙[2]，韩兴发[3]（庆阳市人民医院：1.检验科；2.超声介入科；3.普外科）

点评专家：孙长贵（解放军联勤保障部队第903医院检验科）

【概述】

布鲁菌病是一种由布鲁菌引起的人畜共患疾病。在布鲁菌中能感染人类的主要是马耳他布鲁菌（羊布鲁菌）、流产布鲁菌（牛布鲁菌）、猪布鲁菌和犬布鲁菌[1, 2]。布鲁菌是革兰氏阴性球杆状细菌，无鞭毛，不形成芽孢或荚膜，寄生在单核吞噬细胞内[1-3]。其主要由于皮肤破损、进食未消毒的奶制品及污染后的牛羊肉等侵袭人体，也有相关实验室气溶胶吸入感染者[4-6]。布鲁菌可引起机体多器官功能损伤，临床上以长期发热、关节疼痛及淋巴结肿大为特点。临床表现不典型时，诊断较困难。本文回顾了1例非疫区不明原因发热患者经多学科会诊（MDT）后行血培养最终确诊为马耳他布鲁菌感染。

【案例经过】

患者，女，52岁。主诉："间断发热5年"，发病前期就诊于当地私人诊所，给予口服抗生素治疗（具体药物及剂量不详）后发热症状缓解，但此后发热仍间断出现。

2017年12月：患者因"间断性下腹胀痛伴发热"入住当地医院。行妇科彩超（图21-1）提示：子宫脓肿。实验室检查：WBC $5.03×10^9$/L，Hb 159g/L，PLT $180×10^9$/L，ALT 38.76U/L↑，ADA（腺苷脱氨酶）73.88U/L↑，AST 46.89U/L↑，其余常规检查未见异常。无相关标本细菌培养报告结果。患者有子宫肌瘤病史，找不到其他发热原因，遂行子宫全切术，术后患者腹痛及发热症状短暂消失，未做定期随访。

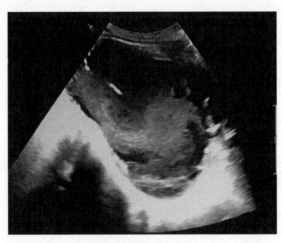

图21-1　妇科彩超

2018年3月：患者因"间断性左上腹胀痛伴发热"再次入住当地一家医院。行泌尿系彩超提示（图21-2）：左肾上部可见一低回声区，边界模糊，考虑为肾脓肿。实验室检查：WBC 16.20×10^9/L↑，NEU% 79.2%↑，Hb 107g/L↓，PLT 110×10^9/L，CRP 14.7mg/L↑，ESR 34mm/h↑；ALT 59.94U/L↑，ADA 24.20U/L↑，AST 26.91U/L↓，尿素 20.8mmol/L↑，肌酐 415mmol/L↑，血糖 6.3mmol/L，总蛋白52.1g/L↓，白蛋白 30.7g/L↓，球蛋白21.4g/L。其余常规检查结果未见异常，给予保守治疗后症状未见明

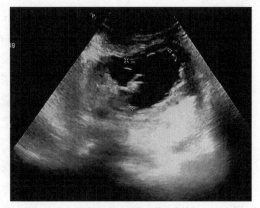

图21-2 泌尿系彩超

显好转，未见相关标本细菌培养报告结果。找不到发热原因，考虑患者有肾脓肿，即行左侧肾脏切除术，术后患者腹痛及发热症状短暂消失，未做定期随访。

2020年1月：患者因"不明原因发热"再次入住笔者所在医院普外科。入院后实验室检查：WBC 10.20×10^9/L↑，NEU% 69.2%，Hb 10^{3}g/L↓，PLT 100×10^9/L，PCT 0.26ng/ml，CRP 29.7mg/L↑，ESR 27mm/h↑，ALT 69.94U/L↑，ADA 28.34U/L↑，GGT 68.37U/L↑，AST 39.29U/L，尿素 11.8mmol/L↑，肌酐 305mmol/L↑，血糖 6.2mmol/L，总蛋白58.1g/L↓，白蛋白 26.6g/L↓，球蛋白21.5g/L，其余常规检查结果未见异常。普外科鉴于患者发热原因不明，既往病史较复杂，科室临床医生遂积极邀请相关科室MDT讨论，检验科微生物室人员在详细询问病史后，考虑到可能存在特殊微生物感染，建议进行血培养送检和其他实验室检查；相关专业医生同意检验科建议。血培养回报结果：马耳他布鲁菌生长（图21-3～图21-7）。血清学凝集试验1：640。

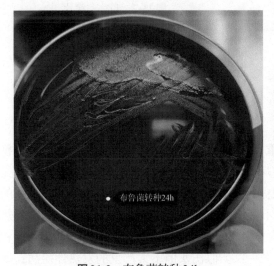

图21-3 布鲁菌转种24h

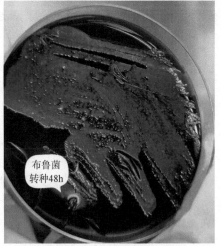

图21-4 布鲁菌转种48h

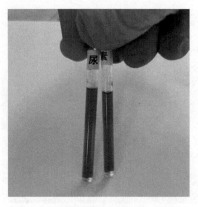

图 21-5 菌落直接尿素试验（阳性）

经询问病史，该患者7年前家里养羊，曾给病羊喂药，当时未进行安全防护。感染2年后出现发热症状，未再接触过牛羊。最终确诊为马耳他布鲁菌感染，前期子宫脓肿、肾脓肿均因其感染所致。临床给予头孢曲松和链霉素肌内注射，同时口服多西环素，2周后患者体温正常，2020年2月出院，继续坚持口服多西环素，同时进行保肝护肾治疗，1个月后随访，患者一切正常，未出现发热和其他不良反应。服药期间建议定期复查肝肾功能。治疗8个月后建议患者停止服药；近期随访患者已恢复基本劳动能力，生活恢复正常。

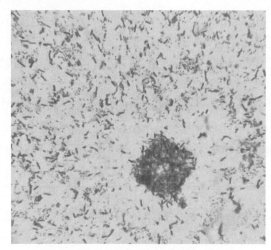

图 21-6 大肠埃希菌和布鲁菌混合涂片
形成红色细沙样和蓝紫色长杆菌（柯兹洛夫斯基染色镜下）

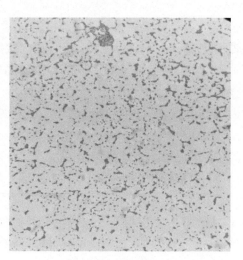

图 21-7 布鲁菌涂片
镜下可见红色细沙样小菌落（革兰氏染色）

【案例分析】

1. 临床案例分析

患者初诊发热未引起临床医生足够重视，临床医生没有将其与伤寒、疟疾、布鲁菌病、结核等发热性疾病进行鉴别，对症治疗后未做定期随访。由于布鲁菌病临床表现无特异性，因此诊断必须基于潜在暴露的接触史、与疾病相一致的临床表现以及支持诊断的实验室结果。布鲁菌病潜伏期从1周到数月不等，发热等症状可突然或隐匿发生。除发热与出汗外，患者变得愈发淡漠、疲劳，伴食欲和体重下降，可有非特异性肌痛、头痛和寒战。布鲁菌病通常符合以下3种表现模式之一：类似伤寒但不太严重的发热性疾病；幼儿见于发热和髋关节或膝关节的单关节炎；老年人见于长期发热、腰或髋关节疼痛；几乎所有布鲁菌病患者表现为发热，并可伴有大量出汗，尤其是盗汗[2]。流行地区若发生布鲁菌病，可能难以与许多其他可导致发热的原因鉴别。然而，19世纪发现的两个特征可将布鲁菌病与伤寒、疟疾等其他热带发热原因区别：①若不经治疗，布鲁菌病发热呈波状热，持续数周后体温转平，此后可再出现发热；②布鲁菌病所致发热中约半数患者伴有肌肉骨骼系统症状和体征。

2. 检验案例分析

该患者多次发热，实验室检查及生化常规检测个别项目多次有轻度增高；实验室人员未与临床医生沟通，没有捕捉到有用的信息提供给临床医生，临床医生未完善实验室检查进行患者子宫切除。患者在第2次入院手术时，生化常规和血常规检验结果中异常结果较多，实验室人员掌握的患者信息不完整，缺乏跟临床医生沟通的意识，没有提示临床医生进一步完善检查。在患者多次发热行多器官切除术后，应及时建议临床医生送检穿刺液或组织进行细菌培养及高通量分子检测，寻找感染原。血清学检查结果通常是布鲁菌病唯一阳性的实验室检查结果。急性感染中，IgM抗体较早产生，IgG和IgA随后产生。无论是用试管法、平板法还是微凝集法，所有抗体在凝集试验中都有活性。大多数患者在此阶段可检测到凝集素。聚合酶链反应在检测菌血症、预测复发和排除"慢性布鲁菌病"方面具有巨大潜力，比血液培养更快，且无培养方法带来的生物危害风险，临床应用广泛。

布鲁菌感染患者尽管血清肝酶和胆红素水平可能升高，常规生化检验结果通常在参考范围内。外周血白细胞计数通常正常或降低，伴有淋巴细胞相对增多。患者可能有轻度贫血，也可发生血小板减少和弥散性血管内凝血、纤维蛋白原降解产物水平升高。红细胞沉降率和C反应蛋白水平通常正常，但也可升高。

【知识拓展】

布鲁菌主要寄生在单核吞噬细胞内，一般药物很难进入细胞彻底杀死病原菌。通过血液传播，布鲁菌可以到达各个脏器。从患者血液、脑脊液、骨髓、关节液或组织抽吸物或活检样本中分离到布鲁菌可明确诊断。

【案例总结】

1. 临床案例总结

布鲁菌病的临床表现及预防策略

（1）布鲁菌病的临床表现。布鲁菌病的临床特点为长期发热、波状热、多汗、关节炎、睾丸炎、肝脾肿大、易复发、易变为慢性，俗称"懒汉病"[2]。布鲁菌自皮肤或黏膜进入人体后，首先出现在中性粒细胞，被吞噬的牛型细菌可部分被杀死，但羊型细菌不易被杀死。存活的布鲁菌随淋巴到达局部淋巴结。根据人体的抗病能力和侵入菌的数量及毒力，病菌可在局部被消灭，或在淋巴结中生长繁殖而形成感染灶。当病菌增殖达到相当数量后，即冲破淋巴结屏障而侵入血循环，此时可出现菌血症、毒血症等一系列症状。病菌进入血循环后易在肝、脾、骨髓、淋巴结等网状内皮系统中形成新的感染灶，随后病菌又可多次进入血循环而导致反复发热，呈波状型（故本病又称波状热）。布鲁菌主要寄生于巨噬细胞内[1-3]，与其他寄生于细胞内的细菌所引起的慢性传染病一样，其发病机制以迟发型超敏反应为主。布鲁菌病的发生发展较为复杂，一则与菌血症、毒血症、超敏反应有关，二则该菌侵犯多个器官，三则抗菌药物与抗体不易进入细胞，所以本病的临床表现复杂、治疗难度大。

（2）布鲁菌病的传播途径。①经消化道感染：主要通过食物或饮水，布鲁菌经口腔、食管黏膜进入机体，喝生奶、吃生奶制品、吃未熟透的肉类（烤肉、涮肉等），或者沾有病菌的手拿吃食物等都是人易感的原因。病畜流产物、分泌物、排泄物污染牧场、水源是牲畜感染的主要原因。②经呼吸道感染：常见于吸入被布鲁菌感染的飞沫、尘埃等而感染[8]。

（3）布鲁菌病实验室诊断。血培养送检：布鲁菌是一种革兰氏阴性短小球杆菌，细胞内寄生，常呈单个存在，少见呈成对或短链排列，无鞭毛，无芽孢，不形成真正菌膜，光滑型布鲁菌有微荚膜。布鲁菌不能很好地被碱性复红染色，革兰氏染色着色弱，镜下呈"细沙状"排列，偶见双极浓染[7]。用柯兹洛夫斯基染色，布鲁菌染成淡红色，为球状菌，其他细菌或细胞为绿色或蓝色。

（4）鲁菌病的预防。①不饮用未经消毒的鲜牛奶和鲜羊奶；不食用未煮透的牛羊肉。布鲁菌对湿热、消毒剂、紫外线、抗生素等敏感，湿热60℃ 30s就可被杀死；在外界环境中的生活力较强，在干燥土壤、皮毛和乳类制品中可以生存数周至数月；有较强的抵抗力。煮沸和巴氏消毒都能有效地杀灭病菌。疫区旅游时注意避免接触病牛病羊等，勤洗手[8]。②高风险接触病牛病羊概率较大的人群，包括牧民，兽医，皮毛和乳、肉加工人员及相关实验室人员，在工作中必须穿戴口罩及防护衣，加强个人防护，完成工作后注意洗手、洗脸或洗澡[9, 10]。

2. 检验案例总结

加强多学科会诊（MDT）

该案例患者发病初期症状较轻，只有轻微的发热，未引起临床重视，患者辗转多家医院，多次给予对症治疗。由于基层医院人员缺乏多学科会诊意识，未进行详细的实验室检查及寻找发热原因，患者病情加重，导致多器官受损。最后患者转入笔者所在医院后，经多学科会诊，检验科微生物室人员建议进行血培养送检及血清学检验，微生物实验室积极配合临床医生进行血清学试验，密切关注血培养曲线变化，及时回报血培养结果，最终找到感染真凶。基于此，临床医生在发热患者的诊断及鉴别诊断时，除了详细询问病史、进行常规实验室检查及定期随访外，还应考虑到特殊微生物引起的感染。实验室在处理可疑样本时应延长培养时间，对平板生长的菌落结合多种染色方法来提高病原学诊断符合率。临床医生和微生物检验人员应积极加强沟通合作，共同为患者精准化诊疗提供保障。

加强基层医院微生物实验室建设

应该通过政府及政策行为加强基层医院微生物实验室的建设，提高临床微生物标本培养送检意识，提高血培养送检的能力。对于诸如此类的患者但凡能早一点送检血培养，或者进行子宫脓肿和肾脓肿的穿刺标本培养，都可以保留相关的脏器，减少患者的求医痛苦，降低患者的就医成本，提高患者的生活质量。

【专家点评】

该病例在发病初期，临床症状不典型，未明确病原菌以进行彻底的按疗程用药，仅根据实验室常规检查和影像学结果进行治疗，导致布鲁菌经不同途径入侵患者其他脏器。患者多次入院及手术，加重了患者的精神与经济负担。临床医生通过MDT讨论，微生物室人员提出送检血培养及血清学检验，明确了病原体，为临床医生提供了重要的诊疗依据，后经过系统按疗程用药，获得满意治疗效果，这是检验医生与临床医生合作的结果。布鲁菌感染案例并不少见，临床症状不典型时容易误诊误治。在以后的临床工作中面对疑难特殊的患者应积极进行MDT，打破闭门造车的传统诊疗观念，紧跟国家医疗改革政策，让临床诊疗更精准，加强基础医院微生物实验室建设，提高临床医生对微生物标本的送检意识。

参 考 文 献

[1] Ficht T. *Brucella* taxonomy and evolution[J]. Future Microbiol，2010，5（6）：859-866.

[2] Corbell M J. Brucellosis：epidemiology and prevalence worldwide[M]. Boca Raton：CRC Press，1989：25-40.

[3] Gao G，Wang Y，Chen Z，et al. *Brucella* virulence mechanisms and implications in novel vaccines and drugs[J]. Crit Rev Eukaryot Gene Expr，2013，23（1）：49-64.

[4] Machelart A，Potemberg G，Van Maele L，et al. Allergic asthma favors *Brucella* growth in the lungs of infected mice[J]. Front Immunol，2018，9：1856.

[5] Yin X H，Liu Z K，He B R，et al. One-stage surgical management for lumber *Brucella* spondylitis with anterior debridement，autogenous graft，and instrumentation[J]. Medicine（Baltimore），2018，97（30）：e11704.

[6] Garofolo G，Fasanella A，Di Giannatale E，et al. Cases of human brucellosis in Sweden linked to Middle East and Africa[J]. BMC Res Notes，2016，9：277.

[7] 农业部国家卫生计生委. 国家布鲁氏菌病防治计划（2016—2020）[EB/OL]. 2016. http://www. chinafarming. com/niu/2016/9/13/m201691314471254284. shtml[2021-09-11].

[8] 中华人民共和国国家卫生健康委员会. 布鲁氏菌病诊断：WS269—2019[S]. 北京：中国标准出版社，2021.

[9] 刘卫，陈伟华，胡雅梦，等. 郴州市一起畜牧人员感染布鲁氏菌病暴发疫情的调查[J]. 实用预防医学，2019，26（8）：1005-1006.

[10] 周莉，候权书，黄诚，等. 布鲁氏菌病的危害与个人防护[J]. 中国动物检疫，2016，33（6）：52-54.

22　流行病学史指导检验揪出沉默的"凶手"

作者：李艳华，施逸怡，王红燕（华中科技大学协和深圳医院：1.检验科；2.感染科）

点评专家：李桂秋（华中科技大学协和深圳医院检验科）

【概述】

临床上一般在出现发热或寒战等感染中毒症状时完善血培养，普通血培养标本在微生物室培养5天未生长出细菌则丢弃，同时出具阴性报告。对于一些生长缓慢的病原体，如诺卡菌、结核分枝杆菌、布鲁菌等，需延长培养时间。但在症状不典型的病例中，临床症状不指向针对该疾病的特异性检验，导致病因不能确定，而尽量详细的病史（流行病学史、基础疾病及用药史、职业病史等）往往能提供线索。

【案例经过】

患者，老年男性。因"渐进性出现双前臂、颈胸部、右髋部及左踝疼痛3周余"收入疼痛科。严重的症状以至于影响患者正常工作及生活，难道是常见的腰椎间盘突出、颈椎病吗？入院后立刻对患者进行常规筛查，血常规及影像学结果见表22-1及图22-1。

表 22-1　血常规检查结果

编号	缩写	项目名称	结果	提示	单位	参考范围
1	WBC	白细胞计数	8.6		10^9/L	3.5～9.5
2	Neut%	中性粒细胞百分数	37.0	↓	%	40.0～75.0
3	Lymph%	淋巴细胞百分数	30.3		%	20.0～50.0
4	Mono%	单核细胞百分数	32.5	↑	%	3.0～10.0
5	Eos%	嗜酸性粒细胞百分数	0.1		%	0.4～8.0
6	Baso%	嗜碱性粒细胞百分数	0.1		%	0.0～1.0
7	Neut#	中性粒细胞绝对值	3.18		10^9/L	1.80～6.30
8	Lymph#	淋巴细胞绝对值	2.60		10^9/L	1.10～3.20
9	Mono#	单核细胞绝对值	2.79	↑	10^9/L	0.10～0.60
10	Eos#	嗜酸性粒细胞绝对值	0.01	↓	10^9/L	0.02～0.52
11	Baso#	嗜碱性粒细胞绝对值	0.01		10^9/L	0.00～0.06
12	RBC	红细胞计数	4.03	↓	10^{12}/L	4.30～5.80
13	Hb	血红蛋白	125	↓	g/L	130～175
14	HCT	红细胞比容	37.7	↓	%	40.0～50.0

续表

编号	缩写	项目名称	结果	提示	单位	参考范围
15	MCV	平均红细胞体积	93.5		fL	82.0~100.0
16	MCH	平均红细胞血红蛋白量	31.0		pg	27.0~34.0
17	MCHC	平均红细胞血红蛋白浓度	332		g/L	316~354
18	RDW-CV	RBC体积分布宽度变异系数	12.4		%	11.0~16.0
19	RDW-SD	RBC体积分布宽度标准差	43.3		10^9/L	39.0~52.3
20	PLT	血小板计数	177		10^9/L	125~350
21	PDW	血小板体积分布宽度	10.3		%	9.6~15.2
22	MPV	平均血小板体积	9.8		fL	9.0~13.0
23	PCT	血小板比容	0.17		%	0.11~0.31
24	P-LCR	大血小板比例	22.0		%	17.5~42.3
25	NRBC%	有核红细胞比例	0.00		%	0.00~0.00
26	NRBC	有核红细胞数	0.00		10^9/L	0.00~0.00
27	CRP	C反应蛋白	44.81	↑	mg/L	0.0~5.0
28	ESR	红细胞沉降率	76	↑	mm/h	0~28

推片镜检：数量相符，可见少量异型淋巴细胞（图22-1）。

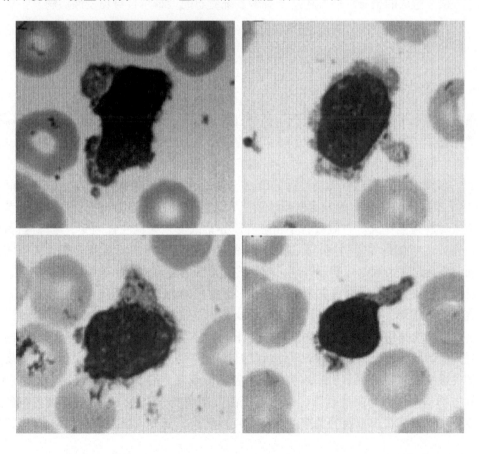

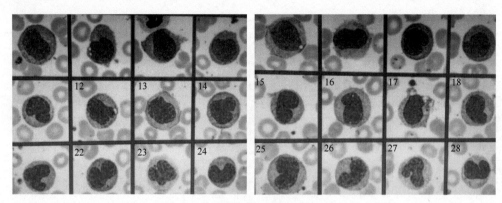

图22-1 推片镜检结果

影像学检查：

（1）腰椎间盘MRI平扫示：①腰椎退行性变；②腰3/4、腰4/5椎间盘膨出；③腰1/2椎间盘轻度突出；④腰椎脂质沉积。

（2）双髋关节、胸椎MRI平扫示：①胸椎多个椎体黄骨髓化；②颈椎退行性变，颈3/4至颈6/7椎间盘突出；③双侧髋关节退行性变；④右侧股骨粗隆间异常信号。

患者为中老年男性，全身多关节疼痛，单核细胞增多，CRP增高，红细胞沉降率增快，影像学提示多处椎间盘突出、退行性变。患者是典型的体力劳动者，患者的症状是常年的"劳损"造成的全身疼痛？还是全身多系统受累的疑难"自身免疫性疾病"？

【案例分析】

1. 临床案例分析

患者为中老年男性，无明显诱因下渐进性出现双臂、颈胸部、右髋部及左踝疼痛3周余，关节查体多项异常，完善多项影像学检查提示退行性变及骨病变，起初因怀疑"腰椎间盘突出"而辗转于疼痛科及脊柱外科，但症状始终未见好转。临床医生的诊疗重点放在常见病、多发病，首先考虑为良性骨病变：患者颈椎MRI影像提示C3/4～C6/7椎间盘突出。CT平扫提示左侧髋臼前缘类圆形透明区，边缘硬化，考虑为良性骨病变，关节面下小囊变或囊肿可能性大。右侧股骨小粗隆骨质异常改变，为良性骨病变，考虑退行性变、骨样骨瘤或内生软骨瘤等病变，但这些局部的关节病变不能解释全身多处骨关节明显疼痛，同时不会合并炎症指标明显升高，于是鉴别诊断的重点放在感染性相关疾病上，许多细菌及病毒感染也会引起全身关节疼痛症状，最常见的为结核菌感染引起骨质破坏，多处骨病变侵蚀性破坏、冷脓肿等[1]；患者炎性指标升高支持结核，但患者缺乏流行病学史，结核抗体三项检测结果为阴性，无发热、盗汗、消瘦等结核中毒症状，暂不考虑同时也不能忽视其他病原体感染引起关节病变症状，但其他病毒抗体均为阴性。其次，还需要考虑肿瘤相关性疾病侵犯骨关节引起疼痛，但患者无低蛋白、贫血、消瘦等消耗性病变表现，肿瘤标志物检测结果为阴性且影像学未发现占位性病变。最后，罕见但不能忽视的鉴别为自身免疫性疾病，即累及骨关节的自身免疫性疾病，如类风湿关节炎、强直性脊柱炎，但患者无相关抗体阳性检查结果，且缺乏全身其他器官受累的相关症状。

在诊疗思路出现瓶颈的时候，住院期间一次查房的仔细病史询问串联起患者病史的线索，最后终于找到了诊断疾病的关键——流行病学史。根据补充病史——长期牛羊接触史，结合布鲁菌病临床特点，炎症指标升高，加上患者多关节疼痛的表现[2-4]，高度怀疑布鲁菌病，完善血培养并与检验科沟通延长细菌培养时间，结果显示病原菌为革兰氏阴性短小杆菌，布鲁菌属，最终诊断为布鲁菌病。

2. 检验案例分析

实验室信息管理系统（LIS）查询入院后实验室检测结果：抗"O"（ASO）＜53IU/mL（参考范围：0～214IU/mL），类风湿因子（RF）＜9IU/mL（参考范围：0～15.9IU/mL）；抗环瓜氨酸抗体（抗CCP抗体）0.65IU/mL（参考范围：0.00～5.00IU/mL），葡萄糖-6-磷酸异构酶（GPI）0.13mg/L（参考范围：0.00～0.20mg/L），抗角质蛋白抗体（AKA）阴性（－）[参考范围：阴性（－）]。其他检测结果见表22-2。

表22-2 其他实验室检测结果

编号	英文名或缩写	项目名称	结果	参考范围
1	ds-DNA	抗双链DNA抗体测定	阴性（－）	阴性（－）
2	Nucleosome	抗核小体抗体测定	阴性（－）	阴性（－）
3	Histone	抗组蛋白抗体测定	阴性（－）	阴性（－）
4	SmD1	抗Sm抗体测定	阴性（－）	阴性（－）
5	U1-snRNP	抗nRNP抗体测定	阴性（－）	阴性（－）
6	PO	抗核糖体p抗体测定	阴性（－）	阴性（－）
7	抗PCNA	抗增殖细胞核抗原抗体	阴性（－）	阴性（－）
8	SS-A/Ro60	抗SS-A/Ro60抗体测定	阴性（－）	阴性（－）
9	SS-A/Ro52	抗SS-A/Ro52抗体测定	阴性（－）	阴性（－）
10	SS-B/La	抗SS-B/La抗体测定	阴性（－）	阴性（－）
11	CENP-B	抗着丝点B抗体测定	阴性（－）	阴性（－）
12	Scl-70	抗Scl-70抗体测定	阴性（－）	阴性（－）
13	抗Jo-1	抗Jo-1抗体测定	阴性（－）	阴性（－）
14	PM-SCI	抗PM-SCI抗体测定	阴性（－）	阴性（－）
15	AMA-M2	抗线粒体抗体测定	阴性（－）	阴性（－）
16	Mi	抗Mi抗体测定	阴性（－）	阴性（－）
17	KU	抗KU抗体测定	阴性（－）	阴性（－）

综合所有检查结果，CRP增高，红细胞沉降率增快，单核细胞增多，少量异型淋巴细胞，风湿二项、抗核抗体、结核菌、肿瘤标志物、EB病毒未检出异常，查询病历，经神经内科、风湿科、脊柱外科医生的会诊讨论，患者从疼痛科转入脊柱外科，经规范的镇痛治疗后，患者全身多部位疼痛仍未见明显缓解。在脊柱外科住院期间，一次常规查房中，

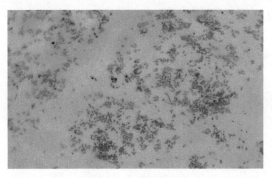

图22-2　血涂片结果

患者提及自己的职业为卖牛肉商贩，隔壁店铺卖羊肉，店主也有类似长期"全身关节疼痛"的症状，临床医生立即联想到了与牛羊接触相关的常见的人畜共患疾病。虽然患者没有出现发热等感染症状，与检验科充分沟通后加做血培养和鉴定。血培养4天报阳，血涂片提示革兰氏阴性短杆菌（图22-2），立即将菌种转种平板，第5天找到病原菌布鲁菌属细菌。

【知识拓展】

全世界近170个国家和地区有布鲁菌病发生，四季均可发病，是全世界最普遍的人畜共患的疾病之一。布鲁菌为革兰氏阴性短小球杆菌，无芽孢和荚膜形成，病原菌培养主要通过血或骨髓培养，后者阳性率高于前者。血培养30天未培养出菌可定为阴性，其他标本15天不长菌定为阴性。目前半自动培养法大大缩短了检出细菌所需的时间，一般在培养第3天即可检出[5, 6]，但仍需要适当延长培养时间，避免漏检。普通血培养在微生物室培养5天未生长出细菌后丢弃，同时出具阴性报告。所以，当临床高度怀疑布鲁菌病时，注明布鲁菌培养，检验科应适当延长培养时间。病原菌培养耗时较长，为快速明确病原体，在送检细菌培养的同时，可开展免疫学检查，如平板凝集试验、试管凝集试验、补体结合试验和布鲁菌抗-人免疫球蛋白试验[7, 8]。近年来开展PCR检测布鲁菌DNA，能快速、准确地做出诊断。

【案例总结】

1. 临床案例总结

该病例初步影像学检查示颈椎间盘突出、多处良性骨病变，在疼痛科、骨科就诊，医生首先怀疑颈椎病引起的疼痛。入院后，经消炎镇痛、抗感染、对症治疗，病情未见好转。多次血常规示白细胞正常，单核细胞增多，少量异型淋巴细胞，CRP增高、红细胞沉降率增快，考虑到传染性疾病如结核、传染性单核细胞增多症，结缔组织病如类风湿关节炎等自身免疫性疾病，均可导致炎症指标升高，于是进一步检查结核菌、EB病毒、抗核抗体、风湿二项等，结果均为阴性，基本排除了上述疾病。布鲁菌病患者多有牛羊放牧或屠宰相关职业暴露史，有发热、多汗、关节疼痛、睾丸炎及骨、关节器质性损害等[3, 4]，白细胞计数正常或减少，淋巴细胞或单核细胞增多，部分患者有血小板减少，红细胞沉降率增快，肝功能可出现各种异常改变但无特异性[4]。患者以全身多处疼痛为首发症状辗转入住疼痛科和脊柱外科，在入院1周后出现发热，根据既往长期牛羊接触史，高度怀疑布鲁菌病，经过5天血培养结果印证了此病，解释了目前患者所有症状及异常实验室检查结果，治疗方面以控制疾病，预防并发症、复发和后遗症为主。

2. 检验案例总结

布鲁菌病属于乙类传染病，是由布鲁菌引起的人畜共患病。布鲁菌感染途径：人可以通过接触感染动物（绵羊、牛、山羊、猪或其他动物）的体液或摄入这些动物的食品（未经巴氏消毒的奶和奶酪）而感染[4]。布鲁菌病多缓慢起病，病原菌主要在网状内皮系统的细胞内寄生，所以网状内皮系统含量丰富的脏器，如肝、脾、淋巴结、骨髓等均可受累，病变复杂[4]。此外，生殖、神经等多系统亦可受累，而布鲁菌病的治疗和普通细菌感染的治疗方案存在差异，容易误诊、漏诊和误治。本例患者外周血白细胞计数正常，单核细胞增多，红细胞沉降率增快、CRP增高，对布鲁菌病的诊断具有一定的指导作用，但缺乏特异性，结合其他一系列临床症状及流行病学史，布鲁菌免疫学检测及病原学培养，最终做出了准确诊断。

【专家点评】

本病例中布鲁菌病是一种人畜共患的全身性传染病，既往多见于牧区，但近年来在大城市出现非流行的散发病例，以发热为最主要临床特征，但在临床诊断和治疗过程中，一部分布鲁菌病临床表现不典型，容易被误诊为上呼吸道感染、关节炎、结核病、腰椎间盘突出、痛风、脊髓炎等疾病。

本文作者通过一系列异常的检验报告结果，调阅患者病史，查阅相关资料，及时与临床医生沟通，通过完善血培养等相关检查，帮助临床医生及时做出准确诊断。

检验对于疾病诊断和治疗评价十分重要，检验医生除了进行检验技术性工作，还要对临床症状进行分析或解释，给出进一步检查的建议，既提高了个人业务能力，又能更好地为临床服务，体现检验的临床价值。

参 考 文 献

[1] 伍彦辉，赵国芳，孙家桂，等. 布鲁菌性脊柱炎误诊为结核性脊柱炎15例临床分析[J]. 临床误诊误治，2021，34（5）：6-10.

[2] 李江笔，王永杰，刘军，等. 布鲁菌骨关节病发病机制的研究进展[J]. 中华地方病学杂志，2019，38（12）：1019-1022.

[3] Glowacka P，Zakowska D，Naylor K，et al. Brucella：virulence factors，pathogenesis and treatment[J]. Pol J Microbiol，2018，67（2）：151-161.

[4] Crecelius E M，Burnett M W. Brucellosis[J]. J Spec Oper Med，2021，21（2）：98-99.

[5] 李艳. 血培养布鲁菌在实验室的鉴识[J/OL]. 中西医结合心血管病电子杂志，2020，8（27）：100.

[6] 杨铭，汪定成，邵海连，等. 全自动血培养仪中布鲁菌阳性报警时间及与其他病原菌的比较[J]. 中国感染控制杂志，2013，12（6）：451-453.

[7] 彩花，吴晓东，臧清波，等. 布鲁菌病原学检测与血清学检测对比研究[J]. 中国地方病防治，2021，36（2）：148-149.

[8] 吴清，郝芳，任芒格. 血清学检验与细菌学检验诊断布氏菌感染的价值比较[J]. 中国实用医刊，2020，47（1）：44-46.

23 罕见致病菌导致的感染性心内膜炎的诊疗过程

作者：潘宏伟[1]，赵鑫[2]（山东大学齐鲁医院：1.医学检验中心；2.心脏外科）

点评专家：孙恩华（山东大学齐鲁医院医学检验中心）

【概述】

感染性心内膜炎（infective endocarditis，IE）是指病原微生物经血液侵及心内膜、心脏瓣膜及心脏缺损等处，形成瓣膜、腱索或心房室壁内膜的炎症，以赘生物形成、瓣膜进行性损害等为主要特点。IE是一种发病率较低的疾病，年发病率仅为（3~10）/10万[1]，但其死亡率高达30%[2]。虽然诊断和治疗技术不断进步，但是近20年来IE患者逐年增多，因此IE仍是临床上威胁患者生命的心血管疾病之一[3, 4]。针对IE，临床上主要是明确感染的病原微生物后进行抗感染治疗，抗感染治疗后极易复发，导致治疗时间延长，最终可能需要外科手术清除感染灶才能治愈。临床微生物室准确及时鉴定病原微生物，给临床提供合理有效的抗生素治疗方案对于IE愈后具有重要意义。

【案例经过】

患者，男，因反复间断性发热入院。该患者40年前入伍体检时发现心脏瓣膜疾病，未行进一步诊断，平素无明显症状。10个月前患者出现无明显诱因发热，体温最高达39.6℃，日间夜间无明显规律，伴乏力及呼吸困难，无恶心呕吐、咳嗽咳痰等，持续约4天。当地医院给予青霉素后发热缓解。1周后患者再次出现发热，体温高达39℃以上，持续数天。患者反复出现上述发热表现，遂来笔者所在医院就诊。经门诊彩超检查，以感染性心内膜炎联合瓣膜病变收入笔者所在医院心外科治疗。

患者入院初期无明显发热，于入院第2天采集血培养送检，在送检的一套血培养瓶中需氧瓶报告阳性结果，经MALDI-TOF MS鉴定为鲍曼不动杆菌。临床医生反馈该患者无明显发热等症状，对本次培养结果表示怀疑。建议临床医生再次抽取样本送检血培养，且抽血过程中要严格做好无菌操作。随后在患者入院的第4、5、6天分别抽取样本送检血培养，培养结果5天后均为阴性。结合后3次血培养结果及患者的临床症状，本次培养获得的鲍曼不动杆菌为污染菌株。经与临床医生再次沟通，建议患者发热时再行抽血送检，并再次强调抽血中要严格做好无菌操作。入院后第10天患者出现发热现象，体温为37.6℃，临床给予物理降温的同时留取样本送检血培养。后连续3天送检血培养，送检血培养均在3天后报阳：涂片显示革兰氏阴性小杆菌，聚团存在，长短不一（图23-1）。初步怀疑可能是布鲁菌。由于布鲁菌具有传染性，二级生物安全实验室不宜进行该菌株的鉴定，建议

将样本送检至传染病医院进行血清凝集试
验。

布鲁菌血清凝集试验为阴性，且患者
自述近期无牛羊接触史，需等待实验室进
一步培养鉴定结果。该菌株在血平板上生
长极为缓慢，3天后在血平板上生长出大小
不一的菌落，经反复分纯后血平板上仍为
该菌落形态（图23-2）。后针对该菌落进行
MALDI-TOF MS鉴定，未获得鉴定结果。
梅里埃Vitek 2鉴定为缺陷短波单胞菌，但
可信度较低，且未获得药敏结果。

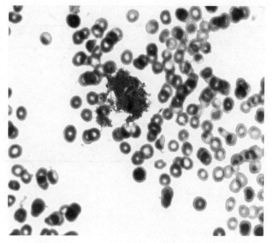

图23-1　阳性血培养瓶显微镜下菌株形态

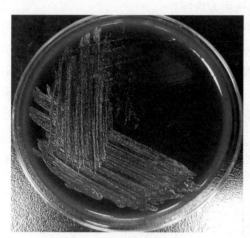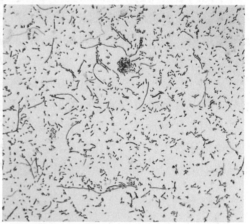

图23-2　血平板上的菌落及显微镜下菌落形态

为给临床提供准确的鉴定结果及后续药敏结果，实验室同时送检该菌株进行16S
rDNA基因组测序鉴定，后鉴定结果为心内膜炎伯杰菌（*Bergeyella cardium*）。根据该菌株
的生长特点，随后采用E-test方法，使用血平板对菌株的药敏进行测试分析。由于该菌株
无药敏折点，实验室将MIC分析数值提供给临床医生参考（表23-1）。临床医生选择美罗
培南进行抗感染治疗后行手术治疗，术后3周患者血培养结果阴性，未出现发热现象，患
者痊愈后出院。

表23-1　MIC分析数值

抗菌药物	MIC（µg/mL）
青霉素	0.032
头孢曲松钠	0.048
头孢他啶	0.048

续表

抗菌药物	MIC（μg/mL）
头孢呋辛	0.094
美罗培南	0.032
阿莫西林/克拉维酸	0.016
左氧氟沙星	0.500
环丙沙星	0.250

【案例分析】

1. 临床案例分析

对于无药敏折点的罕见病原菌，如何选择抗生素治疗？

随着诊疗技术进步，越来越多的新发和罕见病原菌将被鉴定和发现，而这类病原菌多数无药敏折点。针对本案例中的 *Bergeyella cardium* 无药敏折点这一难点，以下方法有助于临床抗生素治疗：①查阅文献，参考类似菌株感染患者的治疗方案。2015年，韩国研究者先后从2例感染性心内膜炎患者中分离到了伯杰菌属细菌，这2位患者均使用青霉素进行治疗。但本案例患者在地方医院时使用青霉素治疗是失败的，因此无法借鉴上述治疗方案。②利用三代测序技术，分析该菌株的耐药基因，发现其对氟喹诺酮类药物天然耐药，并反馈给临床医生。③与临床医生沟通后，根据该菌株的特点，采用 E-test 方法测定了几类主要抗生素的MIC值，提供给临床医生作为治疗参考。

2. 检验案例分析

心内膜炎患者血培养样本采集及结果正确判读

血培养是鉴定致感染性心内膜炎病原菌的主要方法。针对急性感染性心内膜炎患者建议立即或抗菌药物治疗前采集2～3套血培养；针对亚急性心内膜炎患者建议每隔0.5～1h采集1套血培养，不同部位连续采集3套血培养，若24h培养阴性，宜加采2套血培养。本案例中患者为亚急性心内膜炎患者，入院初期即抽取血培养样本，初次在送检的血培养中仅1个需氧瓶报阳，鉴定为鲍曼不动杆菌。虽然鲍曼不动杆菌是常见的临床致病菌，但是该患者在3套血培养中仅有1瓶报阳，且没有该菌感染的临床指征，经实验室医生和临床医生沟通判定该菌株为污染菌株。后患者再次发热时，抽血送检3套血培养，该次3套血培养均在培养3天左右报阳，初步判定该次阳性病原菌为导致感染性心内膜炎的病原菌。抽取血培养时，正确严格的皮肤消毒和"双瓶双侧"原则对于结果的正确获取至关重要，否则污染菌株极易掩盖真正病原菌，特别是本案例中的苛养病原菌；"双瓶双侧"原则也有利于污染菌株的排除，如本案例初次培养中阳性的培养菌鲍曼不动杆菌判定为污染菌。

【知识拓展】

常用细菌鉴定方法比较分析

目前对于可培养细菌的鉴定方法主要包括生化反应仪器鉴定法、MALDI-TOF MS鉴定法及16S rDNA基因测序鉴定法。生化反应仪器鉴定法是临床微生物室最为常用的鉴定方法，因该鉴定方法存在鉴定时间长、准确率低等不足，目前正逐渐被MALDI-TOF MS鉴定法取代。MALDI-TOF MS鉴定法是基于细菌核糖体蛋白质组的鉴定方法，具有快速、准确、易操作等优点。但其也存在一定不足，如对于蛋白质组图谱接近的细菌无法区分，数据库包含菌株数目具有一定的局限性。16S rDNA基因是细菌进化的分子标尺，是鉴定难区分菌株、新发病原菌株或未描述病原菌株的关键技术。目前，新的病原菌鉴定趋势是将MALDI-TOF MS鉴定法和16S rDNA基因测序鉴定法结合起来，以达到更好的菌株鉴定结果。在本案例中，在确保质谱鉴定无误的情况下仍无法获得鉴定结果，推测该菌株可能是质谱数据库外的少见病原菌，因此开展了16S rDNA基因测序鉴定，最终发现了 *Bergeyella cardium*[5]这一罕见致病菌。

伯杰菌属简介

伯杰菌属（*Bergeyella* sp.）是黄杆菌科的非发酵革兰氏阴性需氧杆菌。2006年Beltran等[6]报道了食用含有山羊血的食物导致动物溃疡伯杰菌感染进而引发菌血症的病例，同年Källman等[7]报道了由动物溃疡伯杰菌株感染导致蜂窝织炎的病例。在之后的十几年里陆续有多位研究者报道了由动物溃疡伯杰菌感染导致的各类感染性疾病。此外，伯杰菌属其他细菌导致感染性疾病发生的病例也被报道。2006年美国研究者Han等[8]发现，来源于口腔中的不可培养的 *Bergeyella* sp. clone AF14 可能是导致早产发生的致病菌。伯杰菌属的感染可导致菌血症、肺炎、脑膜炎、蜂窝织炎、脓肿等疾病的发生，是人类条件致病菌。近年来陆续报道感染性心内膜炎患者血培养中分离出伯杰属细菌。2015年，韩国研究者先后从2例感染性心内膜炎患者中分离到了伯杰菌属细菌，分别被命名为 *B. cardium* 13-07[T] 和 *B. cardium* 13-16 [9]。2017年和2018年我国研究者Chen[10] 及Guo等[11]也先后报道了自感染性心内膜炎患者中发现伯杰菌属致病菌的病例。

【案例总结】

1. 临床案例总结

随着诊疗技术的进步，越来越多的新发和罕见致病菌将被临床微生物室培养获得，期望本案例中病原菌的鉴定及分析过程能为类似病原菌的诊疗提供一定的启示和帮助。

2. 检验案例总结

本案例介绍了1例由罕见致病菌导致的感染性心内膜炎的诊疗过程。最初检出菌不管是生长特性还是显微镜下形态，与布鲁菌极易混淆，后经布鲁菌血清凝集试验、生化反应鉴定和质谱鉴定排除布鲁菌感染的可能。MALDI-TOF MS鉴定虽然获得了较好的肽指纹图谱，但是未在数据库中获得比对结果，提示该病原菌株可能是新发病原菌株或数据库中未包含的罕见病原菌株。随后借助16S rDNA基因测序鉴定该菌为 *Bergeyella cardium*，该菌是与感染性心内膜炎相关的罕见致病菌。

【专家点评】

规范的微生物标本采集、运送是得到准确病原学诊断的前提；及时、准确的微生物学检验结果可以为临床感染性疾病的诊断、治疗提供科学依据。随着实验室检验技术的提高，越来越多的新发和罕见致病菌将被发现，这将给实验室检验和临床治疗带来新的挑战。

参 考 文 献

[1] Hoen B，Chirouze C，Cabell C H，et al. Emergence of endocarditis due to group D streptococci：findings derived from the merged database of the International Collaboration on Endocarditis[J]. Eur J Clin Microbiol Infect Dis，2005，24（1）：12-16.

[2] Thuny F，Di Salvo G，Belliard O，et al. Risk of embolism and death in infective endocarditis：prognostic value of echocardiography：a prospective multicenter study[J]. Circulation，2005，112（1）：69-75.

[3] Dayer M J，Jones S，Prendergast B，et al. Incidence of infective endocarditis in England，2000-13：a secular trend，interrupted time-series analysis[J]. Lancet，2015，385（9974）：1219-1228.

[4] Cahill T J，Baddour L M，Habib，et al. Challenges in infective endocarditis[J]. J Am Coll Cardiol，2017，69（3）：325-344.

[5] Pan H，Li W，Sun E，et al. Characterization and whole genome sequencing of a novel strain of *Bergeyella cardium* related to infective endocarditis[J]. BMC Microbiol，2020，20（1）：32.

[6] Beltran A，Bdiiwi S，Jani J，et al. A case of *Bergeyella zoohelcum* bacteremia after ingestion of a dish prepared with goat blood[J]. Clin Infect Dis，2006，42（6）：891-892.

[7] Källman O，Lundberg C，Wretlind B，et al. Gram-negative bacteria from patients seeking medical advice in Stockholm after the tsunami catastrophe[J]. Scand J Infect Dis，2006，38（6-7）：448-450.

[8] Han Y W，Ikegami A，Bissada N F，et al. Transmission of an uncultivated *Bergeyella* strain from the oral cavity to amniotic fluid in a case of preterm birth[J]. J Clin Microbiol，2006，44（4）：1475-1483.

[9] Sohn K M，Huh K，Baek J Y，et al. A new causative bacteria of infective endocarditis，*Bergeyella cardium* sp. nov[J]. Diagn Microbiol Infect Dis，2015，81（3）：213-216.

[10] Chen Y，Liao K，Ai L，et al. Bacteremia caused by *Bergeyella zoohelcum* in an infective endocarditis patient：case report and review of literature[J]. BMC Infect Dis，2017，17（1）：271.

[11] Guo L N，Li Y，Hsueh P R，et al. Microbiological characteristics of a novel species most closely related to '*Bergeyella cardium*' as a pathogen of infectious endocarditis[J]. PLoS One，2018，13（1）：e0191715.

24 类风湿关节炎患者脓肿诺卡菌感染的诊疗过程

作者：陈霞[1]，简子娟[1]，程婷婷[2]（中南大学湘雅医院：1.检验科；2.全科医学科）

点评专家：刘文恩（中南大学湘雅医院检验科）

【概述】

本例患者既往患类风湿关节炎，长期服用免疫抑制剂，先后出现肺部空洞及多处软组织脓肿，在外院多次行脓肿切开引流术并多次送检穿刺液培养，均未见阳性发现。患者病情逐渐加重来笔者所在医院就诊，经临床医生与微生物检验人员沟通，进行床旁穿刺抽脓采样，脓液培养72h长出细小菌落，鉴定病原菌为"脓肿诺卡菌"。对于特殊病原菌的感染，临床医生与检验医生的沟通、延长培养时间至关重要，而及时正确的微生物检验在疾病的诊断与治疗中起到关键性作用。

【案例经过】

患者，男，49岁。因"反复关节肿痛7年，颈部包块5个月，右臀部肿痛2个月"于2020年8月14日收入笔者所在医院。

现病史：患者自2013年起无明显诱因出现反复关节肿痛，以全身小关节为主，在外院诊断为"类风湿关节炎"，予以口服醋酸泼尼松片（9片/天）和雷公藤片（9片/天），关节肿痛明显好转，出院后一直按此剂量口服1年半，其间病情基本稳定未复诊。2015年起患者开始自行调整激素用量至口服1~2片/天。2020年3月15日患者无明显诱因出现颈部包块，约鸡蛋大小，无红肿、发热、疼痛等不适，于外院治疗后颈部包块仍然逐渐增大，自觉有脓液，遂自行用刀片切开颈部包块，约有700mL脓液溢出，此后颈部伤口持续流脓，伤口不愈。2021年5月1日患者无明显诱因出现腹部剧烈绞痛，至外院诊断为肠梗阻行急诊手术，发现腹膜后多发脓肿，切除部分肠管予以造瘘后，送脓液细菌培养为阴性，住院15天病情好转出院。2021年5月20日患者觉左侧大腿内侧出现一包块，触之疼痛，再到外院就诊，行CT检查提示左大腿脓肿，行脓肿穿刺清创术，送检脓液培养阴性，症状缓解后出院。2021年6月10日患者在右侧臀部发现一包块，到外院住院，行包块穿刺抽脓液送培养，仍未培养出细菌，8月14日患者右侧臀部包块疼痛加重，伴局部红肿热痛，遂来笔者所在医院急诊科就诊，急诊影像学检查提示右臀部软组织肿胀，8月15日在急诊室行脓肿清创术，床旁采集脓液，直接涂片革兰氏染色、需氧和厌氧培养后，急诊以"右臀部肿痛查因"收入笔者所在医院全科医学科住院。

既往史：长期从事玉器加工，有肺尘埃沉着病（尘肺）病史20余年。

体格检查：体温36.5℃，脉搏125次/分，呼吸20次/分，血压95/67mmHg。心肺部听诊无异常。左侧腰部、右腹部、左大腿内侧可见手术瘢痕，愈合情况良好。右腹见造瘘口，无红肿及分泌物。右臀部可见一大小约5cm×3cm包块，质软，边界不清，皮温高，未扪及明显波动感。

实验室检查：血常规示WBC $21.1×10^9$/L↑，Hb 99g/L，PLT $707×10^9$/L↑，N $19.3×10^9$/L↑，N% 91.2%↑；CRP 78.9mg/L↑；PCT 0.63ng/mL↑；ESR 120mm/h↑。右臀部彩超示右臀部皮下软组织层声像学改变，考虑炎症并脓肿形成。腰椎正侧位检查示右臀部软组织肿胀。

入院诊断：①右臀部肿痛查因；②颈部、左大腿处脓肿清除术后；③类风湿关节炎；④尘肺。

入院后完善相关实验室检查。血常规示WBC $17.8×10^9$/L，Hb 78.0g/L，PLT $583.0×10^9$/L，N% 94.0%，L% 3.2%。大小便常规正常。肝、肾功能：TP 53.8g/L↓，Alb 23.6g/L↓，其余基本正常。风湿免疫全套检查：RF 501IU/mg↑，ANA谱测定和狼疮全套检查：阴性，抗CCP抗体＞1600Ru/mL↑。输血前四项（乙型肝炎表面抗原、丙型肝炎抗体、梅毒抗体及艾滋病抗体）阴性，T-SPOT阴性，脓液结核基因＋RIF耐药分子检测阴性。

影像学检查：8月15日下肢CT示患者左侧大腿中上段后部肌群，右侧大腿上段、右髋关节周围肌群多发性囊性灶，局部向右侧盆腔蔓延，提示感染性病变可能性大。双肺CT可见多发斑片状、结节状及条索状密度增高影，其间夹杂结节状钙化灶，附近胸膜稍增厚、粘连，左上肺下舌段见一薄壁空洞，直径约9mm。

微生物学检验：2020年8月15日检验医师床旁采样接种，行脓液需氧培养及鉴定，脓液直接涂片革兰氏染色可见革兰氏阳性杆菌（呈丝状或分枝状）（图24-1），与临床医师沟通，告知疑似诺卡菌。培养2天未见菌落生长，培养3天血平板可见针尖样大小菌落，培养4天形成白色干燥菌落（图24-2），菌落涂片革兰氏染色为革兰氏阳性杆菌，菌体呈细长丝状，且呈多向分枝（图24-3），改良抗酸染色为阳性（图24-4），质谱鉴定为脓肿诺卡菌。同日，脓液NGS结果回报为诺卡菌属（序列数451）。根据菌落形态，结合质谱及NGS结果，2020年8月18日报告结果为脓肿诺卡菌。结合患者临床表现，全身多处脓肿，诊断为全身诺卡菌病。

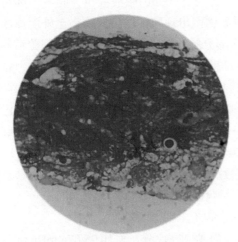

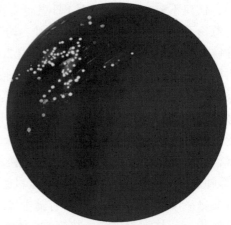

图24-1 脓液涂片革兰氏染色（×1000）　　图24-2 35℃需氧环境培养4天的分纯菌落

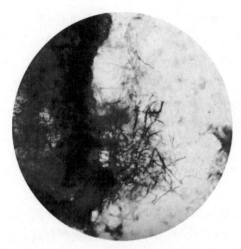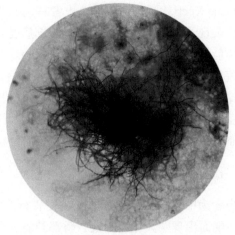

图24-3　培养4天的菌落涂片革兰氏染色　　**图24-4**　培养4天的菌落涂片改良抗酸染色
（×1000）　　　　　　　　　　　　　　　（×1000）

抗感染治疗方案及措施：

2020年8月14日开始予以莫西沙星氯化钠注射液0.4g抗感染治疗。

2020年8月15日加用复方磺胺甲噁唑2片，每天2次。

2020年8月18日予以复方磺胺甲噁唑2片，每天2次+阿米卡星0.45g，每天2次抗感染治疗，并在B超引导下行穿刺置引流管，24h引流出750mL灰褐色脓液。

2020年9月8日患者病情好转出院。

治疗前后影像学变化：

治疗前（左）：双侧胸腔少量积液。右侧中腹部、回盲部、盆腔、右侧臀部、右侧腹股沟、左侧大腿后份软组织团片状稍低密度灶，考虑脓肿的可能性大。治疗后（右）：右臀部皮下脂肪层内可见多发条片影，边缘模糊。右侧股骨前方软组织内可见皮下置管影。右大腿后部、右臀部、右侧腹股沟见团片状低密度灶，较前范围缩小。

治疗后感染指标的变化：患者8月14日入院时血常规WBC $21.1×10^9$/L，N% 91.2%，CRP 78.9mg/L，PCT 0.63ng/mL；经过治疗，感染指标均不断下降，至出院前，血常规WBC $14.6×10/L^9$，N% 87.8%，CRP 16.3mg/L，PCT 0.228ng/mL。

最终诊断：①诺卡菌病（播散型）；②类风湿关节炎；③尘肺；④中度贫血。

【案例分析】

1.临床案例分析

诺卡菌是条件致病菌，感染者年龄和性别无明显差异，感染途径主要是经呼吸道吸入或直接通过破损的皮肤破坏人体的防御机制[1, 2]。诺卡菌最常见的感染部位是肺部，其次是皮肤。诺卡菌感染在肺部的影像学表现与结核相似，均可形成空洞、脓肿，肺间质浸润，散在性结节形成，肺泡蛋白沉积症等。此患者长期从事玉器加工，有尘肺病史。在既往的就诊过程中，患者肺部的空洞被认为是结核感染。此次患者入院查T-SPOT、PPD皮试和Gene Xpert检测均为阴性。患者右侧臀部脓液培养及NGS检测均查到诺卡菌，结合患者临床表现及检验结果，认为患者肺部病变是全身感染的一部分，诺卡菌感染引起肺部病变的可能性较大，故暂未使用抗结核药物。对诺卡菌治疗最有效的是磺胺类药物，此患者在入院后予以脓肿穿刺引流，脓液直接涂片染色发现革兰氏阳性杆菌，弱抗酸染色阳性，疑似诺卡菌，用复方磺胺甲噁唑治疗后，脓肿较之前缩小，细菌培养及NGS结果证实为诺卡菌感染，在复方磺胺甲噁唑的基础上加用阿米卡星治疗，利奈唑胺带药出院。对于免疫抑制患者，磺胺药物的治疗周期至少需要6个月[3]。

2. 检验案例分析

患者为中年男性，患有类风湿关节炎，长期服用免疫抑制剂，5个月前开始出现颈部脓肿，继而出现左大腿脓肿及右臀部肿痛，血常规白细胞及中性粒细胞比例升高，血清感染标志物CRP、PCT及ESR均升高，提示感染性疾病的可能性较大。结合患者病程持续时间长，感染中毒症状较轻，可推测病原体的毒力较低，外院微生物培养未找到病原菌，可能为非常见病原体感染。患者转入笔者所在医院后，临床医师及时与检验科微生物室医师沟通，进行床旁采样接种，脓液直接涂片，革兰氏染色可见革兰氏阳性杆菌（呈丝状或分枝状），脓液培养2天未见细菌生长，延长培养时间，培养第3天血平板见白色针尖样大小菌落，进一步鉴定为脓肿诺卡菌。外院多次培养未见病原菌生长，考虑其原因：常规细菌培养流程中脓液培养为48h，对于特殊病原菌如诺卡菌生长慢，培养48h还不能长出肉眼可见的菌落，容易漏检，如果不进行革兰氏染色也不会发现脓液标本中的病原菌。所幸检验医师对于脓液标本常规做革兰氏染色，并且与临床医师沟通良好，了解该例患者病情，考虑到了特殊病原菌的可能，延长了培养时间，顺利找到了该病病原体，为临床诊断及治疗提供了有力帮助。

【知识拓展】

诺卡菌属于需氧放线菌，广泛分布于自然环境中。诺卡菌感染通常由伤口侵入或吸入方式导致。成人较儿童多见，男性居多，几乎所有病例均为散发。多数肺或播散型诺卡菌病患者存在免疫缺陷，淋巴瘤、移植、应用糖皮质激素或艾滋病患者尤为多见。常报道为人病原体的诺卡菌包括：皮疽诺卡菌、巴西诺卡菌、盖尔森基兴（或圣乔治）诺卡菌、脓肿诺卡菌、新星诺卡菌和豚鼠耳炎诺卡菌等。尚无人传人证据[4]。

诺卡菌感染常见的临床类型有呼吸道感染、肺外播散型感染、皮肤诺卡菌病和眼部感染。肺炎是诺卡菌呼吸道感染最常见的类型，常呈亚急性病程，免疫抑制患者偶可急性起病。咳嗽明显伴少量脓稠痰，无恶臭；常见发热、厌食、体重减轻和全身不适。半数以上肺诺卡菌病患者合并肺外疾病。脑是最常见的播散部位，其他常见部位还包括皮肤、肾脏、骨骼、肌肉、眼等，几乎所有器官均可受累。肺外播散型感染的典型特点为形成亚急性脓肿。

【案例总结】

1. 临床案例总结

本例患者肺部CT示双肺可见空洞、多发斑片状、结节状及条索状密度增高影，其间夹杂结节状钙化灶，附近胸膜稍增厚、粘连。左肺下叶肺大疱。肺部影像学表现与结核相似。但患者T-SPOT和Gene Xpert检测均为阴性，结合其全身多处脓肿，病原学鉴定为脓肿诺卡菌，考虑其肺部病灶为诺卡菌感染的可能性大，遗憾的是当时未行肺部病理学检查。

2. 检验案例总结

该例患者辗转多个医院，多次进行脓肿清除术，因诺卡菌感染经历了漫长而痛苦的住院历程，所幸在临床医师与检验医师的携手合作下确诊，最终结局良好。因诺卡菌属生长缓慢，实验室容易漏检，对于此类细菌，直接涂片染色镜检尤为重要；同时，加强临床医师与检验医师沟通，怀疑生长缓慢或需要特殊培养基的苛养菌等病原体感染时，由检验医师进行床旁指导采样，及时接种于合适的培养基，酌情延长样本培养时间可提高培养阳性率。

【专家点评】

该案例为笔者所在医院的临床案例，患者长期服用免疫抑制剂、先后出现肺部空洞及多处软组织脓肿，在外院多次行脓肿切开引流术并多次送检穿刺液培养，均未找到病因，未能进行有针对性治疗，病情逐渐加重来笔者所在医院就诊，经临床医师与微生物检验医师沟通，进行床旁穿刺抽脓采样，脓液直接涂片进行革兰氏染色镜检，发现革兰氏阳性长丝状杆菌，经延长脓液细菌培养时间至72h，平板上长出了细小菌落，鉴定病原菌为"脓肿诺卡菌"，结合患者临床表现，明确了病原菌的诊断，及时给予患者有效治疗，解除了患者的长期痛苦。对于特殊病原菌感染的病原诊断，临床医师与检验医师的及时沟通、延长培养时间至关重要。

参 考 文 献

[1] Murray P R，Baron E J，Jorgensen J H，et al. Manual of clinical microbiology[M]. 11th ed. USA：ASM Press，2015.

[2] CLSI. M24：Susceptibility testing of mycobacteria，*Nocardiae* spp，and other aerobic actinomycetes [M]. 3rd ed. Wayne，PA，USA：CLSI，2018.

[3] Gilbert D N，Chambers H F，Eliopoulos G M，et al. 热病：桑福德抗微生物治疗指南[M]. 48版. 范洪伟，译. 北京：中国协和医科大学出版社，2019.

[4] 周庭银，章强强. 临床微生物学诊断与图解[M]. 上海：上海科学技术出版社，2017.

第二部分

真菌感染性疾病

25 肾曲霉菌感染的诊疗过程

作者：荆楠[1]，刘俊平[2]（河南省人民医院：1.检验科；2.感染科）

点评专家：李轶（河南省人民医院检验科）

【概述】

曲霉菌病好发于肺部，常见于免疫功能低下者，如糖尿病、服用糖皮质激素和艾滋病或慢性酒精中毒患者，也可通过血源性途径传播到其他器官。原发性肾曲霉病罕见，但仍可见于免疫缺陷患者。肾曲菌病可导致局灶性脓肿、真菌性结石形成，并可引起输尿管梗阻。本案例介绍了1例以肾积水、尿路梗阻为表现的局限性肾曲菌病的病例。

【案例经过】

患者，男，46岁。主诉：左腰腹痛12天，腹胀5天。患者12天前无明显诱因出现左腰腹部疼痛，无恶心、呕吐、发热，于当地中医院就诊，按"左肾输尿管结石？"治疗，给予中药及镇痛药物治疗3天，症状无好转。2019年10月30日于当地县人民医院就诊，按"泌尿系结石"治疗，给予消炎、镇痛等对症治疗。5天前出现腹胀，伴双下肢水肿，查腹部CT提示：双肾轻度弥漫性回声改变，双肾积水，腹腔积液。血清白蛋白32g/L。给予对症治疗后，无明显好转。为进一步诊治，遂来笔者所在医院，门诊以"腹水查因？双肾积水"为诊断收住肾内科。发病以来，神志清楚，精神可，饮食、睡眠欠佳，大小便正常。

既往史：患者乙型病毒性肝炎20余年，曾给予治疗（具体不详）；糖尿病病史7年余，间断口服"二甲双胍、消渴丸"，血糖控制不佳。余无特殊。个人史：吸烟史30年，20支/天；饮酒史30年，每次100mL。婚育史无特殊。

肝病面容，表情自如，自主体位，神志清楚，查体合作。皮肤黏膜：全身皮肤、黏膜黄染，无皮疹、皮下出血、皮下结节、瘢痕，毛发分布正常，皮下无水肿，无肝掌、蜘蛛痣。腹膨隆，无腹壁静脉曲张，腹壁紧张，有压痛、反跳痛，腹部无包块。肝脏未触及，脾脏未触及，墨菲征阴性，肾区叩击痛，有移动性浊音。肠鸣音正常，4次/分。下肢指凹性水肿。

实验室检查：WBC 12.50×10^9/L，NEU% 79.9%，Hb 126g/L，PCT 0.16ng/mL，CRP 123.7mg/L，ESR 72mm/h，尿素11.8mmol/L，肌酐415mmol/L，血糖18.7mmol/L，总蛋白62.1g/L，乙肝表面抗原阳性，乙肝表面e抗体阳性，乙肝核心抗体阳性，白蛋白27.3g/L，尿白细胞（++），尿潜血（++），尿培养阴性。免疫固定电泳IgG 23.95g/L（参考范围8.6～17.4g/L），IgG_4 2.8g/L（参考范围0.03～2.01g/L），血清游离轻链-κ 102.0mg/L（参考范

围6.7～22.4g/L），血清游离轻链-λ 132.0mg/L（参考范围8.3～27.0g/L），尿游离轻链-κ 74.3mg/L（参考范围0～25.8g/L），尿游离轻链-λ 50.8mg/L（参考范围0～11.3g/L）。

影像学检查：腹部CT示双肾体积增大，密度减低；双侧肾盂、输尿管上段轻度积水；腹水；腹膜后多发小淋巴结。泌尿系彩超示前列腺结石，双肾积水。

肾穿刺病理检查：患者为急性肾损伤，为明确病理类型、指导治疗，2019年11月12日行肾穿刺活检术。结合形态学及免疫荧光，考虑早期糖尿病肾病伴急性肾小管间质性肾炎。肾间质无浆细胞，不符合IgG₄相关疾病，见图25-1。

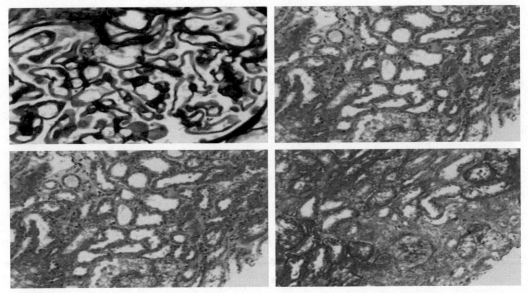

病理诊断：

肾穿刺组织2条，共可见21个肾小球；肾小球毛细血管基底膜弥漫增厚，未见钉突样结构，伴系膜细胞及系膜基质增生，1个肾小球毛细血管袢节段性皱缩改变，约8个肾小球可见足细胞增生，未见壁层上皮细胞增生及新月体形成；肾小球上皮细胞多灶性嗜酸改变，灶性上皮细胞肿胀、崩解、脱落，可见裸基底膜，未见蛋白及红细胞管型，局灶见类似细胞管型；肾间质中度水肿样变，伴少许淋巴及单核细胞浸润，可见2～3个胞质嗜酸性细胞浸润；肾小球入球小动脉，内皮细胞肿胀，叶间小动脉内膜增生、管壁稍增厚；

免疫荧光：IgA[-]，IgG[++]，IgM[-]，C3[-]，FRA[-]，C1q（-）；

刚果红：（-）；

免疫组化结果显示：PLA2R（-），HBcAg（-），HBsAg（-）；

结合形态及免疫荧光，考虑膜性肾病伴急性间质性肾损害，强烈建议进一步电镜检查，排除继发可能，请结合临床及实验室检查。如有不符，请及时沟通、会诊。

图25-1　病理检查结果

患者腹痛症状较前明显加重，无尿3天。2019年11月18日该患者出现危急值：肌酐913μmol/L，尿素43.66mmol/L，二氧化碳12.7mmol/L。考虑原因可能为急性肾衰竭，至血液净化中心行血液透析治疗。患者近3天反复出现发热，体温最高38.5℃，复查血象及PCT较前明显升高，于2019年11月19日行"经尿道膀胱镜下双侧输尿管支架管置入术"。左右侧输尿管入超滑导丝可见白色脓液喷出。双侧输尿管各置入F4.7双J管一根，留置导尿管一根。左肾造瘘处穿刺液培养，镜检可见大量霉菌菌丝（图25-2～图25-4），考虑为曲霉菌感染。血清G试验197.7，GM试验0.130。

在沙氏琼脂培养基（SDA）上培养3天菌落呈棉毛状黄绿色（图25-5），镜下顶囊呈球形，小梗双层，分生孢子梗梗壁粗糙，分生孢子球形、表面粗糙，分生孢子头呈疏松放射状，鉴定为黄曲霉。患者最终确诊为肾曲霉病，临床给予"注射用伏立康唑400mg 每12h 1次"抗真菌治疗，定期监测伏立康唑血药浓度。治疗上给予抗感染、抗病毒、控制血糖、保肝、护胃、促消化及营养支持等治疗。治疗后患者各项炎症指标较初期下降，肾区叩击痛阴性，于2019年12月19日出院，出院继续口服抗真菌药物治疗。2020年1月7日患者在局部麻醉下行经尿道输尿管支架管拔除术，拔除的导管进行真菌荧光染色仍可见霉菌菌丝，而后患者继续抗真菌治疗，恢复良好。

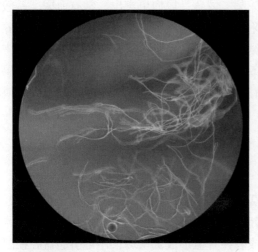

图25-2　钙荧光白染色（×100）

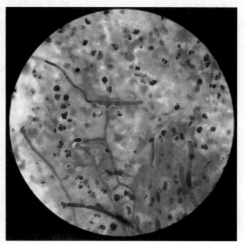

图25-3　革兰氏染色（×400）

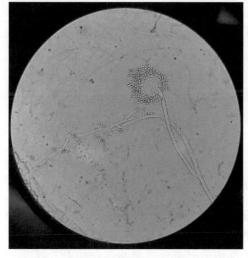

图25-4　菌落压片乳酸酚棉兰染色（×400）

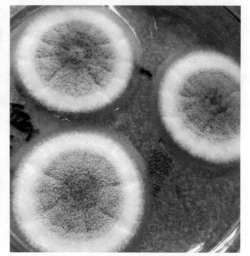

图25-5　菌落在SDA上28℃孵育3天

【案例分析】

1.临床案例分析

初始为何怀疑患者为IgG4相关疾病？如何与肾结核或其他细菌感染进行鉴别诊断？
IgG4 相关性疾病是一类原因不明的由大量淋巴细胞和 IgG4 阳性浆细胞浸润，同时组织纤维化而导致器官肿大或结节性病变的慢性自身免疫性疾病。肾脏受累以IgG4相关性小管间质性肾炎多见。患者存在急性肾损伤，免疫固定电泳示IgG、IgG4、血清游离轻链-κ、血清游离轻链-λ、尿游离轻链-κ、尿游离轻链-λ等指标均有不同程度升高。但是患者病理结果显示肾间质无浆细胞，故不符合IgG4相关疾病。

急性肾盂肾炎患者常有腰痛，肋脊角压痛、叩痛和全身感染症状。急性膀胱炎主要表现为尿频、尿急、尿痛、耻骨弓上不适等，常有白细胞尿。尿路感染的常见病原菌有大肠埃希菌、克雷伯菌、肠球菌等。肾结核患者尿频、尿急、尿痛更突出，常有血尿，一般抗菌药物治疗无效，晨尿培养为结核分枝杆菌阳性，尿沉渣可找到抗酸杆菌，而普通培养为结核分枝杆菌阴性。静脉肾盂造影可发现肾结核X线征，但要注意肾结核常与尿路感染并存。该患者尿沉渣未见抗酸杆菌，且Gene Xpert检测为结核分枝杆菌阴性，尿培养结果为阴性，暂排除普通细菌感染和结核分枝杆菌感染。曲霉菌引起的肾脏感染会形成团块状物，不易排出，造成培养结果为阴性。

2. 检验案例分析

肾曲霉菌的来源

肾曲霉病罕见。肾曲菌病可由3种疾病模式演化而来，免疫缺陷患者肺部曲霉菌经血行播散；或由尿路上行感染，累及尿道、膀胱、输尿管和肾脏；或继发于梗阻性尿路病变。肾曲霉病可形成单发或多发实质脓肿，或者在肾盂形成真菌球，还可引起盆腔梗阻和肾周围脓肿。临床表现可包括血尿、腹部疼痛和发热。该患者有糖尿病、慢性乙型病毒性肝炎，属于免疫力低下人群，临床表现符合血尿、腰腹部疼痛、发热等。经膀胱镜取出团块状物培养、肾穿刺液培养均为黄曲霉菌，肾曲霉病诊断明确。该患者肺部无感染表现，胸部CT未发现异常，其曲霉菌从肺部播散而来的可能性小。该患者存在梗阻性尿路病变，出现肾盂输尿管积水，曲霉菌感染可能继发于此。而尿路上行曲霉菌感染涉及尿道、膀胱、输尿管和肾脏的感染，但该患者尿道及膀胱并无异常，因此暂排除上行感染。

【知识拓展】

1. 什么是肾曲霉病？哪些人群好发肾曲霉病？

肾曲霉病是发生于肾脏的侵袭性曲霉菌感染[1, 2]。泌尿系侵袭性曲霉菌感染罕见，首例肾曲霉病报道于1962年，为1例27岁女性糖尿病患者，随后相继报道肝移植、肾移植患者肾曲霉病。免疫低下人群如糖尿病、器官移植患者等均是肾曲霉病好发人群[3]。感染可由肺曲霉菌播散入血而到达泌尿系。另外，手术、导管置入也是导致曲霉菌感染尿路的重要因素。肾移植患者发生肾曲霉病可能由供体肾保存液污染导致[4]。泌尿道梗阻也是肾曲霉病发生的重要原因，去除梗阻及规范的抗真菌治疗非常关键。

2. 如何采集肾曲霉菌的标本？如何看待尿培养出的曲霉菌？

肾曲霉菌的标本来源包括肾穿刺液、肾盂积液、肾活检、尿液、肾脏经皮造瘘液等[5]。穿刺及手术中采集的标本均为高质量标本。也有通过尿培养检出曲霉菌的案例，但仍有部分患者尿培养结果为阴性。由于泌尿系侵袭性曲霉菌感染罕见，环境中也存在曲霉菌，因此应谨慎看待尿培养出现的曲霉菌。微生物室应积极与临床科室联系，关注标本采集方式及患者基本情况，查看患者是否有侵袭性曲霉菌感染的危险因素，综合真菌感染的其他实验室指标如 G 试验等，结合影像学结果进行综合判断。

【案例总结】

1. 临床案例总结

在临床肾曲霉病并不多见，微生物室的工作可为临床明确诊断提供依据。患者在手术放置双 J 管解除梗阻的基础上进行抗真菌治疗，效果显著，患者肾功能逐步恢复正常，好转后出院。临床医生在诊断及鉴别诊断肾脏感染性疾病时，除常规检查外，还应通过培养、涂片检测，必要时用基因检测等多种手段明确病原菌，考虑少见菌及真菌感染的可能，及时送检高质量标本，针对致病菌进行治疗。临床医生和微生物检验医生应积极加强沟通合作，共同为患者合理诊疗提供保障。

2. 检验案例总结

该例患者存在急性肾损伤，入院后完善一系列实验室检查及影像学检查，并做肾穿刺活检，但患者病因仍不明确，微生物检验医生积极与临床医生沟通，参加多学科会诊，之后通过膀胱镜检查及肾穿刺获得高质量标本进行培养，微生物室医生积极回报涂片革兰氏染色、荧光染色结果及培养结果。

【专家点评】

该案例在诊断过程中，考虑免疫性疾病及感染性疾病。患者肾功能持续恶化，微生物检验医生与临床医生积极沟通联系，采集高质量标本有利于明确病原体，为临床提供了重要诊疗依据，经过透析、解除梗阻及规范抗真菌治疗，获得满意治疗结果，这是检验医生与临床医生成功合作的结果。肾曲霉菌病罕见，尿培养中出现曲霉菌应谨慎对待，也要做好该病的诊断及鉴别诊断。

参 考 文 献

[1] Ullah S R，Jamshaid A，Zaidi S Z. Renal aspergilloma presenting with pelvi-ureteric junction Obstruction（PUJO）[J]. J Pak Med Assoc，2016，66（7）：903-904.

[2] Nagvekar V，Pranatharthi C H，Gopalakrishnan R，et al. Fatal aspergillosis of the renal vasculature in a combined liver-kidney transplant recipient[J]. Indian J Med Microbiol，2018；36（3）：444-446.

[3] Smolovic B，Vukcevic B，Muhovic D，et al. Renal aspergillosis in a liver transplant patient：a case report and review of literature [J]. World J Clin Cases，2018，6（16）：1155-1159.

[4] Khan Z U，Gopalakrishnan G，Al-awadi K，et al. Renal aspergilloma due to *Aspergillus flavus*[J]. Clin Infect Dis，1995，21（1）：210-212.

[5] Araos-baeriswyl E，Moll-manzur C. Renal aspergillosis after liver transplant：Report of an unusual case[J]. Gastroenterol Hepatol，2018，41（1）：30-31.

26 结核性胸腔积液继发头状地霉菌感染

作者：朱瑞琪[1]，赵骥越[2]（湖北医药学院附属襄阳第一人民医院：1.检验科；2.肾内科）
点评专家：赵建忠（襄阳市第一人民医院检验科）

【概述】

患者因胸腔积液、左肺感染10余天入院，常规广谱抗菌药物治疗数日效果不明显后行胸腔穿刺置管术，胸腔积液病理学检查及影像学检查疑为结核与继发头状地霉菌感染，予以抗结核药加氟康唑抗真菌治疗后病情稳定，最终好转后出院。

头状地霉菌存在于土壤、人体皮肤等自然环境中，可经呼吸道、消化道侵袭人体，是一种机会性致病真菌[1]，临床症状易与念珠菌、侵袭性曲霉菌感染相混淆[2]，可引起免疫功能低下的患者，尤其是急性白血病和严重的嗜中性粒细胞减少症患者的全身感染，致死率超过50%。目前国际上对头状地霉菌所致感染的病例报道仅100多例[3]，因此其治疗方案的安全性、有效性和经济性有待进一步研究。

【案例经过】

患者，男，75岁。因突发脑梗死在外院诊治，继发肺部感染给予抗感染治疗十余天，无效后转至笔者所在医院呼吸科。入院时血常规示红细胞计数、血红蛋白偏低且已有低蛋白血症、肾功能异常的症状。

入院查体：体温36.2℃、呼吸20次/分、脉搏76次/分、血压125/75mmHg，体形极度消瘦，神志清楚，伸舌右偏，颈软，甲状腺不肿大，颈静脉无怒张，左肺语颤减弱，叩诊实音，左中下肺呼吸音消失，右肺呼吸音可闻及，无明显干湿啰音，心律齐，各瓣膜区未闻及病理性杂音，腹平软，无压痛、反跳痛，肝脾肋下未及，双肾区无压痛及叩击痛，右侧腰背后大块皮肤瘀斑，双下肢未肿，右侧肢体肌力5级，右侧巴氏征（＋）。

实验室检查：见表26-1。

表26-1 实验室检查结果

检查	项目	结果	提示	意义
血清生化	钾	3.03mmol/L	↓	低钾血症
	肌酐	120.6μmol/L	↑	肾功能异常
	尿素	3.83mmol/L		
	总蛋白	59.82g/L	↓	低蛋白血症
	白蛋白	33.19g/L	↓	

续表

检查	项目	结果	提示	意义
胸腔积液常规	性状	微浊，絮状		渗出液性胸腔积液
	Rivalta试验	阳性		
	有核细胞计数	$530×10^6$/L	↑	
	淋巴细胞比例	85%		
	中性粒细胞比例	15%		
胸腔积液生化及肿瘤标志物	总蛋白	40.55g/L	↑	排除恶性胸腔积液的可能
	腺苷脱氨酶	31.3U/L	↑	
	乳酸脱氨酶	179U/L	正常	
	癌胚抗原	0.8ng/mL	正常	
病原体	痰培养	正常		
	抗酸杆菌	正常		
	结核抗体	正常		
	TB-DNA	正常		
	真菌菌丝	++		真菌感染
尿常规	白细胞	54/μL	↑	尿路感染：可能与真菌感染有关
	白细胞酯酶（±）	15cells/μL	↑	
	类酵母菌	68.0/μL	↑	

影像学检查：腹部彩超示右肾囊肿，胸腔积液彩超示双侧胸腔积液，肺部增强CT示左肺感染性病变；双肺纤维化、硬结及钙化灶；右上肺大疱；两侧胸腔积液，两侧胸膜增厚、粘连。

入院诊断：①胸腔积液原因待查：结核性胸膜炎？；②脑梗死；③低蛋白血症并重度营养不良；④肾功能异常；⑤低钾血症；⑥肾囊肿。

诊疗经过：入院时予以左氧氟沙星抗感染及复方氨基酸营养支持，口服氯化钾，双抗治疗（阿司匹林肠溶片＋氯吡格雷片），3天后症状无明显好转，拟行胸腔穿刺置管术，抽取胸腔积液1000mL并送检，其他治疗不变，继续观察患者病情变化。入院第5天，胸腔积液引流量约800mL。胸腔积液送检示镜下以单核淋巴样细胞为主，少许间皮细胞，考虑结核可能性大，拟行支气管镜检查，并行肺泡灌洗MTB/RIF检测；当日患者尿常规见类酵母菌较多，提示真菌感染，考虑为长期使用抗生素及患者免疫力极低所致，加查G试验、GM试验、真菌培养及鉴定，查痰中霉菌，并加用氟康唑抗真菌治疗。入院第7天，胸腔积液引流量约500mL。左肺右上叶刷片、灌洗液未见肿瘤细胞；真菌培养与鉴定结果示真菌孢子，地霉菌感染。

后续治疗：患者左肺斑点状、斑片状及条索状密度增高影较前部分吸收，积液量减少，肺部感染同前比较有吸收，虽实验室检测未找到结核分枝杆菌，但由于患者胸腔积液ADA升高，左肺可见斑片状影，仍予以抗结核药物治疗；地霉菌感染给予氟康唑静脉滴注至复查痰中菌丝阴性。定期复查，不适随诊。

【案例分析】

1.临床案例分析

结核性胸膜炎是导致胸腔积液的常见疾病，占54.8%。因胸膜腔细菌负荷量低、特征性病理改变少，胸腔积液结核分枝杆菌涂片及培养阳性率不高，本病例患者胸腔积液ADA升高，TB-DNA/MTB/RIF结果均正常，但结合影像学检查，临床医师仍考虑为结核，予以抗结核治疗。由于患者免疫力低下，加之近期使用广谱抗生素治疗，继发头状地霉菌感染，头状地霉菌所致的肺部感染是一种罕见的系统性真菌感染[3]，由于病例报道数有限，目前没有统一规范的治疗方法[4]。因此其治疗方案的安全性、有效性和经济性有待进一步研究。本病例给予氟康唑静脉滴注5天后，复查痰中菌丝转阴，效果明显。

2.检验案例分析

肺结核继发的真菌感染概率随着住院时间和抗结核治疗时间的延长而增高，住院时间在10～30天为真菌感染的高发时段[5]。本病例继发的头状地霉菌为一种罕见的条件致病菌，临床症状易与念珠菌、侵袭性曲霉菌感染相混淆，可引起免疫功能低下患者，尤其是急性白血病和严重的嗜中性粒细胞减少症患者的全身感染。

【知识拓展】

头状地霉菌为酵母样真菌，菌落生长速度中等，白色奶油状，菌落边缘圆整，表面凹凸不平，以分生孢子梗匍匐或直立、大量锐角分枝、矩形关节孢子为特征，偶见内孢子。细胞较大，可强烈发酵葡萄糖和蔗糖。

【案例总结】

1.临床案例总结

患者入院时有脑梗死并重度营养不良，身体状况差，经胸腔积液常规、生化及肺癌全套检测可排除恶性肿瘤的可能，但由于患者胸腔积液ADA升高，左肺可见斑片状影，无法排除结核。痰中可见菌丝，真菌培养阳性提示为继发头状地霉菌感染，考虑与抵抗力低下及近期抗感染治疗相关。

2.检验案例总结

头状地霉菌是一种偶见的条件致病菌，可寄生于土壤、蔬菜及水果上，最常波及肺及肠道，生物危害等级为3级。头状地霉菌感染常伴发或继发于结核、糖尿病、白血病等消耗性疾病患者或伴发于长期使用激素者及艾滋病患者。

【专家点评】

目前已知有50多种原因可引起胸腔积液，发生胸腔积液时，首先要寻找病因。本案例中检验医生与临床医生相互沟通交流，综合检验各专业检测结果，并进一步通过病原学检验，查到引起胸腔积液的罕见病原菌——头状地霉菌，为患者进一步的治疗明确了方向。检验医生与临床医生充分的沟通和交流对患者的诊疗有非常重要的作用。

参 考 文 献

[1] 李平. 头状地霉肺炎的治疗及体外药敏研究[D]. 上海：上海交通大学，2018.

[2] 钱雪峰，Jyothi K，赵晔，等. 阿萨希毛孢子菌和头状地霉菌血流感染的鉴别诊断初探[J]. 中国感染控制杂志，2016，15（10）：764-768.

[3] Özkaya-parlakay A，Cengiz A B，Karadağ-önce L E，et al. Geotrichum capitatum septicemia in a hematological malignancy patient with positive galactomannan antigen：case report and review of the literature[J]. Turk J Pediatr，2012，54（6）：674-678.

[4] 王乐玲，吴碧彤，董海平，等. 继发性肺结核合并肺部真菌感染的临床特点及危险因素分析[J]. 广州医药，2021，52（3）：79-83.

[5] 曾路，王曼，刘侠，等. Xpert MTB/RIF在结核性胸膜炎诊断中的研究进展[J]. 现代检验医学杂志，2019，34（6）：161-164.

27 基于mNGS诊断波氏赛多孢霉致SLE患者脑脓肿

作者：周万青[1]，康怡[2]，高硕[1]，张燕[1]（南京大学医学院附属鼓楼医院：1.检验科；
   2.感染科）

点评专家：沈瀚（南京大学医学院附属鼓楼医院检验科）

【概述】

赛多孢霉（*Scedosporium*）为少见暗色真菌，可造成免疫功能正常人群原发感染和免疫缺陷人群的机会性感染。该菌属可定植于人群呼吸道，引发变态反应和浅表感染，亦可造成足菌病、眼内膜炎等局部感染和脑脓肿、肺炎及其他播散性感染[1]。临床感染菌种分布以尖端赛多孢霉（*S. apiospermum*）和波氏赛多孢霉（*S. boyddi*）多见，而在一些国家和地区桔黄赛多孢霉（*S. aurantiacum*）较为流行[2]。该菌属对常用抗真菌药物的耐药程度较高，其中伏立康唑等药物的MIC值相对较低，并推荐经验性使用[3]。目前对于该菌属的鉴定大多依靠培养后的形态学特征，随着质谱技术的推广以及分子技术的应用，可实现菌种的准确鉴定，但需获得纯培养菌株。据报道，对于溺水后的患者尖端赛多孢霉致中枢感染的病原学诊断延迟可达28天，早期诊断的局限性造成临床抗感染诊疗的盲目性及患者的高死亡率[4]。mNGS技术对疑难、少见感染病原的检出可为临床抗感染诊疗提供早期、快速的结果[5]。随着专家共识的陆续推出，方法学得以规范，极大提高了检验准确性及可靠性[6, 7]。

【案例经过】

患者，女，30岁。因"皮疹7个月余，胸闷5个月，发热、头痛1个月余"于2020年6月1日入住笔者所在医院风湿免疫科。患者于2019年10月出现无明显诱因颜部及上肢淡红斑，于2020年2月诊断为系统性红斑狼疮（SLE），并先后2次入当地医院诊治；于2020年4月出现无明显诱因间断发热，热峰达38.6℃，伴头痛、呕吐。入院查体：神清，精神稍萎，面部潮红，双上肢可见少量皮疹。实验室检查：WBC 7.7×10^9/L，NEU% 78.1%，纤维蛋白原（FIB）4.2g/L，肌钙蛋白（TNT）0.095μg/L，PCT＜0.2ng/mL，脑钠肽（BNP）49.4pg/mL，隐球菌荚膜抗原阴性，真菌G试验153.3pg/mL，真菌GM试验0.96，GenXpert结核分枝杆菌未检出，γ干扰素释放试验阴性。胸部CT示右肺上叶磨玻璃结节。入院当日突发抽搐、意识丧失，给予积极救治后缓解。随后行第1次腰椎穿刺并行脑脊液检查：WBC 7.12×10^6/L，NEU% 55.8%，蛋白1 969.2mg/L，GLU 1.09mmol/L，血清氯化物（Cl）110.6mmol/L，脑脊液培养未检出细菌、真菌。

头颅磁共振：左侧枕叶占位，左侧侧脑室壁多发结节；左侧侧脑室增宽，提示脑脓肿存在，见图27-1。

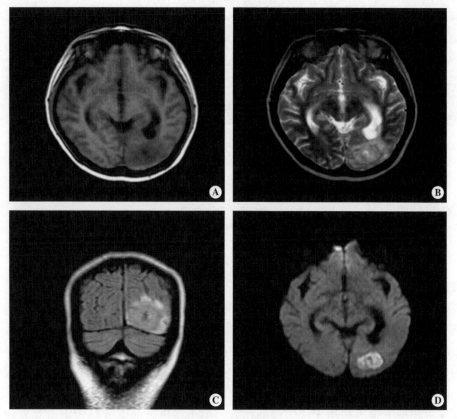

图27-1　MRI结果

入院后先后给予头孢曲松抗感染，异烟肼、利福平、吡嗪酰胺、乙胺丁醇、左氧氟沙星抗结核和地塞米松抗炎治疗。2020年6月8日第2次腰椎穿刺并送检，脑脊液mNGS结果回报检出波氏赛多孢霉，培养未检出细菌、真菌。患者于2020年6月10日转入神经外科并于6月15日行左侧脑室钻孔引流术，送检脑脊液培养次日检出波氏赛多孢霉，见图27-2。经Vitek MS鉴定、ITS序列、β-tubulin序列鉴定为波氏赛多孢霉。分离菌株药敏结果：阿尼芬净＞8μg/mL；米卡芬净＞8μg/mL；卡泊芬净＞8μg/mL；5-氟胞嘧啶＞64μg/mL；泊沙康唑1μg/mL；伏立康唑0.125μg/mL；伊曲康唑0.5μg/mL；氟康唑16μg/mL；两性霉素B 8μg/mL。患者在转科后调整为美罗培南和万古霉素抗感染治疗，获得培养结果后联合给予伏立康唑口服抗真菌治疗。患者于2020年6月24日突发昏迷，头颅CT示脑室出血、脑出血，自动出院。

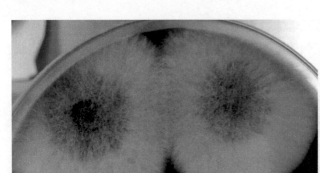
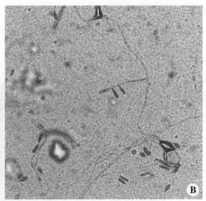

图 27-2 脑脊液培养及菌落形态特征

A.哥伦比亚血琼脂平板 35℃培养 5 天的菌落；B.乳酸酚棉兰染色镜下形态（×400）

【案例分析】

1.临床案例分析

抗感染治疗的波折

该案例中，最初的经验性抗结核治疗方向性是否准确，尚无法考证。临床医生对于高通量测序报告的波氏赛多孢霉的治疗经验有限。临床医生主动联系微生物实验室人员，经讨论和综合分析，结合患者脑脓肿影像学特征、呕吐症状、免疫状况，不排除少见病原感染的可能。流行病学监测数据显示，伏立康唑是治疗赛多孢霉的首选[3]。但在患者转科后，由于信息的交接不畅，未能进行伏立康唑的续贯治疗。后续的外科清创干预，的确可在一定程度上解决药物无法实现的功效，但由于患者的突发脑室出血并发症，终止了后续抗感染治疗结局的观察。因此，对于封闭部位脓肿的诊疗，药物治疗是一方面，而外科介入治疗可能会发挥更大的作用。

2.检验案例分析

为何 3 次脑脊液培养中前 2 次未培养出病原？

培养鉴定仍是对于可培养病原诊断的金标准。本案例患者先后接受 3 次脑脊液培养，但前 2 次培养均未获得检出菌。作为中枢神经系统脓肿的形成，病原体的释放较为困难；而在接受脑室钻孔引流术后，脓肿部位的病原释放更为顺畅，因此第 3 次培养获得病原。该分离菌株的生长速度较为迅速[9]，接种培养基后的 24h 即可查见菌落生长。因此，前 2 次未培养出病原并非培养时间（48h）不足所造成。mNGS 可实现极低的病原核酸的检测[10]，文献报道显示肺泡灌洗液中 mNGS 可检出尖端赛多孢霉 3 条序列并经培养证实[5]。本案例患者脑脊液样本中检出 9 条序列，并就该结果，临床医生与微生物室人员进行了沟通；并依据《热病：桑福德抗微生物治疗指南》等推荐对于该病原的治疗首选伏立康唑。综合患者基础情况以及后续培养鉴定，证实 mNGS 鉴定的准确性和灵敏性。当然，越来越多的共识或指南都在规范对 mNGS 的报告解读[6, 7]。

真菌免疫指标在波氏赛多孢霉感染诊断中的价值有多大?

目前对于赛多孢霉感染的免疫学指标检测数据较少,在6例进行真菌G试验检测的案例报道中,有4例呈阳性[8]。本案例患者在一次的检测中呈阳性,但随后复查转为阴性。因此,对于波氏赛多孢霉造成的侵袭性感染患者外周血中真菌抗原的诊断价值尚待更多数据的验证。

【知识拓展】

临床分离赛多孢霉属真菌中以尖端赛多孢霉和波氏赛多孢霉多见,而国内文献报道以尖端赛多孢霉检出率最高[8, 9]。对于赛多孢霉感染的诊断可采用直接镜检、培养、病理学、影像学和分子生物学方法。但直接镜检阳性率偏低,病理切片中菌丝特点无法与曲霉菌丝相区别,影像学结果特异性不强,分子生物学鉴定技术等也需基于培养后的菌落获取方可实现[8]。在一定程度上高通量测序技术在多种病原体的辅助诊断中可弥补传统微生物检验的耗时长等缺点[5]。质谱鉴定技术可实现赛多孢霉菌属内常见菌种鉴定。因此,本案例在后续培养获得纯菌株后经质谱鉴定、ITS测序列和β-tubulin序列分析鉴定为波氏赛多孢霉,验证了最初的高通量测序结果。需要明确的是,高通量测序技术的使用要遵循一定的适应证,并非所有感染患者的病原学检测均需采用[7]。传统微生物检验仍是目前抗感染诊疗病原学获取的基础,而综合使用多种技术如高通量测序技术,在少见菌、非培养检测病原学获取中的确可弥补传统微生物检验中的弊端。

【案例总结】

1.临床案例总结

本案例患者入院后经历抗结核、抗细菌的经验性治疗。虽然在高通量测序结果报告后有短暂的伏立康唑治疗,但后续转入外科后未对测序结果过多关注。直到后续培养结果验证后才给予伏立康唑的口服治疗,在一定程度上可能延误了抗感染诊疗。术后患者情况尚可,但遗憾的是,突发的脑室出血终止了抗真菌治疗的结局观察。作为长期免疫抑制患者,该患者具有继发机会性感染病原的可能,但具体的侵入途径尚不清楚。

2.检验案例总结

在诊断技术的应用上,尤其在培养结果未获得前对高通量测序结果的解读,临床医生非常依赖于微生物实验室人员提供的结果。在该案例的相互沟通中,基础疾病的存在、免疫指标的升高等,对于高通量测序的结果具有支撑作用。而对于这种少见真菌的感染治疗及药物监测数据,实验室检验人员具有更多的发言权。因此,有机结合传统病原学诊断技术和宏基因组测序技术,可提升对疑难、少见病原的诊断能力。

【专家点评】

对于少见病原的感染诊断，多种方法的综合运用有时可快速实现病原的获取。本案例运用高通量测序技术首先获得波氏赛多孢霉的核酸片段信息，在经过临床外科干预后，使得引流通畅，经典的培养技术亦获得该真菌，并经过多种纯培养物的鉴定技术，包括形态学、质谱及管家基因的测序，最终验证了最初的高通量测序结果。虽然最终患者由于突发的术后脑室出血，并未能就病原的目标治疗的效果进行评估，但对于病原的获取过程技术的应用仍是较为全面的。相对来说，实验室检验人员可能需在与临床医生沟通方面，更早地提示临床抗真菌药物使用的连贯性，也许会获得不一样的诊疗结局。

参 考 文 献

[1] Ramirez-garcia A，Pellon A，Rementeria A，et al. *Scedosporium* and *Lomentospora*：an updated overview of underrated opportunists[J]. Med Mycol，2018，56（Suppl 1）：102-125.

[2] Luplertlop N. *Pseudallescheria/Scedosporium* complex species：from saprobic to pathogenic fungus[J]. J Mycol Med，2018，28（2）：249-256.

[3] Tortorano A M，Richardson M，Roilides E，et al. ESCMID and ECMM joint guidelines on diagnosis and management of hyalohyphomycosis：*Fusarium* spp.，*Scedosporium* spp. and others[J]. Clin Microbiol Infect，2014，20（Suppl 3）：27-46.

[4] Katragkou A，Dotis J，Kotsiou M，et al. *Scedosporium apiospermum* infection after near-drowning[J]. Mycoses，2007，50（5）：412-421.

[5] Xiao W，Han P，Xu Z，et al. Pulmonary scedosporiosis in a patient with acute hematopoietic failure：diagnosis aided by next-generation sequencing[J]. Int J Infect Dis，2019，85：114-116.

[6] 江苏省医学会检验学分会，江苏省临床检验中心. 宏基因组测序技术检测感染性病原体江苏专家共识（2020版）[J]. 临床检验杂志，2020，38（9）：641-645.

[7] 中华医学会检验医学分会临床微生物学组，中华医学会微生物与免疫学分会临床微生物学组，中国医疗保健国际交流促进会临床微生物与感染分会. 宏基因组高通量测序技术应用于感染性疾病病原学检测中国专家共识[J]. 中华检验医学杂志，2021，44（2）：107-120.

[8] 杨之辉，余进，李若瑜. 中国大陆地区赛多孢霉感染流行现状的回顾性分析[J]. 中国真菌学杂志，2019，14（3）：183-192.

[9] 帅丽华，胡龙华，徐和平，等. 赛多孢霉属侵袭感染的临床特征及实验室检查分析[J]. 临床检验杂志，2017，35（11）：872-876.

[10] Yao M，Zhou J，Zhu Y，et al. Detection of *Listeria monocytogenes* in CSF from three patients with meningoencephalitis by next-generation sequencing[J]. J Clin Neurol，2016，12（4）：446-451.

28　隐球菌引发血流感染并发隐球菌性脑膜炎的诊疗过程

作者：林琳[1]，张永利[2]，李士军[1]，刘爽[1]，王楠[1]（大连医科大学附属第一医院：1.检验科；2.重症医学科）

点评专家：肖晓光（大连医科大学附属第一医院检验科）

【概述】

隐球菌病（cryptococcosis）是新生隐球菌感染所致的全身感染性疾病，好发于免疫功能低下患者，如艾滋病（AIDS）、恶性肿瘤、糖尿病患者等。隐球菌广泛存在于自然界，也可以存在于人体表、口腔或肠道中，临床上常引起中枢系统感染[1]。本案例介绍了1例糖尿病患者由隐球菌引发血流感染并发隐球菌性脑膜炎（cryptococcal meningitis）的诊疗过程。

【案例经过】

患者，女，60岁。2019年5月9日主诉"厌食10余日，意识障碍7h"，由外院转入笔者所在医院重症监护病房，由于当时检测结果示血糖值高，患者意识不清、呼吸弱、血压低，遂行气管插管术，给予血管活性药物治疗。

入院查体：体温36℃，脉搏76次/分，呼吸21次/分，血压115/72mmHg。发育正常，营养良好，昏迷状态，被动体态，颈部略有抵抗，光反射略迟钝，脑膜刺激征阴性，平车推入病房，查体欠合作。

实验室检查：血糖＞30mmol/L，尿酮体3+，血气pH 6.738，氧分压418mmHg，二氧化碳分压12.3mmHg，实际碳酸氢根1.6mmol/L，碱剩余−33.91.6mmol/L，血常规白细胞计数25.63×10^9/L，中性粒细胞比例85.4%。

初步诊断：2型糖尿病，糖尿病酮症酸中毒并昏迷，感染性休克。

患者转入笔者所在医院时体温正常，无咳嗽咳痰，但患者意识不清，于外院已予气管插管、机械通气治疗，转入笔者所在医院后体温升高，考虑存在肺部感染，留取痰培养、血培养，予头孢哌酮钠舒巴坦钠、甲硝唑每12h 1次抗感染治疗，同时予胰岛素泵入控制血糖，及时调整抗感染治疗方案。入院第2天，日间化验回报：白细胞计数14.52×10^9/L，降钙素原3.15ng/mL，1, 3-β-D葡聚糖159pg/mL，患者G试验阳性，警惕真菌感染可能，如体温仍高，必要时给予抗真菌治疗。

入院第4天，患者持续呼吸机辅助通气，夜间患者体温升高到37.9℃，采血培养1次。入院时（5月9日）采集患者痰培养回报为白假丝酵母菌，药敏结果：氟康唑

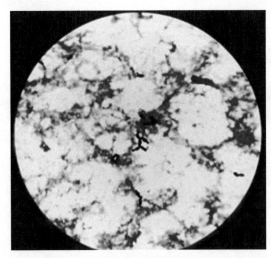

图28-1 血培养涂片酵母样菌（×100）

≤4μg/mL，伏立康唑≤0.06μg/mL，伊曲康唑≤0.125μg/mL，5-氟胞嘧啶≤4μg/mL，两性霉素B≤0.5μg/mL。入院时（5月9日）采集的血培养结果为真菌（图28-1），报警时间51.03h，分析可能因气管插管导致呼吸道中白假丝酵母菌入血，故给予氟康唑（首剂600mg）400mg每天1次，继续监测病原学结果，根据肝、肾功能情况及时调整用药。

入院第5天，患者病情较前改善，呼之可睁眼，偶有示意。疼痛刺激后双上肢及左下肢可活动，右下肢无明显活动，左上肢肌力较右侧减弱。持续呼吸机辅助通气，病情未完全平稳，暂不适合CT检查，可行腰椎穿刺术，进行脑脊液相关检查，探查颅内情况。脑脊液常规回报：外观淡黄色、透明，葡萄糖2.00mmol/L（参考范围：2.5～4.5mmol/L），蛋白定量＞3.00g/L（参考范围：0.12～0.60g/L），氯107mmol/L（参考范围：120～132mmol/L）。脑脊液涂片未查到隐球菌。入院第7天，头颅CT示右侧基底节区点状低密度影，长径约0.6cm，提示右侧基底节区腔隙性脑梗死，见图28-2。日间化验回报：白细胞计数12.03×10⁹/L，中性粒细胞比例74.34%，降钙素原1.02ng/mL，数值均较前下降，血培养白假丝酵母药敏试验回报对氟康唑敏感。患者目前体温正常，提示抗感染有效，继续目前治疗。

入院第8天，血培养回报为隐球菌（图28-3），报警时间88.6h，药敏试验结果待回报，目前已给予氟康唑抗真菌治疗，体温正常，治疗有效，可继续应用。因血培养结果为隐球菌，既往有精神症状，且5月13日脑脊液常规回报蛋白水平升高，糖水平降低，虽隐球菌涂片阴性，但仍不能除外颅内隐球菌感染可能，故再次行腰椎穿刺术，结果回报：脑脊液中查到隐球菌（图28-4），血液及

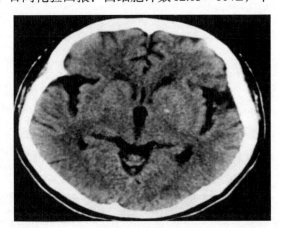

图28-2 头颅CT

脑脊液荚膜多糖抗原测定均为阳性。结合患者曾有精神症状，颈部略有抵抗，病程中左侧上肢肌力较对侧减弱，右侧下肢肌力明显减弱，疼痛刺激无活动，给予氟康唑治疗后，左侧上肢和右侧下肢肌力好转，可自主活动，上述症状不能以右侧基底节区腔隙性脑梗死解释，考虑存在隐球菌性脑膜炎。

入院第9天，血培养及脑脊液隐球菌药敏试验结果：氟康唑≤4μg/mL，5-氟胞嘧啶≤4μg/mL，两性霉素B≤0.5μg/mL，提示目前抗感染治疗方案有效。患者问答合理，自主呼吸平稳，转出重症监护病房继续抗隐球菌治疗。入院治疗期间外周血白细胞、降钙素原（PCT）水平变化见图28-5、图28-6。

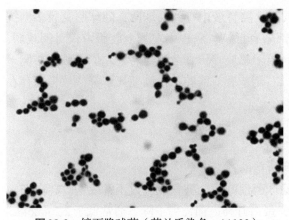

图28-3 镜下隐球菌（革兰氏染色，×100）

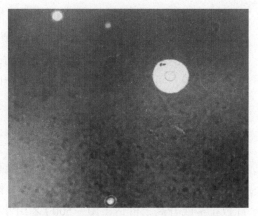

图28-4 隐球菌（墨汁染色，×40）

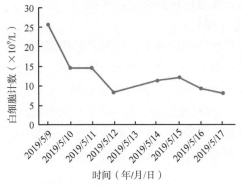

图28-5 外周血白细胞计数变化

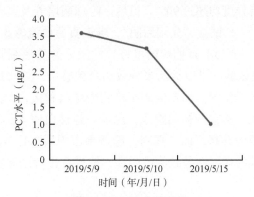

图28-6 PCT水平变化

【案例分析】

1.临床案例分析

治疗隐球菌病可以用棘白菌素类药物吗？

隐球菌对棘白菌素类药物天然耐药。目前，被临床公认可用于治疗隐球菌病的药物为两性霉素B、5-氟胞嘧啶和氟康唑。《热病：桑福德抗微生物治疗指南》[2]提到氟康唑治疗隐球菌感染的脑膜炎和非脑膜炎的有效率为90%。对于隐球菌性脑膜炎特别强调早期治疗，必要时可多途径用药，联合用药。药量及疗程要足够，在脑脊液检查结果正常后，应连续3次检查无菌后才可停药。

CT检查右侧基底节区低密度影，为何不能解释为脑梗死？

血培养查到隐球菌，可以诊断为隐球菌感染引起的菌血症，虽然第1次脑脊液常规检测未查到隐球菌，入院第5天脑脊液常规回报：脑脊液外观淡黄色、透明，葡萄糖2.00mmol/L（参考范围：2.5～4.5mmol/L），蛋白定量＞3.00g/L（参考范围：0.12～0.60g/L），氯107mmol/L（参考范围：120～132mmol/L），葡萄糖降低，蛋白增高，提示颅内感染可能。入院第8天，再次行腰椎穿刺术，脑脊液常规示葡萄糖2.00mmol/L，蛋白定量2.71g/L，氯115mmol/L，依旧提示存在颅内感染。同时，脑脊液中查到隐球菌，隐球菌荚膜多糖抗原检测阳性。结合患者曾有精神症状，颈部略有抵抗，病程中左侧上肢肌力较对侧减弱，右侧下肢肌力明显减弱，疼痛刺激无活动，给予氟康唑抗真菌治疗后，左侧上肢及右侧下肢肌力好转，可自主活动，上述症状不能以右侧基底节区腔隙性脑梗死解释，故考虑存在隐球菌性脑膜炎。

2. 检验案例分析

实验室哪些检查能对隐球菌性脑膜炎有所帮助？

首先，最直观的是脑脊液常规检查，隐球菌性脑膜炎脑脊液压力正常或增高；白细胞计数正常或升高，可达（10～500）×10^6/L，蛋白升高，葡萄糖下降，通常低于2.2mmol/L。本案例首先可从脑脊液常规检查初见端倪。其次，脑脊液标本的隐球菌抗原试验敏感度及特异度均超过90%。最后，隐球菌培养及鉴定是诊断隐球菌感染的金标准。

G试验"先阳后阴"，难道真菌血流感染消除了吗？

1, 3-β-D葡聚糖可特异性激活鲎变形细胞裂解物中的G因子，引起裂解物凝固，故称G试验，可以诊断多种致病真菌感染，如念珠菌、曲霉菌、肺孢子菌、镰刀菌、地霉、毛孢子菌等，但不能用于检测隐球菌和接合菌感染，由于隐球菌具有厚壁胞膜，G试验假阴性。本案例初始阶段，患者一过性白假丝酵母菌引起血流感染，故1, 3-β-D葡聚糖水平表现为升高，而"真凶"隐球菌出现后，1, 3-β-D葡聚糖检测结果反而为阴性，这是由G试验的局限性导致的假阴性，故推荐进行隐球菌荚膜多糖抗原测定，进行有效补充。

【知识拓展】

1. 为什么糖尿病患者容易发生血流感染？

除了机体屏障功能完整性受到破坏之外，免疫力低下也是患者发生血流感染的主要因素，糖尿病患者体内高血糖和高血浆渗透压状态使中性粒细胞和单核巨噬细胞功能受损，血管病变导致周围组织供血减少、氧浓度降低，降低白细胞杀菌作用，故其感染发展迅速。糖尿病患者血流感染一般继发于尿路感染和呼吸道感染，其次为胆道和皮肤感染。

2. 为什么隐球菌易侵犯中枢神经系统？

隐球菌侵犯中枢神经系统引起隐球菌性脑膜炎，是中枢神经系统最常见的真菌感染[3]。人体中枢神经系统的星形胶质细胞是构成血-脑屏障、脑脊液-脑屏障的重要部分，可阻止隐球菌入脑实质，并能产生大量细胞因子和一氧化氮以抑制隐球菌生长。然而由于脑脊液中可能缺乏可溶性抗隐球菌抗体；同时，隐球菌可通过其荚膜多糖抑制吞噬细胞的作用，减少特异性T淋巴细胞的反应，从而逃逸宿主的免疫反应，因而造成感染[4]。

3. 为什么血流感染的实验室诊断方法包括血培养和快速检测法？

两种方法各有特点，互为补充，可提高实验室血流感染诊断能力[5]。血培养是血流感染病原学诊断的可靠标准，通过分离到的纯培养菌落进行药敏试验可得到药敏结果以指导临床用药，缺点是需2～5天，报告时间长。常见病原菌感染快速检测方法包括感染生物标志物CRP、PCT，病原菌细胞成分检测如新型隐球菌荚膜多糖抗原、真菌1, 3-β-D-葡聚糖等，检测耗时短，缺点是无法得到病原生物的药敏结果。

【案例总结】

1. 临床案例总结

该患者首次血培养及痰培养均查到白假丝酵母菌，可考虑入院时行气管插管术，可能呼吸道中真菌入血导致一过性血流感染。在明确该患者是由隐球菌引起的血流感染后，继续用氟康唑进行抗感染治疗，效果良好。由于隐球菌性脑膜炎起病隐匿，为明确病原菌，行两次腰椎穿刺术，进行脑脊液的相关实验室检查，最终在脑脊液中查到隐球菌，解释了曾出现精神症状，并且应用氟康唑后肢体可自由活动的原因，明确诊断了由隐球菌引起的血流感染并发隐球菌性脑膜炎。

2. 检验案例总结

新型隐球菌广泛分布于自然界，在鸽粪中大量存在，对人体而言，通常是条件致病菌。该患者脑脊液常规检查表现为葡萄糖水平明显下降，且隐球菌荚膜多糖抗原阳性，应高度怀疑新型隐球菌性脑膜炎。在第二次腰椎穿刺中患者脑脊液墨汁负染色阳性，该方法是诊断隐球菌性脑膜炎最简单的方法，继而血培养及脑脊液均培养出隐球菌，这是诊断隐球菌感染的"金标准"，因而可以明确由隐球菌引起的血流感染并发隐球菌性脑膜炎。

【专家点评】

本案例介绍了由隐球菌引起的菌血症合并隐球菌性脑膜炎的诊疗过程。隐球菌广泛分布于世界各地，鸽粪被认为是最重要的传染源。本菌可经呼吸道侵入人体，由肺经血行播散侵犯所有脏器组织，以侵犯中枢神经系统最为常见，约占隐球菌感染的80%。隐球菌病好发于免疫功能低下者，如AIDS、恶性肿瘤、糖尿病、器官移植者等。近20年来，隐球菌的发病率不断升高，隐球菌病的诊治值得关注。

参 考 文 献

[1] Rajasingham R，Smith R M，Park B J，et al. Global burden of disease of HIV-associated cryptococcal meningitis: an updated analysis[J]. Lancet Infect Dis，2017，17（8）：873-881.

[2] Gilbert D N，Chambers H F，Eliopoulos G M，et al. 热病：桑福德抗微生物治疗指南[M]. 48版. 范洪伟，译. 北京：中国协和医科大学出版社，2019.

[3] 王辉，任健康，王明贵. 临床微生物学检验[M]. 北京：人民卫生出版社，2015.

[4] 刘正印，王贵强，朱利平，等. 隐球菌性脑膜炎诊治专家共识[J]. 中华内科杂志，2018，57（5）：317-323.

[5] Poplin V，Boulware D R，Bahr N C. Methods for rapid diagnosis of meningitisetiology in adults[J]. Biomark Med，2020，14（6）：459-479.

29 孢子丝菌引起的上肢皮肤软组织慢性感染

作者：黄金伟[1]，朱涛辉[2]（1.丽水市人民医院呼吸与危重症医学科，2.南京市中医院检验科）

点评专家：余方友（上海肺科医院检验科）

【概述】

孢子丝菌感染引起的孢子丝菌病是一种少见的慢性皮肤软组织感染。孢子丝菌通过伤口穿过皮肤进入体内，引发感染。随后，感染可经淋巴系统在体内播散，并可引起肺和骨关节感染、眼内炎、脑脊髓膜炎、侵袭性鼻窦炎和真菌血症等[1]。

【案例经过】

患者，男，41岁。因"左手中指溃烂3个月"，于2016年6月5日入住笔者所在医院。患者3个月前干农活时被石头压伤，未予重视，3天后出现左手中指末端腹侧破溃，为米粒大小，无活动障碍，无畏寒、发热。患者以草药外敷破溃处（具体不详），但破溃渗出增多，破溃面积逐渐扩大至全指头背侧。5天前患者发现左手前臂散在多发皮下结节，按压疼痛，当地医院应用"头孢地尼"治疗5天，未见明显疗效，遂来笔者所在医院门诊并拟"左中指感染"收入手外科。

入院查体：神志清，精神可，体温36.9℃，脉搏76次/分，呼吸20次/分，血压120/69mmHg。颈软，气管居中，心肺无特殊，腹软，肝脾肋下未及。左手中指末节肿胀破溃，无明显充血，局部轻压痛，可及波动感，关节屈伸活动时稍感疼痛，余指屈曲活动受限（图29-1）。前臂伸侧散在多发结节，约黄豆大小，质软，界不清，轻压痛（图29-2）。

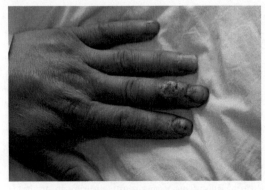

图29-1　患者左手中指末节肿胀破溃

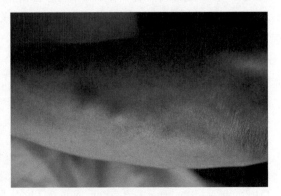

图29-2　患者前臂伸侧散在多发结节

实验室检查：入院查血常规、粪常规、尿常规、红细胞1h沉降率、肿瘤标志物、乙肝三系、凝血功能、HAV+HIV+TPPA/TRUST+HCV+HCV-Ag检测等均正常。心脏彩超检查示主动脉瓣轻微关闭不全。胸部X线片未见异常征象。腹部B超检查示肝回声较密。

感染科医生会诊：患者皮肤软组织感染诊断明确，但病原菌不明确。因患者病情进展缓慢，暂不予抗菌药物治疗，建议皮肤软组织活检及涂片培养明确病原。

伤口穿刺液与组织的涂片、染色、镜检及培养（血平板及沙氏平板）：革兰氏染色阴性，抗酸染色阴性，弱抗酸染色阴性。35℃培养2天无菌落生长。延长培养时间至第6天，平板出现细小菌落。继续培养到第11天，肉眼可见明显菌落（图29-3、图29-4），并进行菌落涂片革兰氏染色（图29-5）。

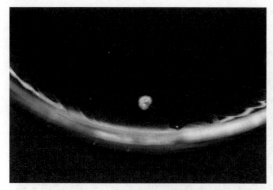

图29-3　血平板35℃培养第11天

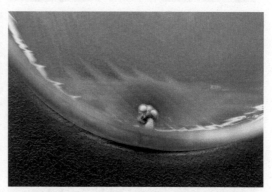

图29-4　沙氏平板35℃培养第11天

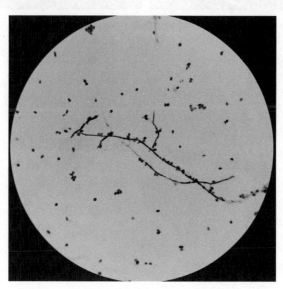

图29-5　菌落涂片革兰氏染色

培养结果分析：血平板及沙氏平板同时生长出真菌菌落，污染可能性不大。该菌35℃培养生长缓慢，在血平板上菌落似有伪足样生长，形似念珠菌，菌落涂片革兰氏染色镜下可见酵母样孢子。同时因为是皮肤病灶样本培养到的真菌，所以增加28℃及35℃对照培养实验，如图29-6、图29-7所示，同时在28℃下做真菌小培养，乳酸酚棉兰染色，并在油镜下进行观察，如图29-8所示。

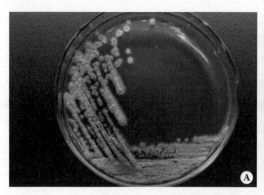
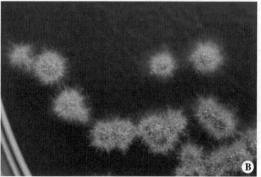

图29-6　转种沙氏培养基28℃培养5天，B图为A图的局部放大

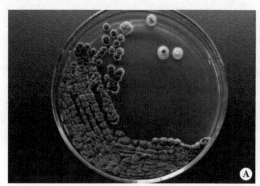
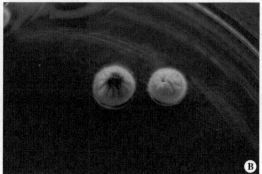

图29-7　转种沙氏培养基35℃培养13天，B图为A图的局部放大

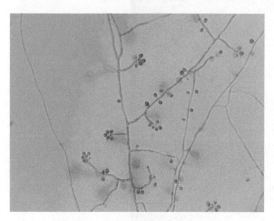

图29-8　乳酸酚棉兰染色（油镜）

从培养特点可知，该菌在35℃时为酵母相，在28℃时为霉菌相，菌落正反面产黑色素，可明确为双相真菌。小培养后乳酸酚棉兰染色，分生孢子梗顶端着生数个分生孢子，呈梅花瓣状排列，同时可见孢子附着在菌丝两侧，呈套袖样菌丝特征。形态学初步明确：孢子丝菌属。后外送鉴定：球形孢子丝菌（*Sporothrix globosa*）。孢子丝菌病明确诊断，依据抗菌药物应用指南，给予伊曲康唑胶囊200mg口服，每天2次，治疗2个月后，患者皮肤恢复正常。

【案例分析】

1.临床案例分析

根据患者的病史、体征及辅助检查，感染诊断确立。本案例病程时间较长，进展相对缓慢，考虑慢生长病原菌感染的可能性较大。近期患者左手前臂散在出现多发皮下肿块，按压疼痛。会诊建议多点取材，同时取手指病灶穿刺液和手臂皮下肿块组织进行培养。手臂皮下肿块组织培养阴性，手指病灶穿刺液培养见少量菌落。最终通过培养明确诊断，获得了病原学依据，为抗感染治疗提供了准确方向。

2. 检验案例分析

该类样本通常情况是2天出阴性报告，本案例为什么坚持延长培养时间？

临床考虑患者存在感染，但穿刺液和组织涂片染色均呈阴性，没有任何线索，伤口穿刺液培养2天也是阴性结果，按常规可以发出阴性报告了。但考虑到部分特殊病原体对培养时间要求较高，且临床高度怀疑特殊病原体感染，我们认为延长培养时间是必要的。果然，在第6天出现了两个细小菌落，诊断最终得以明确。可能是孢子较小的缘故，即使是脓液往往也很难通过涂片革兰氏染色发现。因此，延长培养时间、特殊染色和采用非传统的检查方式很重要。

【知识拓展】

皮肤孢子丝菌病可分为三型：淋巴管型、固定型、播散型。淋巴管型孢子丝菌病是临床上最常见的类型，其原发损害多在四肢，如前臂、手、小腿和踝部，常在单侧，多有外伤史。最初的皮疹常发生在外伤后1～4周，为小的、坚实的、无痛性结节，开始时可以移动，随着病情的进展，结节逐渐隆起并与皮肤表面粘连，使皮肤皮面呈淡红乃至紫红色，病灶中心发生坏死，形成溃疡，边缘稍红并有隆起，溃疡表面有稀薄脓液，上覆有厚痂。病变可延续数周直至数月，个别自行结痂愈合，多数溃疡不愈，结节沿淋巴管向心性成串排列[2]。

【案例总结】

1. 临床案例总结

本案例患者初始左手中指末端破溃，后左前臂散在出现多发皮下肿块，按压疼痛，故推测可能是一种沿着淋巴管转移的病原体。诺卡菌引起的感染通常红肿热痛较为明显，而本案例红肿热痛不明显，可见很可能是一种比诺卡菌生长还缓慢的病原菌。孢子丝菌的临床治疗，可以选择伊曲康唑、特比奈芬、碘化钾等药物，联合治疗的有效率高于单一治疗[3]。

2. 检验案例总结

孢子丝菌是一种双相真菌，初代培养时35℃不是最适生长温度，所以直到第6天才长出小菌落。按传统的培养，2天出阴性报告，漏检是必然的。

【专家点评】

在临床工作中，依据病史、体格检查及血常规等实验室检查结果，感染性疾病的诊断相对容易，但是病原菌检测相对不易，主要在于不同病原体的生长特点、检测方法、检测时间等有所不同。延长培养时间及改变培养温度，最终明确病原体，可为临床诊断该类疾病提供经验。

参 考 文 献

[1] 陈东科，孙长贵. 实用临床微生物学检验与图谱[M]. 北京：人民卫生出版社，2011.

[2] 王端礼. 医学真菌学：实验室检验指南[M]. 北京：人民卫生出版社，2005.

[3] 郭亚南，刘慧瑜，俞梦微，等. 655例孢子丝菌病临床流行病学特征分析[J]. 皮肤性病诊疗学杂志，2020，27（6）：392-396.

30　γ干扰素抗体阳性马尔尼菲篮状菌血流感染的诊疗过程

作者：刘耀婷[1]，钟驾云[2]，徐德铎[3]，胡海清[1]，陈险峰[1]，周琳[1]［海军军医大学第二附属医院（上海长征医院）：1.实验诊断科；2.风湿科；3.药学科］

点评专家：何超［海军军医大学第二附属医院（上海长征医院）急诊重症医学科］

【概述】

马尔尼菲篮状菌（*Talaromyces marneffei*）是一种温度依赖性双向真菌。马尔尼菲篮状菌病是流行于东南亚及我国两广地区的侵袭性真菌病，带菌竹鼠可能为人类致病的传染源。既往认为，马尔尼菲篮状菌感染多发生在艾滋病、恶性肿瘤等免疫受损人群，近年来，人类免疫缺陷病毒（HIV）阴性宿主感染马尔尼菲篮状菌的报道逐渐增多，其中有一部分是"健康宿主"，而这些"健康宿主"外周血存在γ干扰素（IFN-γ）抗体，此抗体会明显增加机体对细胞内病原体的易感性，称为γ干扰素抗体导致的获得性成人免疫缺陷综合征[1-2]。本案例报道1例HIV阴性，既往健康的老年男性患者，以"乏力、食欲缺乏伴全身多处淋巴结肿大"就诊，正电子发射计算机断层扫描/X射线计算机体层扫描（PET/CT）、胸部CT及B超检查均提示全身多处淋巴结肿大，结合临床表现、辅助检查及外院病理检查结果疑似患卡斯尔曼病（Castleman disease），拟启动化疗。微生物室及时报告NGS和血培养结果为马尔尼菲篮状菌。根据患者临床特征建议进一步检查γ干扰素抗体，以排除免疫功能缺陷。IFN-γ抗体阳性，提示患者为抗IFN-γ抗体综合征合并马尔尼菲篮状菌病。因马尔尼菲篮状菌病在非疫源地罕见且临床特征非特异，容易误诊，故本案例就马尔尼菲篮状菌感染及相关文献进行复习并讨论。

【案例经过】

患者，男，72岁。因"乏力、食欲缺乏3个月余，全身多处淋巴结肿大2个月余"入院。2021年2月初无明显诱因下出现乏力、食欲缺乏（流质），消瘦明显，偶有恶心、呕吐，无其他不适，未积极就诊。3月初无意中发现左侧颌下淋巴结肿大，自诉触摸质软，活动度可，大小约4cm×2cm，右侧锁骨上淋巴结肿大，质硬、活动度差，大小约4cm×4cm，无压痛，无破溃。3月15日胸闷气促，无咳嗽、咳痰等不适，至某医院就诊，胸部CT提示颈部多处及肺门、纵隔淋巴结肿大。右侧锁骨上穿刺活检示慢性活动性炎症，局部见肉芽组织。给予抗感染等对症治疗后患者胸闷气促症状改善不明显，后为进一步治疗于3月22日转至他院就诊。

他院检查结果：WBC 18.5×10^9/L，中性粒细胞比例70.0%，淋巴细胞比例17.3%，血红蛋白107g/L，血小板计数273×10^9/L，CRP 79mg/L，球蛋白65.4g/L，IgG 47.2g/L，IgG$_4$

0.67g/L，IgE 395.0g/L。影像学检查（PET/CT，3月26日）：肺气肿，全身多发肿大淋巴结（两侧锁骨上窝、左侧腋窝右肺门及纵隔各区、腹膜后、肝门区），较大者2.92cm×2.94cm，^{18}氟代脱氧葡萄糖（FDG）代谢增高，SUV_{max}=8.0，考虑淋巴结炎性增生，建议淋巴结活检，除外淋巴瘤可能。3月30日行右侧锁骨上淋巴结活检：纤维/肌纤维母细胞瘤样增生伴散在淋巴样细胞、浆细胞及嗜酸性粒细胞浸润，符合慢性炎症病理改变，病理切片于4月8号送至他院病理科进行会诊，诊断意见一致。经过积极治疗后患者肿大淋巴结无明显好转。

2021年4月28日进一步就诊，收入笔者所在医院血液科，门诊以全身多处淋巴结肿大、慢性阻塞性肺疾病收入院。患者发病以来，精神状态一般，体重减轻5kg，饮食正常，大小便正常，睡眠不佳。

既往史：2019年患者因手指出现红色皮疹伴溃烂就诊于某医院，予分泌物培养发现海分枝杆菌生长，克拉霉素治疗后痊愈。2020年12月30日因反复出现全身散在皮疹，近半年因左侧大腿背侧、阴囊区反复红肿破溃曾至某医院皮肤科就诊，HIV、RPR、TPPA和单纯疱疹病毒抗体等检查均阴性，考虑湿疹伴感染，外涂夫西地酸乳膏好转但反复。确诊肺气肿、慢性阻塞性肺疾病2个月，未予药物治疗，无糖尿病、高血压，否认艾滋病、梅毒、结核等传染病病史。

个人史：生于原籍，久居原籍，否认疫水接触史，吸烟50年，15支/天，现已戒烟1年；少量饮酒30年。

婚姻史：适龄结婚，配偶体健；育有1子1女，子女体健。

家族史：哥哥因"慢性肺病"去世，具体不详；弟弟因"肝癌"去世，具体不详；父母去世较早。

患者入院查体（2021年4月28号）：体温36.3℃，脉搏88次/分，呼吸20次/分，血压80/60mmHg。神清，颈软，全身可见散在皮疹，左侧大腿背侧、阴囊区红肿破溃，皮肤无黄染，颈静脉无怒张，颈动脉搏动正常，两侧锁骨上窝、颌下触及肿大淋巴结，较大者直径约4cm，质软，活动可，压痛不明显。双肺呼吸音清，心律齐，腹平软，肠鸣音正常，双下肢无水肿。

实验室检查：

（1）血常规检查：WBC 29.4×10^9/L↑，NEU 21.05×10^9/L↑，Ly 6.12×10^9/L↓，RBC 2.59×10^{12}/L↓，Hb 76g/L↓，其余无异常。

（2）生化检查：总胆红素（TB）19.2μmol/L↑，Alb 21.9g/L↓，Glb 60g/L↑，GGT 228U/L↑，Ure 9.3mmol/L↑，AKP 727U/L↑，Ca^{2+} 2.01mmol/L，IgG 58.1g/L↑，IgE 824g/L↑，Ure-Pro 1516↑，24h Pro 1137mg↑，CRP 236.79mg/L↑。

（3）病毒检测：Anti-HCV（阳性），HIV（−），TPPA（−）。

（4）免疫检查：铁蛋白470.64ng/mL，鳞状上皮细胞癌抗原2.20ng/mL，自身免疫性抗体阴性，T-SPOT阴性，其余无异常。

影像学检查：

B超检查（2021年4月28日）：双侧颈部淋巴结肿大，双侧颈部Ⅲ区可见数个淋巴结回声，淋巴门结构不清，大小分别约36mm×16mm（右）、15mm×10mm（左），彩色多普勒血流成像（CDFI）显示血流信号稍丰富。

　　胸部平扫CT和全身PET/CT：①纵隔多发肿大淋巴结；右侧颈根部淋巴结肿大并融合成团，心膈角及双侧腋窝多发小淋巴结；②双肺多发小结节；③双肺肺气肿；④右侧胸膜增厚（图30-1）。

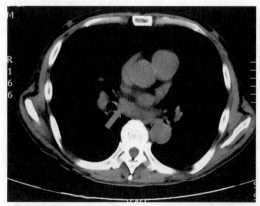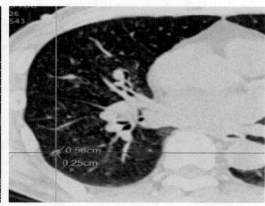

图30-1　影像学检查结果

　　入院后完善相关检查（2021年4月29日）。临床考虑颈部淋巴结逐渐增大，挤压气管引起呼吸不畅，为减轻症状，明确淋巴结肿大原因，于全身麻醉下行颈部肿物切除术，术中组织送病理检查。5月5日患者出现发热，5月8日体温最高达39℃。急查血：WBC 28.4×10⁹/L，Neu 21.05×10⁹/L，Ly 4.49×10⁹/L，RBC 3.03×10¹²/L，Hb 90g/L，PLT 389×10⁹/L，CRP 236.79mg/L。留取血培养，先后给予头孢曲松、替考拉宁抗感染，效果不佳，仍有反复发热。5月12日上午患者出现血压下降，血压最低降至68/40mmHg，脉搏140次/分，给予扩容补液后血压水平仍低，加用间羟胺升压，急救科会诊，根据患者病情进展，拟诊"脓毒症，感染性休克，血流感染待查；全身淋巴结肿大待查，慢性阻塞性肺疾病，低蛋白血症"，转诊至急救科进一步诊治。

　　5月12日急救科启动了多学科会诊（检验科、血液科、感染科、风湿科及急救科参与）。微生物室参与会诊，根据患者的病程，病情进展迅速、多种抗生素联合治疗效果不佳，需要进一步完善血培养等检查明确是否存在血流感染，重点关注真菌及非典型病原体；同时，外送血液mNGS检测，对于少见或罕见病原体具有重要意义。若患者仍反复出现感染症状，需警惕存在免疫缺陷的可能。

　　5月13日患者采集血培养同时外送mNGS检测，进一步升阶梯亚胺培南抗细菌联合氟康唑静脉滴注抗真菌治疗，补充白蛋白、血浆，扩容补液，血管活性药物加强脏器功能保护及营养支持治疗。

　　5月14日mNGS结果提示马尔尼菲篮状菌、EB病毒和人疱疹病毒5型、克雷伯杆菌等。临床医生追问患者病史，是否去过两广地带旅游或居住？是否有食竹鼠习惯？患者均否认，因未有微生物检测结果回报，临床根据mNGS结果在原有治疗基础上增加了阿昔洛韦抗病毒、地塞米松抗炎治疗。

　　5月16日患者病理结果回报，右颈部淋巴结反应性增生，淋巴结构存在，部分滤泡生发中心有萎缩，滤泡区间浆细胞略增多，未见典型淋巴造血系统疾病证据。血液科会诊结合患者淋巴结肿大、IL-6等炎症因子升高以及病理结果，疑卡斯尔曼病并发细胞因子风暴，建议应用芦可替尼治疗细胞因子风暴，症状缓解后，进行化疗。笔者联系病理科医生，建议病理切片加做PAS、六胺银和抗酸染色，如果检查结果阴性，进一步外送病理切片进行mNGS检测，追查淋巴结肿大的原因。

5月16日微生物室报告患者血培养瓶阳性，显微镜检查：镜下见粗大有隔菌丝，竹节状60°～90°分枝，疑似丝状真菌（图30-2A和30-2B），结合mNGS结果考虑马尔尼菲篮状菌血流感染。临床启动抗马尔尼菲篮状菌治疗，根据《热病：桑福德抗微生物治疗指南》及《艾滋病诊疗指南》（第三版）推荐，启动两性霉素B脂质体诱导治疗。

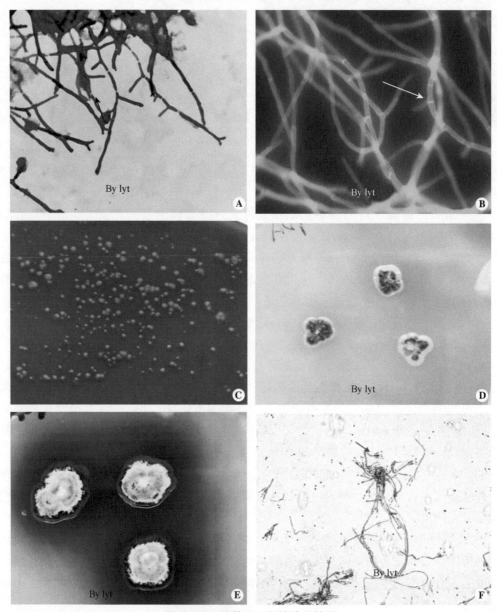

图30-2 血培养及显微镜检查结果

A. 革兰氏染色（×1000）；B. 荧光染色（×400）；C. 血培养48h后，平板上见灰色干燥小菌落；D. 37℃ PDA平板培养4天为白色至棕褐色酵母样菌落；E. 28℃ PDA平板培养4天菌落产生的可溶性酒红色色素扩散到琼脂中；F. 28℃菌丝乳酸酚棉兰染色为具有侧生和端生分生孢子的有隔菌丝特有的"帚状枝"

5月19日微生物室根据菌落形态及测序结果，回报马尔尼菲篮状菌。根据患者既往健康，但突然起病，且疾病进展快，临床症状重，有多种病原菌混合感染，建议行进一步免疫学检查，查抗IFN-γ抗体排除免疫功能缺陷疾病。

5月19日病理科回报：病理切片PAS、六胺银和抗酸染色均为阴性。继续外送病理切片NGS检测。因患者芦可替尼治疗后IL-6等细胞因子持续增高，血小板降至10×10⁹/L，临床停用芦可替尼，同时患者肾功能检查示肌酐升高，抗真菌方案调为伏立康唑治疗。

5月19日外送抗IFN-γ抗体检测，结果回报抗IFN-γ自身抗体滴度为1：2500，提示患者存在成人获得性免疫缺陷综合征，从免疫学角度解释了患者的疾病进展。

5月19日外送淋巴结病理切片，mNGS检测结果回报马尔尼菲篮状菌。根据患者临床体征及实验室检查，确诊马尔尼菲篮状菌病。

5月14日至5月27日，患者启动伏立康唑抗真菌治疗半个月，体温正常，精神状态可，胃口佳，白细胞及炎症因子水平稳步下降。

5月28日患者一般情况正常，血象平稳回升，拟出院。在跟踪病例过程中，建议送检马尔尼菲篮状菌特异性抗体和核酸检测，从血清学方向考虑患者是否有好转。

5月28日核酸检测结果回报血液马尔尼菲篮状菌核酸检测阴性，体内具有抗体。

6月1日患者体温正常，无明显胸闷、气促表现，无咳嗽咳痰，较前恢复，后续应用伏立康唑0.2g、口服1次/日，地塞米松2.5mg、口服1次/日治疗，门诊随访。

7月16日患者出院半个月复诊，肿大淋巴结明显缩小，皮疹结痂。血常规结果：WBC 9.1×10⁹/L，血红蛋白107g/L，血小板计数202×10⁹/L，CRP 11.77mg/L，IgG 8.82g/L，IgG₄ 0.363g/L，IgE 24.5g/L，PCT 0.283ng/mL，IL-6 8.84pg/mL，G试验＜31.25pg/mL。抗IFN-γ抗体滴度1：100，提示抗真菌治疗效果好，继续维持之前的治疗方案，门诊随访。

【案例分析】

1.临床案例分析

本病例患者以乏力、食欲缺乏伴全身多处淋巴结肿大为主诉，就诊于血液内科。患者经历2次淋巴结穿刺及2次淋巴结切除活检，4次病理检查结果均提示慢性炎症性改变，不能排除淋巴瘤。感染科、血液科、风湿免疫科、微生物室等多学科会诊后，血液内科在诊疗过程中，结合患者淋巴结肿大、IL-6等炎症因子升高，考虑卡斯尔曼病并发细胞因子风暴。卡斯尔曼病是原因未明的反应性淋巴结病之一，其病理特征为明显的淋巴滤泡、血管及浆细胞呈不同程度的增生，临床上以深部或浅表淋巴结显著肿大为特点，部分病例可伴全身症状和（或）多系统损害。临床分型根据淋巴结受累区域不同分为单中心型卡斯尔曼病和多中心型卡斯尔曼病，后者根据人类疱疹病毒8型（HHV-8）进一步分为HHV-8阳性型和HHV-8阴性型。微生物室根据外周血NGS检测结果及血培养结果为马尔尼菲篮状菌，根据该菌的致病机制及临床表现，考虑马尔尼菲篮状菌引起的播散性感染，马尔尼菲篮状菌感染易侵犯淋巴结，引起全身多处淋巴结肿大。于是，联系病理科病理切片加做PAS、HE和六胺银染色，在病理结果是阴性，无阳性提示前提下，外送病理切片进行mNGS检测，结果回报提示为马尔尼菲篮状菌。临床启用伏立康唑治疗，随着治疗疗程的延长，患者体温平稳，食欲佳，胸闷缓解，肿大的淋巴结缩小至消失，白细胞、CRP及PCT炎症指标稳步下降，血小板水平平稳上升，通过临床表现、实验室检查及临床治疗效果最终诊断为马尔尼菲篮状菌引起的感染，避免了患者启动化疗。患者体内细胞因子风暴是马尔尼菲篮状菌侵入单核吞噬细胞，细胞激活后释放细胞因子，召集更多的免疫细胞攻击侵入者，细胞因子与免疫细胞表面受体导致下游释放更多的细胞因子，不断循环的过程。抗真菌治疗，清除体内马尔尼菲篮状菌而控制细胞因子风暴，印证了检验实验室的诊断。

2. 检验案例分析

非HIV患者马尔尼菲篮状菌感染的治疗

目前关于非HIV患者马尔尼菲篮状菌感染的治疗，没有统一的治疗方案推荐，主要是参照《艾滋病诊疗指南》（第三版）：两性霉素B 2周的诱导治疗，与伊曲康唑200mg每日2次巩固治疗10周，免疫抑制者需要在诱导治疗和巩固治疗后，伊曲康唑20mg每日1次维持治疗直到细胞免疫功能恢复，无法耐受两性霉素B和伊曲康唑者，可选择伏立康唑。笔者阅读文献发现广西医科大学曹存巍团队研究认为对于非HIV患者，采用伏立康唑持续治疗＞16周，有较好的治疗反应且耐受性良好。本例患者肾功能不佳，在启动两性霉素B脂质体10mg逐疗程增量达最大耐受量时，因肌酐等升高而暂停，启动伏立康唑200mg每日2次治疗，治疗半个月后进行血液马尔尼菲篮状菌核酸及抗体检测，核酸检测结果阴性提示血液马尔尼菲篮状菌被清除，同时患者体内产生了抗体。随着治疗的推进，患者临床症状缓解。

mNGS病原检测技术

mNGS病原检测技术对于少见或罕见病原体，尤其常规培养技术不能或不易培养的特殊病原体，具有重要意义。本病例患者早期病情表现不特异，经过反复多次血检及病理活检，均未有明确的诊断性报告。整个诊疗过程中，患者共采集血培养12瓶，仅有1瓶报阳。原因：①血培养的周期短，且血培养仪器设定的温度均在35℃，而对于马尔尼菲篮状菌而言，培养周期至少为两周，且28℃环境中更容易生长；②该菌引起的临床症状不典型，患者更易就诊外科和血液科，专科的考虑更偏向专病，同时对于非疫区罕见真菌，临床科室的认识不足。

根据mNGS应用指南[3]，在临床怀疑有感染的患者，常规方法检测后，未能获取病原学诊断结果，推荐mNGS作为二线首选检测手段（B，Ⅱ）。在本案例中，血液及淋巴结病理切片mNGS检测结果均提示为马尔尼菲篮状菌，对疾病诊断及治疗至关重要。

【知识拓展】

马尔尼菲篮状菌属于真菌门中的子囊菌亚门、不整囊菌纲、散囊菌目、散囊菌科、篮状菌属，是篮状菌属中唯一具有温度依赖性的双向菌，为条件致病性真菌。马尔尼菲篮状菌在温度为25～30℃的环境中以滋生性霉菌的形式生长，而在哺乳动物宿主体温35℃环境中，转换为酵母形态。从酵母相转变为菌丝相只需要1～2天，而从菌丝相转变为酵母相却需要3周以上时间，因此人感染后不会很快发病，具有1～3周的潜伏期。马尔尼菲篮状菌进入人体后，吸入的分生孢子转化为酵母菌形式，被组织内的巨噬细胞吸收。在大多数免疫系统健康人群中，致病的酵母菌可以被巨噬细胞消除，感染通常无症状或轻微，具有自限性。在免疫力下降的患者中如HIV感染患者、器官移植或造血干细胞移植（HSCT）受者，以及接受免疫抑制剂治疗的自身免疫性疾病患者，酵母菌继续在巨噬细胞中增殖，如果不加以控制，可能通过网状内皮系统发生系统性传播，在免疫力低下的宿主中引起严重的播散性感染[4-6]。

【案例总结】

1. 临床案例总结

抗IFN-γ抗体综合征：Tang等[7]在2010年首次报道因获得性IFN-γ自身抗体导致的成人免疫缺陷综合征合并马尔尼菲篮状菌感染的患者。2012年 N Engl J Med 报道了一种新型免疫缺陷疾病，患者体内有高滴度IFN-γ自身抗体，Th1应答严重受损，存在胞内病原体清除障碍，命名为成人起病型免疫缺陷综合征或抗IFN-γ抗体综合征，是原发性免疫缺陷的延续。该类患者多为30～50岁起病，既往健康，但后天性（通常是成人期）产生的IFN-γ自身抗体，抑制了体内的IFN-γ，影响STAT1的磷酸化和IL-12的分泌，引起严重Th1细胞免疫反应缺陷，由此导致患者反复发生严重或播散型机会性感染，包括播散性非结核分枝杆菌、伤寒沙门菌、巨细胞病毒、马尔尼菲篮状菌、伯克霍尔德菌、水痘带状疱疹病毒感染等[8]。那么，非HIV患者抗IFN-γ自身抗体的阳性率如何以及是否有基因相关性？ 2020年广西医科大学曹存巍团队大样本队列研究发现，广西的严重马尔尼菲篮状菌病例中，抗IFN-γ自身抗体阳性者高达94.8%，死亡率较HIV阳性感染者高。对患者的免疫机制进行研究，首次发现IFN-γ抗体与HLA-DRB1和DQB1等位基因密切相关。该类患者常见的临床表现为发热、白细胞增高、淋巴结肿大、皮疹、关节炎或溶骨现象、肝脾肿大等；侵犯的器官有肺/胸膜、淋巴结、骨/关节、肝和脾；实验室检查以白细胞增高、中性粒细胞增高、贫血、低蛋白血症、IgG增高为主。

治疗方面：美国疾病控制与预防中心（CDC）和中华医学会《艾滋病诊疗指南》（第三版）都针对HIV阳性马尔尼菲篮状菌病推荐使用两性霉素B或伏立康唑，随后序贯使用口服伊曲康唑，总疗程12周；且口服伊曲康唑200mg 每天2次，二级预防巩固治疗10周。然而，针对非HIV患者马尔尼菲篮状菌病迄今无相关指南，可参照HIV阳性患者马尔尼菲篮状菌病治疗指南，同时治疗基础疾病。合并成年起病的抗IFN-γ抗体介导免疫缺陷综合征患者，抗真菌治疗时需使用免疫调节剂，否则停用抗真菌药物后感染容易复发[9]。有文献报道成人获得性免疫缺陷综合征患者在治疗上比HIV患者困难且愈后更差[10]。

2. 检验案例总结

马尔尼菲篮状菌病：临床送检标本类型包括组织标本、淋巴结穿刺物、血培养标本、痰标本等。形态学：35℃菌落涂片呈细长分枝、分隔菌丝、腊肠样菌体且中部有横隔。

28℃乳酸酚棉兰染色为具有侧生和端生分生孢子的有隔菌丝特有的"帚状枝"。诊断金标准：双相培养出马尔尼菲篮状菌。

流行区域：东南亚如泰国、越南等地区，以及我国南方（广西、广东、云南、香港、台湾等地）。感染高危人群：HIV/AIDS患者、器官移植或造血干细胞移植患者、自身免疫性疾病患者、肿瘤患者、糖尿病患者、IFN-γ抗体阳性患者、吸食新型毒品者等。传播途径：呼吸道传播和直接接种传播。侵犯器官：主要侵犯单核巨噬细胞系统，可累及多个器官，常见于肺、肝和皮肤，可侵犯血管形成菌血症。临床表现：局限型和播散型。其中，局限型以肺部感染为主。播散型最为常见，临床表现无特异性。非HIV患者临床主要表现为体重减轻、淋巴结肿大、关节炎症、皮疹（脓疱疮表现）、呼吸系统症状，易误诊为结核等。

【专家点评】

该患者因临床症状非特异，病程较长，多次就诊，病因不明确，全身一般情况日渐衰弱，虽然多次淋巴结穿刺、活检，依然没有明确诊断，临床特征不典型，所以极易误导临床医生，直至出现感染性休克甚至多器官功能障碍综合征。mNGS检测为非疫区罕见病原体的诊疗过程指明了方向，联合多次血培养明确诊断为马尔尼菲篮状菌血流感染，及时给予足量、足疗程的敏感抗真菌药物两性霉素B脂质体联合伏立康唑治疗后患者转危为安。通过查阅文献，进一步明确诊断为γ干扰素抗体阳性马尔尼菲篮状菌血流感染，这为患者后期的巩固治疗提供了理论依据，避免了患者因为治疗疗程不足导致病情反复。该患者的就诊过程也值得临床医生反思。对于复杂、罕见的病情要及时组织MDT讨论，及时完善相关检查，避免走弯路，也能给患者的治疗赢得宝贵的时间，改善患者的预后。

参 考 文 献

[1] Guo J，Ning X Q，Ding J Y，et al. Anti-IFN-gamma autoantibodies underlie disseminated *Talaromyces marneffei* infections[J]. J Exp Med，2020，217（12）：e20190502.

[2] Angkasekwinai N，Suputtamongkol Y，Phoompoung P，et al. Clinical outcome and laboratory markers for predicting disease activity in patients with disseminated opportunistic infections associated with anti-interferon-gamma autoantibodies[J]. PLoS One，2019，14（4）：e0215581.

[3] 张文宏. 中国宏基因组学第二代测序技术检测感染病原体的临床应用专家共识[J]. 中华传染病杂志，2020，11（9）：681-689.

[4] Kauffman C A，Freifeld A G，Andes D R，et al. Endemic fungal infections in solid organ and hematopoietic cell trans-plant recipients enrolled in the transplant-associated infection surveillance network（TRANSNET）[J]. Transpl Infect Dis，2014，16（2）：213-224.

[5] Ramos-E-Silva M，Lima C M，Schechtman R C，et al. Systemic mycoses in immunodepressed patients （AIDS）[J]. Clin Dermatol，2012，30（6）：616-627.

[6] Bonifaz A，Vázquez-González D，Perusquía-Ortiz A M. Endemic systemic mycoses：coccidioidomycosis，histoplasmosis，paracoccidioidomycosis and blastomycosis[J]. J Dtsch Dermatol Ges，2011，9（9）：705-714.

[7] Tang B S，Chan J F，Chen M，et al. Disseminated penicillosis，recurrent bacteremic nontyphoidal salmonellosis，and burkholderiosis associated with acquired immunodeficiency due to autoantibody against gamma interferon[J]. Clin Vaccine Immunol，2010，17（7）：1132-1138.

[8] Sisto F，Miluzio A，Leopardi O，et al. Differential cytokine pattern in the spleens and livers of BALB/c mice infecter with *Penicillium marneffei*：protective role of gamma interferon[J]. Infect Immun，2003，71（1）：465-473.

[9] Chan J F，Lau S K，Yuen K Y，et al. *Talaromyces*（*Penicillium*）*marneffei* infection in non-HIV infected patients[J]. Emerg Microbes Infect，2016，5（3）：e19.

[10] Pruetpongpun N，Khawcharoenporn T，Damronglerd P，et al. Disseminated *Talaromyces marneffei* and *Mycobacterium abscessus* in a patient with anti-interferon-γ autoantibodies[J]. Open Forum Infect Dis，2016，3（2）：ofw093.

31 类风湿关节炎继发隐球菌感染的诊疗过程

作者：李向宇（复旦大学附属华山医院宝山院区检验科）

点评专家：张鼎（复旦大学附属华山医院宝山院区呼吸科）

【概述】

本例患者急性起病，以反复咳嗽咳痰为首发症状，既往有类风湿关节炎病史，长期服用激素及免疫抑制剂，胸部CT提示双肺多发团片影，病灶散在分布，边界模糊，局部实变伴空洞形成。在排除禁忌证并与患者家属充分沟通后决定行纤维支气管镜检查，并进行肺泡灌洗。肺泡灌洗液形态及染色初步判断隐球菌可能，但是培养结果为正常菌群，追踪原始平板并延长培养，培养结果为新型隐球菌，最终确诊肺隐球菌病。

【案例经过】

患者，女，64岁。因"反复咳嗽咳痰1个月余"于2019年1月25日至笔者所在医院呼吸科门诊就诊，起初予左氧氟沙星抗感染、复方甲氧那明（阿斯美）止咳、氨溴索化痰治疗，症状稍有缓解，但仍迁延不愈。肺功能检查提示小气道轻度陷闭。胸部X线片提示：右中下肺叶及左肺下叶背段感染可能性大，右侧少量胸腔积液。2019年1月27日行CT检查：双肺多发阴影，以左肺为主，并有空洞形成。遂收入院。

既往史：患者有"类风湿关节炎"病史多年，2018年7月、11月行全膝关节置换术，高血糖史10余年，高血压史1年余，长期口服激素、甲氨蝶呤、羟氯喹等药物，曾有激素减量后症状反复，目前无晨僵、关节疼痛、畸形。患者精神可，睡眠正常，大小便正常，无体重明显下降。

入院查体：体温36.3℃，脉搏88次/分，呼吸18次/分，血压100/74mmHg，体格检查发现左肺呼吸音粗，右下肺可闻及湿啰音，未闻及哮鸣音，余均正常。

初步诊断：①肺部感染；②类风湿关节炎；③2型糖尿病；④高血压；⑤双侧膝关节置换术后。

实验室检查：血常规WBC 6.91×10^9/L，N% 68.5%，RBC 3.19×10^{12}/L，Hb 91g/L，PLT 218×10^9/L，CRP 8.49mg/L，ESR 64mm/h；隐球菌荚膜抗原检测阳性（1∶5120）。与患者及家属充分沟通后，2019年2月1日行纤维支气管镜检查，并将100mL生理盐水分2次进行支气管肺泡灌洗（BAL），回收约50mL灌洗液，肺泡灌洗液墨汁染色见圆形或卵圆形菌体，直径为1～6μm，可见

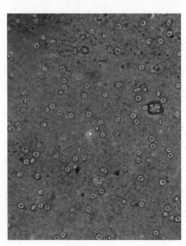

图31-1 肺泡灌洗液（墨汁染色，×400）

宽厚荚膜，荚膜厚度约为菌体大小的1倍，折光性强（图31-1），肺泡灌洗液细胞学检查见巨噬细胞及多核巨细胞吞噬真菌现象，形似隐球菌（图31-2），肺泡灌洗液革兰氏染色见真菌孢子，形似隐球菌（图31-3）。72h的常规培养为正常菌群2+，延长培养168h后，见酵母样菌落生长（图31-4），挑取可疑菌落行革兰氏染色涂片（图31-5），最后鉴定为新型隐球菌（图31-6）。结合患者临床表现、影像学检查、细胞学及病原学综合考虑后，诊断为肺隐球菌病。

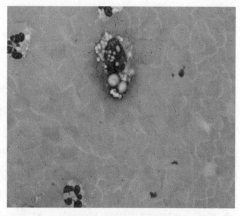

图31-2 肺泡灌洗液细胞学见巨噬细胞吞噬真菌现象（瑞氏染色，×1000）

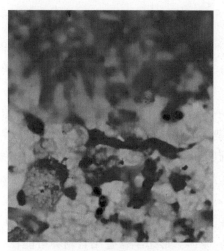

图31-3 肺泡灌洗液革兰氏染色见大量真菌孢子（形似隐球菌）

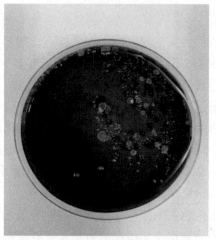

图31-4 肺泡灌洗液原始平板培养10天后结果

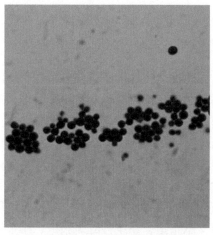

图31-5 原始平板培养可疑菌落革兰氏染色涂片（×1000）

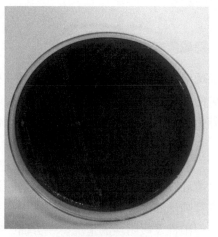

图31-6 原始平板分纯血平板上生长的菌落

【案例分析】

1. 临床案例分析

①老年女性患者，急性起病，以反复咳嗽咳痰为首发症状。②既往有类风湿关节炎病史，长期服用激素及免疫抑制剂。③体格检查：左肺呼吸音粗，右下肺可闻及湿啰音，余阴性。④实验室检查：血常规白细胞及中性粒细胞比例正常，ESR、CRP升高。⑤胸部CT提示双肺多发团片影，病灶随机分布，边界模糊，局部实变伴空洞形成。⑥患者常规抗感染治疗效果欠佳。有两种可能的临床诊断。①不典型病原体感染：免疫缺陷患者的感染病原较复杂，因此常规抗感染治疗效果不理想。②肿瘤性疾病：老年女性患者，反复咳嗽咳痰，需要警惕肿瘤性疾病。经沟通后行纤维支气管镜检查并获得灌洗液样本，培养后并鉴定，最终结果为新型隐球菌，综合病史及患者临床表现，诊断为肺隐球菌病。

2. 检验案例分析

该病例经肺泡灌洗液细胞学检查，初步判断为隐球菌感染，但是72h培养报告结果却是正常菌群，利用原始平板并延长培养至10天后见酵母型菌落，将此酵母型菌落于血平板分纯后最终鉴定为新型隐球菌。

形态学和病原学是息息相关的，两者缺一不可，环环相扣，充分利用好现有的检查手段，可以解决很多临床问题，简单的革兰氏染色涂片或瑞氏染色是非常重要的，特别是对隐球菌、诺卡菌、李斯特菌、布鲁菌、组织胞浆菌等需要认真寻找才能检出。该案例也提示检验科内对于患者的检验数据共享非常重要，因为对很多不符的检验结果需要寻找原因，才能最终解决临床问题。

本案例也提示隐球菌的培养时间是较长的，一般需要双相培养7天，临床病原学实验室人员不重视形态学检查的后果是可能漏检病原体。形态学检查结合培养可能在一定程度上提高病原体的检出率。

【知识拓展】

1. 肺隐球菌病

肺隐球菌病是由隐球菌感染所引起的一种亚急性或慢性肺部真菌感染性疾病。可引起人类感染的主要隐球菌有新型隐球菌和格特隐球菌，在肺部真菌病变中肺隐球菌病发病率仅次于肺曲霉病，占20%左右，肺隐球菌病可发生于任何年龄，男性多于女性。

2. 提示隐球菌感染的试验项目

隐球菌乳胶凝集试验对于肺隐球菌病的诊断具有较高的敏感性和特异性，且在胸腔积液、支气管肺泡灌洗液、脑脊液等标本中亦有较高的敏感性和特异性。隐球菌乳胶凝集试验也存在假阳性及假阴性的情况。一方面，有文献报道，系统性红斑狼疮、结节病、类风湿因子、巨球蛋白、毛孢子菌属及抗酸杆菌等因素均可与隐球菌荚膜多糖抗原存在交叉抗原，引起假阳性；另一方面，操作过程中乳胶手套中的滑石粉、洗涤反应板中的清洁剂污染标本，也可引起假阳性。多糖抗体浓度低或高浓度隐球菌抗原所致的钩带现象和体内未知非特异性蛋白对隐球菌抗原的掩盖效应，可引起假阴性。

3. 肺隐球菌病的治疗方案

一旦确诊为肺隐球菌病，必须对机体的免疫状态进行评估来确定进一步的治疗方案。2010年美国感染病学会（IDSA）对隐球菌病的临床实践指南建议如下[1]。①对于免疫功能正常的轻中症肺隐球菌病患者，推荐氟康唑400mg/d，疗程6～12个月；如果没有氟康唑或存在禁忌证，伊曲康唑（200mg，每天2次，口服）、伏立康唑（200mg，每天2次，口服）和泊沙康唑（400mg，每天2次，口服）可以作为替代治疗；应考虑腰椎穿刺以排除无症状性中枢神经系统侵犯；但对于正常宿主无症状性肺部结节或浸润影，无中枢神经系统症状，抗原阴性或滴度很低时，可免除行腰椎穿刺。②对于免疫抑制宿主或重症肺隐球菌病患者，必须进行腰椎穿刺以确定是否合并中枢神经系统隐球菌感染，治疗疗程建议为12个月。③血清隐球菌抗原持续阳性不是肺隐球菌病临床疗效的评价标准，肺隐球菌病首选药物治疗，如肺部病灶经内科保守治疗无效或内科诊断不明需在活检病理检查明确诊断时，才考虑手术切除，术后应给予全身抗真菌治疗，以免出现术后隐球菌播散致隐球菌性脑膜炎。

【案例总结】

1. 临床案例分析

临床上对于肺叶外带和胸膜下区、孤立或多发边界光滑的结节或肿块影，特别是无症状的患者，较容易怀疑肺隐球菌病，但是对于免疫抑制宿主，肺隐球菌感染的影像学表现没有特征性，以实变或片状浸润影为特点的患者，如同时有发热、外周血白细胞高，早期易误诊为普通肺炎。对于呼吸道症状不明显，以单发或多发结节影或块状影为特征的患者，易误诊为肺癌、肺结核、机化性肺炎、炎性假瘤等。

2. 检验案例分析

遗憾的是，该患者并没有接受经皮肺穿刺检查，但肺泡灌洗液细胞学找到巨噬细胞吞噬的隐球菌、肺泡灌洗液培养出隐球菌及乳胶凝集试验结果强阳性同样可以明确诊断，并且此患者后期的治疗效果及随访也均支持肺隐球菌病的诊断。随着免疫抑制宿主肺隐球菌感染病例的增多与相关诊断经验的积累，合并隐球菌血症或隐球菌性脑膜炎患者的比例也明显增多，而许多患者临床症状轻微或没有出现明确神经系统受累的症状或体征，建议对于免疫抑制宿主应尽早完善血培养、腰椎穿刺、脑脊液培养检查，尽早开展针对性干预治疗。

【专家点评】

肺隐球菌病患者常有多种肺部影像学表现。①无症状的结节或肿块影：可为单个或多个，以胸膜下孤立性结节或多发结节伴肿块多见，边界多较清楚，可见分叶和毛刺，结节或肿块部分呈融合趋势，部分病灶周围有晕征或空洞形成，易发生胸膜反应，但发生胸膜凹陷征者少见，易误诊为肺结核或肺癌，多见于免疫功能正常者。②斑片实变影；呈大叶或节段性排列，边界模糊，密度不均，可见支气管充气征或空泡征，空泡征为充气的支气管轴位像或未受累及的残留正常肺组织，近端支气管充气征对肺隐球菌病的诊断具有特征性，病变与胸膜相连，部分实变病灶在吸收过程中可形成坏死空洞，大多见于免疫功能低下的宿主。③混合型：表现为多发结节、团块、实变及斑片状阴影多种病灶共存。④弥漫性粟粒影：表现为弥漫多发的腺泡结节影，直径3～5mm，边界较模糊，肺尖多不受累，短期内变化快，可融合成片状，儿童或青年女性多出现此型改变。⑤间质性肺炎型：表现为磨玻璃样改变和微小结节性损害，临床罕见，AIDS患者多见。肺隐球菌病的影像学表现取决于病理学改变，而病理学改变又取决于患者的免疫功能状况，免疫功能正常者，组织病理改变早期表现为胶样病变，炎症反应轻微，中性粒细胞很少，只有少数淋巴细胞和组织细胞浸润；病变逐渐发展形成肉芽肿，此时影像学的显著特点是有形成孤立团块状病灶的倾向，病理上可见在巨噬细胞和多核巨细胞胞质内含有被吞噬的隐球菌。

对于肺部感染的免疫缺陷患者，应尽快通过肺泡灌洗或肺穿刺获取高质量标本，明确病原学诊断，而不是盲目经验性抗感染，延误诊疗。此例患者血隐球菌乳胶凝集试验强阳性，但是肺泡灌洗液常规培养未明确诊断，延长培养时间才明确诊断，提示隐球菌生长受环境条件影响较大，尤其是对于血隐球菌乳胶凝集试验阴性患者的无菌肺穿刺组织标本延长培养时间是必要的。对于免疫功能正常患者，无中枢神经系统症状，行腰椎穿刺检查，隐球菌阳性率极低，不建议常规进行。对于免疫功能缺陷患者，应高度关注患者中枢神经系统相关症状，及时行脑脊液检测。

参 考 文 献

[1] Perfect J R, Dismukes W E, Dromer F, et al. Clinical practice guidelines for the management of cryptococcal disease: 2010 update by the infectious diseases society of America[J]. Clin Infect Dis, 2010, 50(3): 291-322.

32 毛霉菌引起侵袭性真菌病的诊疗过程

作者：王楠[1]，张永利[2]，李士军[1]，刘爽[1]，林琳[1]（大连医科大学附属第一医院：

　　　1.检验科；2.重症医学科）

点评专家：肖晓光（大连医科大学附属第一医院检验科）

【概述】

侵袭性真菌病（invasive fungal disease，IFD）是指真菌侵入人体，在组织、器官或血液中生长、繁殖，并导致炎症反应及组织损伤的感染性疾病。该病在重症患者及免疫抑制人群中具有较高的发病率和病死率[1]，以念珠菌感染最常见，可达53%[2]，其次为曲霉、毛霉菌及隐球菌感染[3,4]。其诊断涉及危险因素、临床特征、微生物学检查和组织病理学检查等。

【案例经过】

患者，男，45岁。既往体健，无不良个人史。2016年10月8日以"上腹部疼痛不适4年，加重2个月"为主诉收住胃肠外科。入科前查胃镜示胃体后壁及部分大弯侧、小弯侧见一溃疡型病变，长约4.0cm，病理结果示胃癌。入科情况：体温36.5℃，心率70次/分，呼吸16次/分，血压130/80mmHg，查体未见异常。

入院初步诊断：胃癌。

患者入科后完善相关检查，行胸部CT检查（图32-1）示左肺上叶舌段节段性炎症可能。结合腹部CT确诊：①进展期胃癌（ML. Borrmann Ⅲ. CT4NIMO）；②双肾结石。患者无手术禁忌证，于10月11日行腹腔镜下胃癌根治术Billroth-Ⅱ消化道重建Braun吻合D2。术后给予头孢米诺钠预防感染，患者一般情况良好。10月12日患者突发血压下降、神志不清，后心搏骤停，测不出血压，经心肺复苏、气管插管、肾上腺素及呼吸兴奋剂积极治疗后自主心律、血压恢复，呼吸仍然浅慢，考虑失血性休克，不除外肺栓塞可能，转入ICU治疗。患者转入ICU后处于深昏迷状态，四肢无自主活动，给予积极抗休克治疗。因患者腹部引流出红色不凝血，结合腹部B超，行剖腹探查术明确出血原因。为预防感染给予亚胺培南西司他丁1.0g 每8h 1次静脉滴注，奥硝唑氯化钠100mL 每日2次静脉滴注。微生物实验室相关检查：痰培养示正常菌群，无真菌生长；腹水培养示无细菌、真菌生长；血培养示无细菌、真菌生长。胸部X线片（图32-2A）示双肺纹理增强。因患者代谢紊乱于10月13日开始持续肾脏替代治疗（CRRT）。10月14日实验室检查结果示WBC 24.26×10⁹/L，中性粒细胞比例87%；痰培养示正常菌群。GM试验、G试验均正常。床旁X线片（图32-2B）示双肺纹理增强、模糊，肺部感染明确存在。因肝肾功能异常，亚胺培南西司他丁减量至0.5g 每6h 1次静脉滴注，结合相关检查结果给予对症支持治疗。

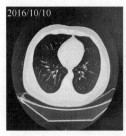
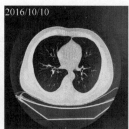
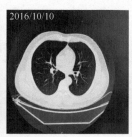
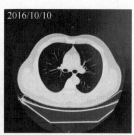

图32-1　胸部CT检查

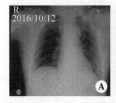
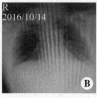
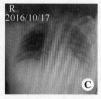
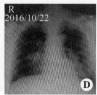
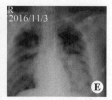

图32-2　胸部X线片

10月16日实验室检查：WBC 33.35×10^9/L，中性粒细胞比例87.80%，提示感染严重。加用万古霉素1.0g每日2次静脉滴注抗感染治疗，监测万古霉素血药浓度。

10月17日行床旁电子支气管镜检查（镜下可见气管内、隆突上方气道黏膜弥漫性分布较多斑片状、灰黑色斑块，上覆绒毛状物），取灰黑色物培养示毛霉菌生长（图32-3、图32-4）。支气管镜吸取物送检病理，提示霉菌生长（图32-5）。痰培养示毛霉菌生长。针对毛霉菌给

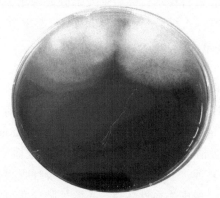
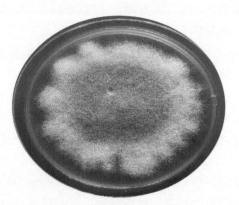

BA培养基培养 24h　　　　　　　　　　　　SDA培养基培养 48h

图32-3　培养结果

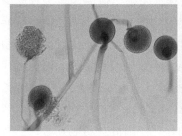
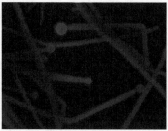
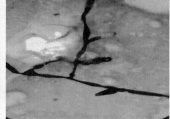

乳酸酚棉兰染色　　　　　　　　荧光染色　　　　　　　　六胺银染色

图32-4　镜检结果

予两性霉素B治疗，5%葡萄糖50mL+5mg
两性霉素B以2.5mL/h速度泵入，监测肝肾
功能。尿培养示鲍曼不动杆菌（MDR）。床
旁胸部X线片（图32-2C）示双肺纹理紊乱、
模糊，右肺下野可见斑片影；左肺透过度
减低，心影增大，肋膈角模糊。患者肺部感
染加重。后续多次痰真菌培养均示毛霉菌生
长。10月22日患者痰细菌培养示肺炎克雷
伯菌生长，药敏结果提示多重耐药，停用亚
胺培南西司他丁、万古霉素。血培养：无细
菌、真菌生长。胸部X线片（图32-2D）示
双肺纹理稍紊乱、模糊，双肺斑片影。11月

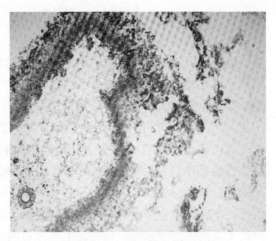

图32-5　病理HE染色结果

3日痰培养回报肺炎克雷伯菌、产气肠杆菌生长，肺炎克雷伯菌药敏结果同前，针对产气
肠杆菌加用敏感药物左氧氟沙星。患者胸部X线片（图32-2E）示双肺纹理紊乱、模糊，
双肺可见多发斑片状高密度影。

　　11月6日患者由于病情危重，多脏器衰竭，抢救无效死亡。

【案例分析】

1.临床案例分析

为什么患者术后会出现失血性休克？

本例患者既往体健，入院后体格检查、血尿便常规、肝肾功能、凝血、电解质等均
未见异常，术前检查无手术禁忌证，根据患者各项检查评估患者肿瘤分期，行腹腔镜下
胃癌根治术 Billroth-Ⅱ 消化道重建 Braun 吻合 D2。术中探查无活动性出血，术后患者体温
36.0℃，脉搏86次/分，血压150/90mmHg，血氧饱和度100%。右肝下引流出50mL浆血
性液体，胃肠减压引出褐色液体约10mL。术后为补充凝血因子，输410mL血浆；术后
12h左右，患者突然血压下降，心率增快，呼吸浅慢，右侧肝下引流出150mL血性液体，
腹部膨隆，叩诊浊音，行腹部彩超及腹部穿刺抽出不凝血；剖腹探查发现腹腔内出血伴血
凝块，量约2500mL。胃癌术后出血包括腹腔内出血和消化道出血，本例患者胃肠引流未
见血性液体，排除消化道出血，考虑腹腔内出血，剖腹探查也验证了这一点。但剖腹探查
示肝胆胰脾未见异常，胃周血管未见活动性大出血，胃肠吻合口、肠肠吻合口未见活动性
出血，术后置4枚引流管引流。后期检查患者凝血功能异常、血小板减少，间断给予输血
浆、冷沉淀凝血因子，引流出的血性液体逐渐减少。综上，患者腹腔内出血可能是由凝血
功能障碍导致的出血，不排除未探查到的隐性出血。

感染毛霉菌是加速患者死亡的催化剂吗？

本例患者入院后失血性休克，导致深昏迷，无自主活动及呼吸，持续呼吸机辅助通气
中，无法自主进食，一直靠肠外营养维持，并且长期应用糖皮质激素，多种因素导致患者

抵抗力下降，为感染毛霉菌提供了条件。毛霉菌进入易感者呼吸道后，菌丝可以穿透小支气管壁，侵袭血管壁和血管腔，形成血栓和栓塞，导致组织缺血、出血性梗死和坏死性炎症。毛霉菌引起的肺部感染，临床可以表现为非特异性肺炎，引起患者肺部炎性改变，本病例患者X线变化（图32-2）可见双肺纹理从增强到紊乱、模糊，最后呈斑片影，逐渐加重。肺部毛霉病临床表现一般为持续高热。但是，该患者体温一直不高，推测可能与患者一直间断进行CRRT有关。患者感染症状一直都存在，白细胞计数及中性粒细胞比例始终处于高位状态（图32-6）。患者痰培养确诊毛霉菌感染后，根据2013年欧洲临床微生物与感染性疾病学会/欧洲医学真菌学联盟（ESCMID/ECMM）联合临床指南[5]、2015年第6届欧洲白血病感染会议（ECIL-6）指南[6]，治疗方案均推荐两性霉素B、泊沙康唑或手术治疗。本病例结合指南及临床用药经验给予两性霉素B治疗，但是患者用药后痰培养持续出现毛霉菌。推测原因：其一，毛霉目对两性霉素B的耐药性存在着较为明显的种间和种内差异，部分菌株可对两性霉素B呈现耐药；其二，由于毛霉菌可引起血管栓塞、周围组织梗死，药物不能有效到达病变组织而经常导致治疗效果不如人意。据国外报道毛霉菌感染未经治疗者病死率为80%，病变局限于肺部者为65%，播散型高达96%。患者后期各项指标的变化支持毛霉菌感染加速了患者死亡。

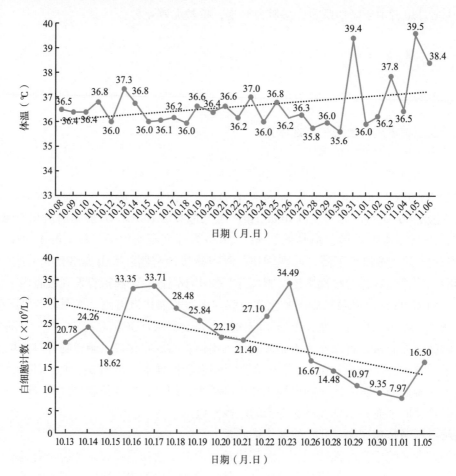

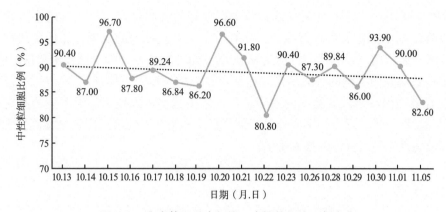

图32-6 患者体温及白细胞、中性粒细胞比例变化

2. 检验案例分析

实验室如何诊断致死率居高不下的毛霉病?

组织病理学

怀疑为毛霉病的临床标本,首选进行荧光染色直接镜检。组织病理切片HE、PAS或六胺银染色,见透明菌丝,宽度6~16μm,最宽达25μm,无隔或少隔,可呈垂直及不规则分枝。毛霉菌在组织中典型表现为90°角分枝,但由于加工机械力可出现45°分枝,有时很难与曲霉菌鉴别。鉴于此,宽菌丝和不规则分枝特点比菌丝分隔和分枝角度更为可靠。毛霉病的组织病理有一定特征性,但不具有特异性,既可在急性病变中见出血性坏死、血管侵袭、中性粒细胞浸润和周围神经侵袭改变,也可在慢性病程中呈巨细胞参与的慢性肉芽肿性改变。本病例患者的支气管镜吸取物送病理检查,结果(图32-3)提示大量霉菌生长。怀疑因吸取物较少,取材受限,未能检测到菌丝。

微生物培养与镜检

欧洲医学真菌学联盟强烈推荐标本培养,以进行属和种鉴定及抗真菌药敏试验。培养前应避免组织过度研磨,并强烈推荐在30℃和37℃条件下孵育。强烈推荐使用荧光染色对临床标本进行直接镜检,关注分隔、分枝角度和菌丝宽度。笔者所在实验室取支气管镜吸取物立即进行培养鉴定,接种于BA与SDA培养基在25~30℃下培养,发现菌落生长迅速,菌丝体蔓延,菌落呈疏松棉花样,高度约为1cm。菌落顶端有黑色小点,背面呈白色,初步怀疑为毛霉菌生长。将菌落进行乳酸酚棉兰、荧光与六胺银染色(图32-4),显微镜下观察形态特征,发现菌丝宽大,壁薄,不分隔,分枝近直角,孢囊梗直接从菌丝体长出,孢子囊在孢囊梗顶端,孢子囊呈球形,黄褐色,释放出大量孢子,孢子球形,壁薄光滑,提示为毛霉菌。

病原菌的分子学鉴定

相对于形态学鉴定,分子生物学方法对于病原体种属分类可信度更高。完善的种属鉴定对于区域性高危人群发病预防及暴发流行应对都有很高的医学价值。因此,分子学鉴定在毛霉病诊疗中的地位与价值必须受到重视。

毛霉目中不同属真菌鉴定及分类学研究进展不一,但目前内转录间隔区ITS序列及

28S核糖体亚基序列，即可对毛霉目真菌进行很好的种属鉴定，种属鉴定率可达98%以上，足以满足临床鉴定需要。近些年，随着实验室检验技术的发展，非传统的种属鉴定技术也逐渐开始应用，最具代表性的为MALDI-TOF MS技术，随着该技术数据库的完善，对于毛霉病致病真菌准确的种属鉴定率已经可达到95%以上，体现出了良好的应用前景。此外，随着第三代数字PCR技术的逐渐推广，基于数字PCR技术的毛霉病的鉴定具有广阔的应用和发展前景。现今，国内外对于部分真菌感染开展的第三代PCR检测技术已经体现出了高敏感性、高特异性的诊断价值。

【知识拓展】

肺毛霉病与侵袭性肺曲霉病（IPA）的鉴别诊断

临床工作中，肺毛霉病与侵袭性肺曲霉病难以鉴别。肺曲霉病是由感染或吸入曲霉菌属引起的一组急、慢性肺部疾病，因宿主免疫状态不同而有不同表现。免疫功能受损者易感染，常见类型有IPA、慢性坏死性肺曲霉病、慢性肺曲霉病、过敏性支气管肺曲霉病。IPA多发生在原有肺部慢性病或严重基础疾病基础上，特别是应用大量糖皮质激素或免疫抑制剂的情况下，因人体免疫功能低下而引起感染。IPA基本病理特征是化脓和梗死；病理组织切片可见菌丝和孢子经HE染色呈蓝灰色，略带红色背景，而PAS及嗜银染色分别呈红色和黑色。菌丝长短不一，多呈杆状，有分隔，直径为3～5μm，并见多条菌丝沿同一方向反复分枝，分枝呈45°角，呈放射状或珊瑚状排列[7]。临床表现不一，并缺乏特征性，临床表现常与患者白细胞数量和功能异常程度有关。胸部CT可发现特征性改变，疾病早期（约1周内）CT可见晕轮征（halo sign），即磨玻璃样环状阴影环绕病灶周围，因病灶周围水肿或出血所致；稍后（1周左右）可出现底边邻近胸膜、尖端朝向肺门的楔形阴影，与肺血栓栓塞症导致的肺梗死类似。空气新月征（crescent sign）出现较晚（2～3周），表现为原有病灶中出现新月状低密度透光区，较常见于免疫抑制患者中性粒细胞恢复期，因梗死灶收缩所致。后期可在病灶内形成曲霉球。涂片显微镜检、真菌培养、组织病理学（深部真菌感染的金标准）、抗原及其代谢物检测联合有利于对疾病进行诊断。治疗首选用药为伏立康唑。

【案例总结】

1. 临床案例总结

本案例患者入院前生命体征平稳，查体未见异常，术后出现失血性休克导致深昏迷，无自主呼吸。针对患者症状积极对症支持治疗，对术后可能出现的感染给予亚胺培南西司他丁、奥硝唑预防；后期白细胞计数、中性粒细胞比例及胸部X线片提示感染加重，加用万古霉素；随后通过痰细菌和真菌培养明确了感染，细菌药敏试验指导用药，即停用亚胺培南西司他丁和万古霉素，加用左氧氟沙星，对痰培养出的毛霉菌进行药敏试验，结合临床指南和用药经验给予两性霉素B，但用药效果不理想，最终患者因多器官衰竭死亡。该患者转入ICU后，为更好地治疗，多次进行多学科会诊，并多次进行体外培养以明确感染病因，指导临床用药。毛霉菌感染是一种致命的临床真菌感染，目前临床用药选择范围受限，部分菌株可对两性霉素B呈现耐药。毛霉菌本身又可引起血管栓塞、周围组织梗死，使药物不能有效到达病变组织而经常导致治疗效果差。重症患者由于各种原因最容易成为细菌和真菌感染的易感人群，如何预防感染、更早发现感染以及感染后精准用药是临床医生面临的重要挑战。本案例患者的临床诊断及治疗可为今后诊治提供参考。

2. 检验案例总结

毛霉病又称接合菌病，是一种罕见的真菌病。毛霉菌广泛存在于自然界，是一种条件致病菌，最常侵犯鼻窦，其他部位亦可累及。临床上毛霉病分5型，即鼻脑型、肺型、胃肠型、播散型、混合型，其中以鼻脑型和肺型最常见。肺毛霉病好发于有基础疾病者，如糖尿病、慢性阻塞性肺疾病、肺恶性肿瘤、应用免疫抑制剂患者。20世纪中期，糖尿病逐渐成为毛霉病的主要危险因素。近年来，化疗或免疫抑制剂的应用、潜在的恶性淋巴细胞肿瘤等也成了毛霉病的重要危险因素，随着实体器官和造血干细胞移植（HSCT）的开展，术后免疫抑制剂的大量使用，在这些患者群体中相关病例报道逐年增多。国内因缺少关于毛霉病的相关报道及多中心研究，尚未见相关流行病学报道，但就目前为数不多的案例报道来看，免疫缺陷、恶性肿瘤及糖尿病为我国患者常见的易感因素。

GM试验是诊断曲霉菌的检测方法之一，而毛霉菌感染的GM试验结果常为阴性。当临床怀疑患者为真菌感染，而反复GM试验结果阴性时应警惕毛霉菌感染可能，本例患者即为多次GM试验结果均为阴性。但当GM试验结果为阳性时，也不能完全排除毛霉菌感染可能，应警惕曲霉菌和毛霉菌合并感染的可能。可行支气管灌洗及痰液培养，必要时行肺组织穿刺活检明确诊断。肺组织活检是诊断毛霉菌感染的金标准，但由于为侵入性检查，可操作性差，易发生气胸、肺出血等并发症，常不被患者接受。近年来，随着分子生物技术的发展，宏基因组测序在临床得到了广泛应用，通过检测血清样本中毛霉菌DNA可实现毛霉菌感染的早期诊断。

【专家点评】

肺毛霉病是一种急症，需要及时诊治，更需要多学科配合。治疗成功的关键在于早发现、早诊断、去除危险因素、控制基础疾病、早期清除坏死组织和早期应用抗真菌药。但由于肺毛霉病临床表现和影像学表现缺乏特异性，真菌抗原检测如G试验、GM试验结果等均为阴性，真菌培养阳性率低，故临床早期诊断常较困难。

随着器官移植及糖尿病患者数量的增长，毛霉菌感染人数增加，值得临床相关科室高度警惕。呼吁卫生管理部门推进在三级甲等医院设立由相关感染科、检验科、影像科专家及真菌病专家组成的真菌病诊治指导小组，针对复杂真菌感染（如毛霉病等），应多学科协作，科学精准地制订诊疗方案，以提高疑难复杂或危重真菌病患者的救治率或治愈率。同时，期待半衰期长、组织浓度高、不良反应少，且价格适合我国国情的治疗毛霉病的药物早日应用于临床。

参 考 文 献

[1] Blaize M, Mayaux J, Nabet C, et al. Fatal invasive aspergillosis and coronavirus disease in an immunocompetent patient[J]. Emerg Infect Dis, 2020, 26（7）: 1636-1637.

[2] Pappas P G, Alexander B D, Andes D R, et al. Invasive fungal infections among organ transplant recipients: results of the Transplant-Associated Infection Surveillance Network（TRANSNET）[J]. Clin Infect Dis, 2010, 50（8）: 1101-1111.

[3] Welte T, Len O, Munoz P, et al. Invasive mould infections in solid organ transplant patients: modifiers and indicators of disease and treatment response[J]. Infection, 2019, 47（6）: 919-927.

[4] Patterson T F, Denning D W, Fishman J A, et al. Practice guidelines for the diagnosis and management of aspergillosis: 2016 update by the Infectious Diseases Society of America[J]. Clin Infect Dis, 2016, 63（4）: e1-e60.

[5] Cornely O A, Arikan-akdagli S, Dannaoui E, et al. ESCMID and ECMM joint clinical guidelines for the diagnosis and management of mucormycosis 2013[J]. Clin Microbiol Infect, 2014, 20（Suppl 3）: 5-26.

[6] Tissot F, Agrawal S, Pagano L, et al. ECIL-6 guidelines for the treatment of invasive candidiasis, aspergillosis and mucormycosis in leukemia and hematopoietic stem cell transplant patients[J]. Haematologica, 2017, 102（3）: 433-444.

[7] 刘又宁, 佘丹阳, 孙铁英, 等. 中国1998年至2007年临床确诊的肺真菌病患者的多中心回顾性调查[J]. 中华结核和呼吸杂志, 2011, 34（2）: 86-90.

33　骨髓纤维化合并宛氏拟青霉肺部感染

作者：郑佳佳[1]，梁瀛[2]，朱翔[3]，朱红[2]，孙永昌[2]，崔丽艳[1]（北京大学第三医院：
　　　1.检验科；2.呼吸与危重症医学科；3.病理科）

点评专家：伍蕊[1]，王晓娟[2]（1.北京大学第三医院呼吸与危重症医学科；2.北京大学
　　　人民医院检验科）

【概述】

拟青霉菌感染是一种罕见的机会性真菌感染，可累及全身各个系统，国内外少见报道。

【案例经过】

患者，男，43岁。因"间断发热伴皮下结节2个月余，咯血1个月余"，于2019年11月14日第1次入院。患者2个月余前无明显诱因出现发热，最高体温39.6℃，并发现右侧腹股沟、右膝部外侧无痛性皮下结节，表面皮肤完整无破溃，当地医院胸部CT示"双肺多发结节"，予亚胺培南静脉输液治疗后虽然体温降至正常，但复查胸部CT"双肺多发结节较前增大，并出现左肺渗出、实变影"。1个月前患者出现咯血，18天前再次发热，分别给予青霉素、左氧氟沙星、亚胺培南静脉输液，咯血无明显好转，皮下结节呈增大趋势并出现疼痛。1天前因咯血加重收住院。

既往史：骨髓纤维化，入院前近1年长期口服芦可替尼治疗。

入院体格检查：体形消瘦，贫血貌，全身浅表淋巴结无肿大。双肺叩诊清音，双肺呼吸音粗，未闻及干湿啰音，无胸膜摩擦音。心率82次/分，心律齐，各瓣膜听诊区未闻及杂音。腹膨隆，无压痛、反跳痛、肌紧张，肝脏未触及，可触及巨脾。右侧腹股沟区及右侧膝部外侧可触及条状皮下结节伴压痛，表面皮肤完好。

辅助检查：2019年11月14日血常规示白细胞 17.43×10^9/L（↑），红细胞 2.2×10^{12}/L（↓），血红蛋白 58.0g/L（↓），血小板 125.0×10^9/L。G试验、GM试验、T-SPOT结果均为阴性。血培养结果为阴性。2019年11月20日胸部CT表现见图33-1。

入院初步诊断：发热、双肺多发结节及团块影性质待查（真菌感染？）；血液系统疾病肺脏受累？；骨髓纤维化；贫血（重度）。

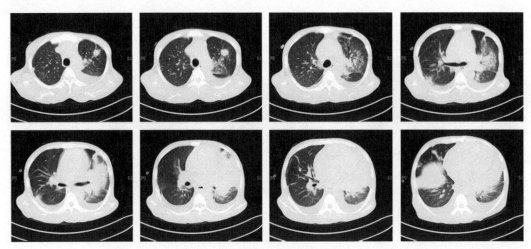

图33-1　胸部CT（2019年11月20日）

入院后行支气管镜检查显示左肺上叶、下叶基底段黏膜水肿、增厚，管腔狭窄（图33-2）。黏膜病理检查：支气管黏膜急慢性炎伴肉芽组织增生，特殊染色未见确切病原体。特殊染色结果：PAS（−），PASM（NS），抗酸染色（−）。分子病理检查结果：荧光PCR-TB（−）。分别行左肺病变及皮下结节穿刺活检：PAS（−），PASM（−），抗酸染色（−）。肺及小腿组织病变检查结果一致，均表现为化脓性肉芽肿性炎，伴坏死，坏死物内见大量中性粒细胞，病变中血管壁见炎细胞浸润，以上病理改变可见于感染性疾病［如真菌、非结核分枝杆菌（NTM）］或肉芽肿性多血管炎。骨髓穿刺涂片及活检提示骨髓纤维化，未见血液系统恶性肿瘤表现。临床上考虑不除外真菌感染，给予伏立康唑治疗，患者体温恢复正常，咯血缓解，皮下结节逐渐消失，复查胸部CT提示"双肺结节及左肺实变影较前明显缩小"（图33-3）。出院后长期口服伏立康唑200mg 每天2次。

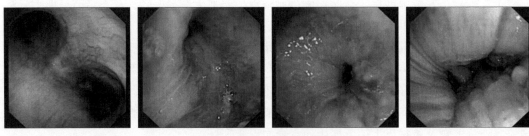

图33-2　支气管镜镜下表现

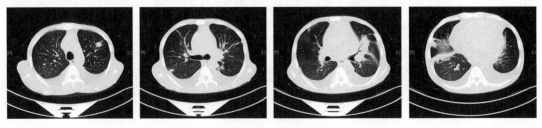

图33-3　胸部CT（2019年12月27日）

2020年3月25日患者因"发热20余天"第2次入院，体温最高39.5℃，伴寒战、憋气、干咳。复查胸部CT示"肺部感染部分较前吸收、部分较前进展，双侧胸腔积液"，亚胺培南静脉输液治疗无效。入院查体：体温38.9℃，贫血貌，体形消瘦，口唇、甲床轻度发绀，颈部未触及肿大淋巴结，左下肺叩诊浊音，左侧呼吸音低，双肺未闻及干湿啰音，心率120次/分，心律齐，未闻及病理性杂音，腹膨隆，巨脾，双手背、足背可凹性水肿。胸部CT如图33-4所示。此时伏立康唑治疗已接近4个月，且未停药。

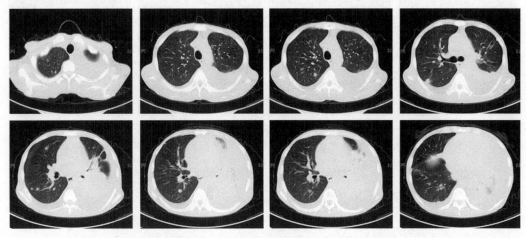

图33-4　胸部CT（2020年3月25日）

入院后予患者继续口服伏立康唑200mg 每天2次，并先后给予万古霉素、哌拉西林舒巴坦、替加环素、美罗培南、环丙沙星等多种抗生素治疗，但复查胸部CT见肺部病变仍在进展（图33-5）。对患者右下肺结节行穿刺活检及组织匀浆培养。病理检查结果：肺组织中部分区域可见肺泡结构，间隔略有增宽，少量炎细胞浸润，其余肺组织结构消失，局灶纤维化，伴大量中性粒细胞灶状及散在浸润，可见肉芽肿结构，可见灶状泡沫细胞，与炎症性病变符合。PAS染色可见个别菌体，有出芽现象（图33-6），考虑为真菌感染。特殊染色结果：PAS（+），PASM（+/-），黏液卡红（-），抗酸染色（-）。组织匀浆真菌培养形态学鉴定提示拟青霉（图33-7），经基因测序鉴定为宛氏拟青霉。药敏试验结果：阿尼芬净＜0.008μg/mL；米卡芬净＜0.008μg/mL；卡泊芬净＜0.008g/mL；5-氟胞嘧啶＜0.06μg/mL；泊沙康唑＜0.008μg/mL；伏立康唑8μg/mL；伊曲康唑＜0.015μg/mL；氟康唑＞256μg/mL；两性霉素B 0.25μg/mL。结果提示，泊沙康唑、阿尼芬净、米卡芬净、伊曲康唑、卡泊芬净、5-氟胞嘧啶、两性霉素B潜在敏感。氟康唑、伏立康唑潜在耐药。予患者停用伏立康唑，并给予患者泊沙康唑200mg 每天2次联合5-氟胞嘧啶1g每天4次口服治疗，患者体温逐渐恢复正常，咳嗽、咳痰减轻，复查胸部CT提示"双肺病变部分有所吸收，但总体变化不明显"（图33-8）。患者于2020年6月4日出院。患者治疗时间轴见图33-9。

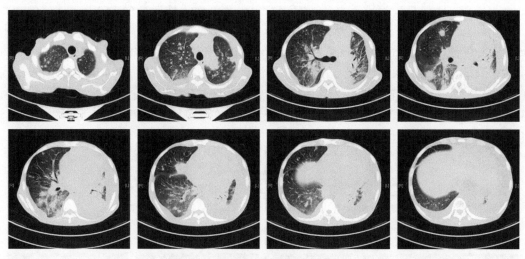

图33-5 胸部CT（2020年5月13日）

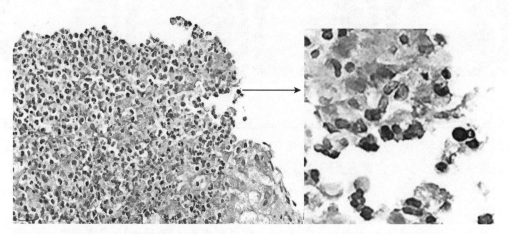

图33-6 肺结节穿刺活检病理（2020年4月17日），右图为左图的局部放大

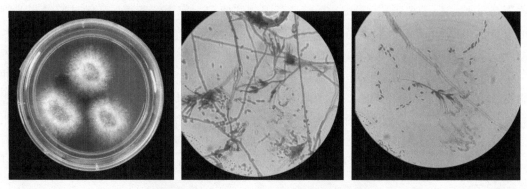

图33-7 肺组织匀浆真菌培养提示拟青霉

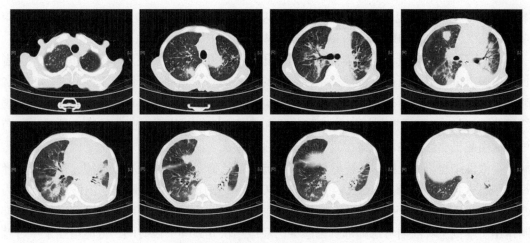

图33-8　胸部CT（2020年5月28日）

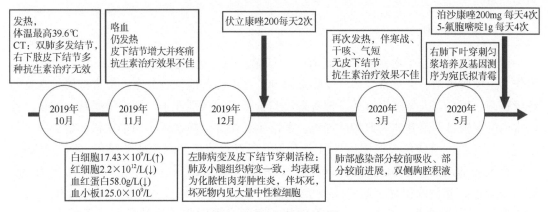

图33-9　患者治疗时间轴

【案例分析】

1.临床案例分析

（1）宛氏拟青霉可引起的临床表现及治疗方案：拟青霉属属于腐生性丝状真菌，在土壤、腐烂的植物和蔬菜中生长，世界范围内分布。作为机会性致病菌，所致感染罕见，可在免疫功能正常和免疫功能不全的宿主中引起感染。主要易患人群：接受免疫抑制剂治疗的器官移植、淋巴瘤、慢性肉芽肿性疾病患者。临床表现可累及多个部位：下呼吸道、皮肤、骨骼、血液、眼睛、鼻窦、腹腔。拟青霉属包含一些种，其中临床最常见的致病菌为宛氏拟青霉和淡紫拟青霉（目前更名为淡紫紫孢霉）。健康群体也偶有报道宛氏拟青霉引起肺炎、眼内炎、鼻窦炎、腹膜炎、软组织感染、播散性血管内感染[1-3]。

宛氏拟青霉对两性霉素B敏感，两性霉素B可用于治疗宛氏拟青霉所致的感染[4]。体外药敏试验中，拟青霉对伏立康唑、雷氟康唑、泊沙康唑敏感，但临床疗效评价仅限于个案报道及小型研究。宛氏拟青霉感染治疗成功的个案报道可用伏立康唑（单药）、泊沙康唑（单药）、两性霉素 B 脂质体 + 阿尼芬净、两性霉素 B + 伊曲康唑。

（2）芦可替尼与机会性感染：骨髓纤维化本身与机会性感染关系并不密切，但该患者长期口服芦可替尼，而芦可替尼是一种新型的 JAK 通路抑制剂，可同时阻断 JAK1 和 JAK2 酪氨酸激酶通路的信号转导，一方面可抑制炎症因子的释放和骨髓单克隆增殖（治疗骨髓纤维化），另一方面可抑制树突状细胞分化和 T 细胞活化，从而引起各种机会性感染。芦可替尼引起机会性感染的个案报道有弓形虫视网膜炎、隐球菌肺炎、肺孢子菌肺炎、毛霉病、播散性结核[5]，而且芦可替尼与三唑类抗真菌药物存在明显的相互作用：芦可替尼经过细胞色素 P4503A4 酶（CYP3A4）代谢，三唑类（氟康唑、伏立康唑、泊沙康唑等）为 CYP3A4 强抑制剂，可明显增加芦可替尼的血药浓度，从而进一步增强芦可替尼的免疫抑制作用。本例患者前期考虑肺部真菌感染已经服用伏立康唑一段时间，可能增强了芦可替尼的进一步免疫抑制作用，导致机会性感染加重，也是后续患者肺部培养出拟青霉的重要始动因素。

2. 检验案例分析

拟青霉属的形态学鉴定：拟青霉属于半知菌亚门、丝孢菌纲、丝孢菌目、丛梗孢科，可作为土壤腐生菌、昆虫寄生菌、生物降解剂，在世界各地均有分布。拟青霉属是常见的环境霉菌，很少与人类感染有关。拟青霉属与青霉属的区别在于，拟青霉属具有细长、发散排列的瓶梗且菌落并非为典型的绿色。菌落生长快速，粉状或小山羊皮状，金黄色、黄绿色、黄棕色、淡紫色或棕褐色，但绝不会出现青霉菌属的绿色或蓝绿色。瓶梗基部膨大，逐渐变细成为一个相当细而长的颈部，单独、成对出现，呈轮生、帚状。单细胞、透明或暗色、光滑或粗糙、椭圆或类纺锤形的孢子链状排列，从瓶梗向基性产生。宛氏拟青霉菌落生长快速，粉状或小山羊皮状，表面有绳索状或束状纹路，黄棕色或沙土色。孢子梗上着生紧密轮生排列的分枝，分枝上形成瓶梗。瓶梗圆柱形或椭圆形，尖端变细形成圆柱形的长颈。分生孢子呈亚球形、椭圆形到梭形，透明到黄色，壁光滑，大小为（3～5）μm×（2～4）μm，形成长链，分散排列。通常存在厚壁孢子，单个或形成短链，棕色，近球形或梨形，直径 4～8μm，厚壁稍有瘤状突起。

【知识拓展】

目前还没有建立拟青霉药物的临床折点。根据文献报道，宛氏拟青霉对两性霉素 B 的 MIC 值在 0.016～0.500μg/mL，对伏立康唑的 MIC 值在 0.030～16.000μg/mL，对泊沙康唑的 MIC 值在 0.016～0.500μg/mL，对伊曲康唑的 MIC 值在 0.016～0.500μg/mL[6]。也有文献报道，宛氏拟青霉对伏立康唑、雷夫康唑表现为高 MIC 值，对泊沙康唑为低 MIC 值，但是也有伏立康唑联合两性霉素 B 治疗成功的案例，失败案例很多，不推荐伏立康唑的经验性治疗[1]。泊沙康唑是可推荐的替代药，推荐作为经验治疗。本例患者前期一直服用伏立康唑，虽起初治疗有效，但后续病情持续恶化，二次入院后，明确了肺部感染的病原为拟青霉，药敏试验结果提示泊沙康唑（＜0.008μg/mL）、阿尼芬净（＜0.008μg/mL）、米卡芬净（＜0.008μg/mL）、伊曲康唑（＜0.015μg/mL）、卡泊芬净（＜0.008μg/mL）、5-氟胞嘧啶（＜0.060μg/mL）、两性霉素B（0.250μg/mL）潜在敏感。氟康唑（＞256μg/mL）、伏立康唑（8μg/mL）潜在耐药。予患者停用伏立康唑，并依据药敏结果给予泊沙康唑200mg每日4次联合5-氟胞嘧啶1g每日4次口服治疗，患者体温逐渐恢复正常。

【案例总结】

1. 临床案例总结

拟青霉是一种腐生性丝状真菌，世界范围内广泛分布，可引起人体机会性感染，临床上罕见。主要易患人群为接受免疫抑制剂治疗的器官移植、淋巴瘤、慢性肉芽肿性疾病患者。感染可累及下呼吸道、皮肤、骨骼、血液、眼睛、鼻窦、腹腔。本研究报道了骨髓纤维化合并肺部宛氏拟青霉感染，该病原感染罕见。骨髓纤维化本身与机会性感染关系并不密切，但该患者长期口服芦可替尼，作为一种新型的JAK通路抑制剂，其可通过抑制树突状细胞分化和T细胞活化，从而引起各种机会性感染，也是本病例感染拟青霉的重要原因。

2. 检验案例总结

微生物实验室检验人员通过形态学鉴定及测序手段迅速证实患者肺部感染的病原为罕见的宛氏拟青霉，并且提供了精准的药敏试验结果。临床医生根据药敏试验结果迅速调整了治疗方案，将耐药伏立康唑治疗改为敏感的泊沙康唑联合5-氟胞嘧啶治疗，患者体温逐渐恢复正常，症状出现好转。

【专家点评】

本研究报道的是1例中年男性既往骨髓纤维化合并骨髓增生异常综合征，合并肺部罕见真菌感染治疗成功的病例。患者首次入院发热伴皮下结节及双肺多发结节，根据组织病理结果考虑不排除真菌感染，给予伏立康唑治疗，患者体温恢复正常，皮下结节消失，双肺结节明显缩小，出院后长期口服伏立康唑继续治疗。因发热第二次入院，肺部较前进展，常规伏立康唑治疗并增加抗感染治疗方案。此次行肺组织穿刺活检，病理结果提示真菌感染，微生物实验室回报组织真菌培养结果为宛氏拟青霉，药敏试验结果回报提示伏立康唑潜在耐药。根据药敏试验结果及时调整治疗方案，停用伏立康唑，给予泊沙康唑联合5-氟胞嘧啶，给予积极利尿、限制入量等治疗，患者病情较前好转后出院。该病例真菌感染病原诊断明确，结果回报迅速，同时药敏结果指导临床对抗真菌治疗方案进行调整，对病情扭转提供了至关重要的线索和依据，体现了临床微生物实验室对少见和罕见病原体的检验水平。同时，临床微生物实验室医生全程参与该病例诊断、分析、讨论，体现了检验医生与临床医生良好顺畅的沟通和充分合作，值得参考和借鉴。

该病例为北方地区罕见的拟青霉属导致的机会性肺部感染病例。临床医生结合患者病史、影像学及病理学结果给予了肺部真菌感染的初步诊断，并给予伏立康唑进行长期抗真菌治疗。检验科微生物实验室从患者的肺组织匀浆中培养出病原菌，并通过形态学进行初步鉴定，进一步又通过基因测序等方法鉴定到种，互为佐证，快速获得准确的病原学证据，体现了工作人员的扎实功底。此外，微生物实验室提供的宛氏拟青霉药敏试验结果为患者后续治疗方案的调整提供了很好的依据。患者长期使用伏立康唑，宛氏拟青霉药敏试验提示伏立康唑耐药，随即更换抗真菌药泊沙康唑联合5-氟胞嘧啶，把握住治疗时机，取得了良好的临床治疗效果。临床和实验室结合紧密，互为配合，微生物检验为临床诊疗保驾护航，提供精准治疗依据，临床上根据检验结果迅速明确病原，调整治疗方案，并且取得治疗效果，是临床医生与检验医生密切合作的典范案例。

参 考 文 献

[1] Feldman R，Cockerham L，Buchan B W，et al. Treatment of *Paecilomyces variotii* pneumonia with posaconazole：case report and literature review[J]. Mycoses，2016，59（12）：746-750.

[2] Lazarus J E，Branda J A，Gandhi R G，et al. Disseminated intravascular infection caused by *Paecilomyces variotii*：case report and review of the literature[J]. Open Forum Infect Dis，2020，7（6）：ofaa166.

[3] Steiner B，Aquino V R，Paz A A，et al. *Paecilomyces variotii* as an emergent pathogenic agent of pneumonia[J]. Case Rep Infect Dis，2013，2013：273848.

[4] Bennett J E，Dolin R，Blaser M J. Mandell，Douglas，and Bennett's principles and practice of infectious diseases[M]. Amsterdam：Elsevier Inc，2015.

[5] Lussana F，Cattaneo M，Rambaldi A，et al. Ruxolitinib-associated infections：a systematic review and meta-analysis[J]. Am J Hematol，2018，93（3）：339-347.

[6] Castelli M V，Alastruey-izquierdo A，Cuesta I，et al. Susceptibility testing and molecular classification of *Paecilomyces* spp.[J]. Antimicrob Agents Chemother，2008，52（8）：2926-2928.

34 荚膜抗原阴性的肺隐球菌病的诊疗和思考

作者：程颖[1]，翁亮亮[2]（衢州市人民医院：1.检验科；2.感染科）

点评专家：陆军（衢州市人民医院检验科）

【概述】

隐球菌病是由隐球菌感染引起的一种真菌病。人类对隐球菌的研究已有一个多世纪，但由于自然气候的变迁、隐球菌基因突变及易感人群增多等因素，隐球菌病已成为一种常见的机会感染性疾病。隐球菌最常见的感染部位是中枢神经系统，但近年来，肺隐球菌病发病率逐年增高，其临床表现、影像学表现无特异性，容易误诊或延迟诊断而使病情恶化。隐球菌荚膜抗原检测由于其较高的敏感性和特异性，对临床诊断起到关键作用。

【案例经过】

患者，男，38岁。因"咳嗽1个月余"入院，表现为阵发性干咳，以夜间为主，无畏寒发热，无胸痛、无咯血。

辅助检查：WBC $7.2×10^9$/L，N% 61.8%，RBC $4.98×10^{12}$/L，超敏CRP 2.20mg/L。胸部CT提示左肺下叶可见多发结节影及斑片影，部分病灶内可见厚壁空洞，未见明显壁结节，边界不清。

既往史：乙型病毒性肝炎史；鼻窦手术史；头孢呋辛钠（安可欣）过敏。

入院查体：体温37.2℃，脉搏98次/分，呼吸18次/分，血氧饱和度（SpO_2）98%。神志清，精神状态一般，无异常体征。

实验室检查：红细胞沉降率3mm/h；降钙素原0.04ng/mL；超敏CRP 2.20mg/L。免疫球蛋白E 88.72IU/mL。结核感染T细胞：阴性。痰找抗酸杆菌：阴性。痰GeneXpert检测：阴性。隐球菌荚膜抗原：阴性。肿瘤标志物：在参考范围内。抗核抗体测定：均阴性。

辅助检查：心电图正常。肝胆胰脾泌尿系前列腺彩超：胆囊息肉；前列腺钙化灶；其余未见异常。心脏彩超：二尖瓣、三尖瓣少量反流。胸部增强CT+病灶三维重建示左肺下叶多发结节、斑片影，与2020年12月2日CT对照：较前空洞相仿，余与前相仿，首先考虑感染性病变，结核？

进一步诊疗：为明确诊断，在与患者积极沟通交流后，同意进行肺活检穿刺。2020年12月7日在CT引导下肺穿刺活检，病灶组织送检。穿刺组织活检诊断意见：肉芽肿性炎，可疑隐球菌感染，并见小区肺泡上皮增生，待特殊染色后进一步辅助诊断。2020年12月13日延长培养后检出隐球菌，立即电话通知临床医生肺穿刺组织标本中培养到新型隐球菌。临床医生修正诊断为肺隐球菌病，予以停用左氧氟沙星，改用氟康唑（大扶康）0.4g

静脉滴注，每天1次抗真菌治疗，同时予以护肝对症治疗。2020年12月14日进行腰椎穿刺术：脑脊液压力70mmH$_2$O；潘氏试验阴性；有核细胞0个；糖3.99mmol/L；乳酸脱氢酶12.7U/L；蛋白定量0.40g/L；隐球菌未见。2020年12月14日病理报告：肉芽肿性炎及小区肺泡上皮增生，结合特殊染色结果，考虑隐球菌感染。特殊染色提示：PAS（+），六胺银（+），抗酸（-）。

出院及随访：患者治疗后无明显咳嗽咳痰、胸闷胸痛，脑脊液隐球菌检测阴性。予带药出院。出院后2020年12月22日回报肺组织（2020年12月7日采样）真菌培养及药敏试验结果：新型隐球菌（2CFU），见表34-1。

表34-1 药敏试验结果

抗生素	MIC（μg/mL）	敏感度
5-氟胞嘧啶	≤4	WT
氟康唑	≤1	WT
伏立康唑	≤0.06	WT
两性霉素B	≤0.5	WT
伊曲康唑	≤0.125	WT

注：WT. 野生型菌珠。

2021年2月1日复查胸部CT提示：左肺下叶少量斑片影，对比前胸部CT片明显吸收，斑片影减少。

【案例分析】

1. 临床案例分析

病史特点：患者青年男性，急性起病，主要表现为夜间干咳，胸部CT可见左肺下叶感染性结节、空洞，炎症指标及血常规未见明显异常，结核相关检验结果为阴性。入院后予以左氧氟沙星抗感染治疗，病灶未见明显吸收。

诊断与鉴别诊断要点如下。①原发性肺癌：患者青年，亚急性起病，否认吸烟史，无发热，炎症指标正常，胸部影像学提示孤立实性肺结节，直径＜2cm，虽肿瘤标志物水平正常，原发性肺癌等肺恶性肿瘤不能除外。鉴于患者年龄、结节大小及吸烟史，首先考虑感染性病变，建议随访观察病灶进展或进一步行病灶活检以明确诊断。②肺隐球菌病：本例患者无发热等症状，炎症指标正常，肺内病变主要为位于胸膜下的孤立结节，虽然隐球菌荚膜抗原阴性，但抗细菌治疗效果不佳，肺隐球菌病不能除外。肺组织活检送病理检查，进一步行PAS、六胺银等特殊染色，微生物学涂片及培养，病原学宏基因组二代测序（mNGS）等检查可明确诊断。③分枝杆菌（结核或非结核分枝杆菌）肺病：一般有低热、盗汗、乏力、潮热、咳嗽、咯血等结核中毒症状，抗细菌治疗后病灶无好转，肺结核或非结核分枝杆菌肺病不能除外，但结核感染T细胞阴性、痰GeneXpert阴性、痰找抗酸杆菌阴性，且病灶非多发性、无卫星灶，分枝杆菌肺病可能性小，可进一步行痰分枝杆菌培养、肺组织活检送病理检查、抗酸染色及分枝杆菌培养等明确诊断。④肺良性肿瘤：患者一般情况良好，抗感染后病灶无明显改变，较常见的错构瘤及较少见的纤维瘤、平滑肌瘤、肺细胞瘤等肺良性肿瘤不能除外，明确诊断依赖组织病理检查。

2. 检验案例分析

隐球菌荚膜抗原试验的假阴性原因

隐球菌的荚膜抗原是主要致病因子，是血清和脑脊液特异性抗原的基础，主要检测方法有酶联免疫法、乳胶凝集法、胶体金免疫层析法。类风湿因子、人类免疫缺陷病毒（HIV）、巨球蛋白、系统性红斑狼疮、结核杆菌可造成乳胶凝集法假阳性。但在感染早期，荚膜抗原浓度太低或血清中有免疫复合物，高浓度的前带效应可能造成假阴性。毛孢子菌、抗酸杆菌时可造成酶联免疫法假阳性。荚膜抗原浓度太低或血清中有免疫复合物，可造成假阴性。酶联免疫法和乳胶凝集法是应用最广的抗原定量或半定量的检测方法。有文献指出，上述3种主要检测方法的灵敏度和特异度的差异无统计学意义，均在95%以上，而在诊断孤立性肺隐球菌病中，隐球菌荚膜抗原试验存在敏感性不足的限制，在HIV阴性的单纯肺隐球菌感染者或无症状感染者中，隐球菌荚膜抗原试验阳性率仅为50%～60%[1]。因此，对于此类患者进行隐球菌荚膜抗原试验筛查时应特别注意假阴性问题。

为何此病例中隐球菌生长缓慢?

隐球菌一般培养2～3天可见奶油状小菌落生长，5天生长成熟，少数2～3周才可见生长。此病例中培养到的隐球菌为慢生长隐球菌，生长缓慢，因此报告时间较长。隐球菌生长特点：致病性隐球菌在25℃和37℃环境中生长，40～42℃不发育，鸟类体温较高，所以不易被感染，而鸽粪成为隐球菌的传染源之一。人体早期吸入雾化颗粒中的隐球菌孢子，有3种结局：①可能完全清除病原体且不引起宿主反应；②进入疾病潜伏期，进入潜伏阶段后，宿主的高浓度二氧化碳、低氧、营养有限的环境，不利于孢子生长，孢子可进入静止状态，停止或缓慢生长，降低营养的消耗或进入休眠的非复制阶段[2]；③形成肺实质或其他组织的侵袭性隐球菌病。在此病例中，穿刺肺组织标本中残存隐球菌因患者免疫功能正常而处于非生长期，当接触到培养基等营养物质且培养环境改变时，恢复生长，在培养基上表现为生长缓慢，因此，对于隐球菌培养需4周以上方可报告培养结果阴性。

【知识拓展】

隐球菌侵袭性感染：隐球菌是自然界广泛分布的腐生寄生菌，主要存在于鸽粪、土壤和桉树中，隐球菌的流行和传播还受酸碱度、湿度、温度、阳光、风力等多种环境因素的影响[3]。孢子被人体吸入后进入肺中，首先被巨噬细胞相关的表面受体识别，被巨噬细胞吞噬，并刺激巨噬细胞释放细胞因子CCL2，后者会募集单核细胞和树突状细胞并产生促炎性细胞因子。如果隐球菌没有被清除，可以存活于肺泡中，并"挟持"巨噬细胞再进行复制，若患者免疫系统缺陷，真菌可通过肺泡间隙进入循环系统，逃避机体免疫识别及巨噬细胞吞噬杀伤后播散全身，大多可穿过血脑屏障侵入中枢神经系统，引起脑膜炎。

隐球菌的主要毒力因子有荚膜多糖、黑色素、漆酶、尿素酶和磷脂酶。荚膜多糖是隐球菌主要的毒力因子，抗巨噬细胞吞噬，诱使动物免疫无反应性、降低机体抵抗力，各种毒力因子使隐球菌产生有利于病原体存活的特定酶和结构之外，其结构还对宿主特异性信号转导起主动调动作用。隐球菌感染的高危因素包括淋巴细胞减少、淋巴瘤、既往使用激素、免疫功能缺陷。肺为最常见感染部位，除了可以引起肺隐球菌病，还可以从肺部播散至全身其他部位，皮肤、黏膜、淋巴结、骨、内脏等均可受累，最易侵犯中枢神经系统引起隐球菌性脑膜炎，预后不良，常可导致患者死亡。

【案例总结】

1. 临床案例总结

在肺隐球菌病的鉴别诊断中应审慎对待环境暴露的意义，存在高危环境暴露可以作为支持肺隐球菌病诊断的因素，但却不宜将缺乏高危环境暴露作为排除隐球菌病的依据。

2. 检验案例总结

对于隐球菌荚膜抗原试验也应进行多方面考量，可能会出现假阳性和假阴性结果。对于单纯肺隐球菌感染者、无症状感染者、仅表现为胸痛或咳嗽者，应注意隐球菌荚膜抗原试验的假阴性，还应依靠组织学、细胞学和培养、mNGS等方法进行病原学确诊，以防止漏诊和误诊。

【专家点评】

肺隐球菌病由于早期临床症状不典型，可表现为咳嗽、咳痰、胸痛、发热等，亦可无症状在体检时被发现；亦可呈急性肺炎表现，包括高热、气急、低氧血症等。肺隐球菌病胸部CT主要表现：多分布于肺野外侧带或胸膜下，下叶多见。主要表现：①结节或肿块影；②斑片实变影；③弥漫性粟粒影；④间质性肺炎型；⑤混合型。肺隐球菌病需与肺恶性肿瘤、其他感染性肉芽肿及肺良性肿瘤相鉴别。目前，隐球菌病的主要确诊方法：①活检组织病理学；②血液和无菌体液（如脑脊液、胸腔积液）进行隐球菌镜检或培养；③基因检测。此外，隐球菌荚膜抗原试验因无创、方便快速，常作为临床首选辅助检查，但是还应注意假阴性结果。该病例体现了临床、检验科室之间的相互合作与沟通，检验科通过对检验报告的解读使临床科室更好地掌握检验项目的意义；病原菌分析及培养为临床诊疗提供了可靠的病原学结果。

参 考 文 献

[1] 陈良安，佘丹阳，梁志欣，等. 中国HIV阴性宿主肺隐球菌病前瞻性多中心临床研究 [J]. 中华结核和呼吸杂志，2021，44（1）：14-27.

[2] Alanio A. Dormancy in *Cryptococcus neoformans*：60 years of accumulating evidence[J]. J Clin Invest，2020，130（7）：3353-3360.

[3] Chowdhary A，Rhandhawa H S，Prakash A，et al. Environmental prevalence of *Cryptococcus neoformans* and *Cryptococcus gattii* in India：an update[J]. Crit Rev Microbiol，2012，38（1）：1-16.

35　淡紫拟青霉引起角膜溃疡的诊疗和思考

作者：秦娟秀[1]，陶晨[2]，李敏[1]（上海交通大学医学院附属仁济医院：1.检验科；2.眼科）

点评专家：汪雅萍（上海交通大学医学院附属仁济医院检验科）

【概述】

真菌性角膜炎是指真菌侵犯角膜，导致角膜发生病变，引起眼部红、异物感等症状，甚至引起眼部疼痛不适，严重时可导致视力损害，视物不清，是一种易致盲的疾病，如果不及时治疗，病情发展可引起角膜穿孔。常见的致病菌包括曲霉菌、镰刀菌和念珠菌等。淡紫拟青霉较少对人类致病，其引起的眼部角膜溃疡病例在国内外也比较少见[1-3]，且它的耐药性通常较高，治疗经验相对较少。本案例拟探讨淡紫拟青霉真菌性角膜炎的诊疗优化方案。

【案例经过】

患者，女，75岁。右眼青光眼术后于2021年1月5日来眼科门诊复诊。主诉：右眼异物感1个月余。临床检查：右眼无光感，角膜大疱？穿孔？前房消失（图35-1）。左眼角膜明，瞳孔对光存在，前房稍浅，角膜后沉着物（KP）（−），房水闪辉（Tyn）（−），晶状体轻度混浊。非接触眼压（VCT）：右眼测不出，左眼1.0mmHg。诊断为"右眼青光眼术后、角膜穿孔"。治疗：左氧氟沙星滴眼液每日4次，隔日；氧氟沙星眼膏每晚1次，隔日。嘱患者次日来院办理入院（眼科日间住院病房）进行结膜覆盖术。2021年1月11日微生物诊断为淡紫拟青霉，并及时与临床医生沟通。2021年1月15日患者术后8天复诊，诊断为：①青光眼术后；②角膜穿孔；③真菌性角膜溃疡。治疗：氟康唑氯化钠注射液以棉片方式置于结膜囊，5min×5次，间隔15min。并向患者家属说明：右眼角膜真菌感染，

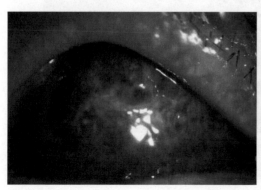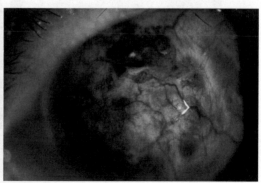

图35-1　患者眼部检查

如发生血行传播，则恐引起其他部位感染如颅内感染等，危及生命，故建议严密观察，必要时行右眼内容物剜除术。家属表示理解并愿意配合。2021年3月26日结膜覆盖术后1个月：右眼视力光感（较前明确）；左眼视力0.6。结膜覆盖在位，可见虹膜抬附，结构欠清，左眼角膜斑翳可见，瞳孔药缩，前房周边浅，KP（−），Tyn（−），晶状体浑浊，眼压10mmHg。治疗基本成功，眼球得以保住。

微生物检测：2021年1月6日微生物实验室收到眼部分泌物标本（眼部分泌物培养及鉴定）。

（1）2021年1月11日MALDI-TOF质谱鉴定结果：淡紫拟青霉（属水平置信，图35-2），再结合形态学特征，基本明确，立即报告临床。

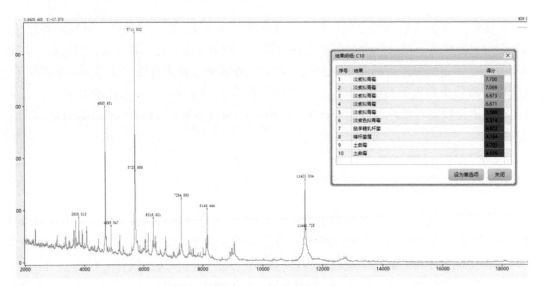

图35-2 质谱鉴定结果截图

（2）镜下典型特征：分生孢子梗呈瓶状或近球形，在菌丝端或短枝上轮生，分生孢子单孢链状（图35-3）。

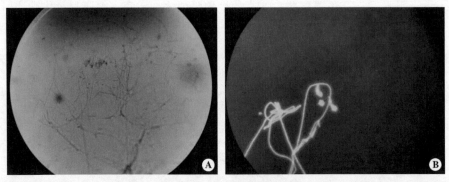

图35-3 镜下典型特征

A.乳酸酚棉兰染色（SDA平板培养5天）；B.荧光染色（SDA平板培养5天）

（3）不同温度下培养菌落形态（SDA平板）：见图35-4。

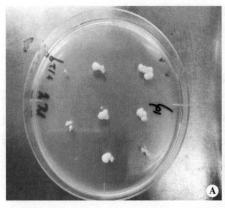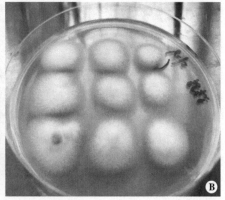

图35-4　不同温度下培养菌落形态

A. 35℃培养6天；B. 28℃培养6天

（4）药敏结果（无折点，仅供参考）：见图35-5。

药物描述	MIC（μg/mL）
5-氟胞嘧啶	64
阿尼芬净	0.12
卡泊芬净	0.12
米卡芬净	0.015
泊沙康唑	0.12
伏立康唑	0.25
氟康唑	256
两性霉素B	4
伊曲康唑	0.06
阳性生长对照	——

图35-5　药敏结果（肉汤稀释法）

【案例分析】

1.临床案例分析

如何治疗淡紫拟青霉感染相关角膜炎？

淡紫拟青霉引起的角膜炎多用伏立康唑、泊沙康唑等治疗。因真菌药敏结果的确定时间较慢，本病例的治疗采用氟康唑氯化钠注射液以棉片方式置于结膜囊，5min×5次，间隔15min进行治疗。治疗效果较好，眼球得以保住。但是该菌对氟康唑的MIC值为256μg/mL，处于较高耐药水平。真菌药敏试验与疗效的相关性难以明确，如体外试验结果存在局限性，耐药株少见，缺少理想的动物模型，缺少记录完整的病例；抗真菌药物的疗效受多种因素的影响，如不同组织中药物浓度不同/感染部位的病原菌浓度，疾病诊断的正确性，疾病的严重性和有无并发症，机体的免疫功能，不良反应的耐受性和其他治疗措施；

真菌药敏折点的确定存在不可克服的局限性等。

2. 检验案例分析

如何帮助临床诊断和治疗淡紫拟青霉感染角膜炎？

该病例介绍了1例罕见的淡紫拟青霉引起的角膜感染，患者虽有特殊基础疾病，但是有青光眼手术史，是真菌性角膜炎感染的易感人群。检验实验室综合质谱结果、涂片结果最终鉴定为淡紫拟青霉，并积极与临床医生主动沟通，告知该菌特点和推荐治疗方案。虽药敏试验无药敏折点，也可进行相关真菌药物的药敏检测。

【知识拓展】

近年来分类学上将淡紫拟青霉归入紫孢霉属。菌落初呈白色，质地疏松呈羊毛状，逐渐变为淡灰紫色，日久转为暗灰紫红色，背面为暗紫红色。帚状枝一般单轮生，小梗基部膨大，顶部有逐渐呈锥形变细的瓶颈，形成细长的产分生孢子的管状小体，极具特征性，是鉴定该菌的重要依据。此菌无厚壁孢子，可与宛氏拟青霉鉴别。最常见的临床感染为真菌性角膜炎，还可引起人类眼内、心内膜、鼻旁窦（副鼻窦）、皮肤感染及系统性感染，常为医源性感染或外伤引起。角膜炎分离出的淡紫拟青霉对伏立康唑、特比萘芬、雷夫康唑、泊沙康唑敏感，对咪康唑、氟康唑、伊曲康唑和两性霉素 B 等常用药物均耐药或体外活性低，应引起临床关注。

【案例总结】

1. 临床案例总结

本例患者为青光眼术后老年女性，属于真菌性角膜炎的易感人群。淡紫拟青霉感染导致的角膜炎诊断明确，虽然氟康唑体外药敏 MIC 值较高，但是采用棉片湿敷氟康唑注射液，能在局部形成较高的药物浓度，也为临床治疗提供了另一种可能。

2. 检验案例总结

目前对少见真菌的鉴定和药敏认识程度还不够。真菌诊断较为困难且时间较长，该病例诊断较为明确，但诊断和药敏试验时间较长。对特殊的眼部感染病例可以从最初就注意建立有效的临床医生和检验医生间的沟通，并通过一些分子检测方法缩短检测时间。对于少见真菌的治疗，真菌药敏试验与疗效的相关性存在难以明确的关系，因此特殊部位真菌感染治疗还有更多的可能方案。

【专家点评】

真菌性角膜炎发病比较缓慢，发病时间比较长，如不及时治疗，容易致盲。常见的致病真菌为曲霉菌属、镰刀菌属和念珠菌属等。引起真菌性角膜炎的常见诱因有眼部手术史、外伤史，局部或全身免疫力下降或长期佩戴软性隐形眼镜等。该病例是一例罕见的淡紫拟青霉引起的真菌性角膜炎，诊断明确。

目前国内真菌实验室的诊断能力参差不齐，真菌的生长速度往往较细菌慢，因此尽早为临床提供依据和药敏结果是微生物实验室需要进一步改进和完善的。有条件的微生物实验室，传统的培养技术不能丢，新的分子诊断技术如临床实验室自建的一代测序技术和二代测序技术等都应该运用好，这样才能更好地助力临床诊断。

参 考 文 献

[1] 梁好，朱晓琳，杜超，等. 淡紫拟青霉致真菌性角膜溃疡1例[J]. 中国真菌学杂志，2017，12（2）：111-113.

[2] Gracitelli C P B，Ferrar P V，Pereira C A P，et al. A case of recurrent keratitis caused by *Paecilomyces lilacinus* and treated by voriconazole[J]. Arq Bras Oftalmol，2019，82（2）：152-154.

[3] Almeida Oliveira M，Carmo A，Rosa A，et al. Posaconazole in the treatment of refractory *Purpureocillium lilacinum*（former *Paecilomyces lilacinus*）keratitis：the salvation when nothing works[J]. BMJ Case Rep，2019，12（4）：e228645.

36 关节置换术后赛多孢霉感染的诊疗过程

作者：杨海慧[1]，龙腾[2]，卫颖珏[1]，张灏旻[1]，奚卫[1]（上海交通大学医学院附
    属仁济医院：1.检验科；2.骨关节科）

点评专家：李敏（上海交通大学医学院附属仁济医院检验科）

【概述】

赛多孢霉感染性疾病是由赛多孢霉属真菌引起的一系列疾病，其感染呈世界性分布，包括欧洲、澳大利亚、南美等地区，在西班牙及澳大利亚，赛多孢霉为继曲霉菌属真菌之后引起临床感染的第二大常见丝状真菌。国外报道的赛多孢霉病以合并免疫抑制的基础状态多见，而在我国以外伤后局部感染多见[1]。

【案例经过】

患者，男，61岁。2018年11月因右膝关节损伤，在外院进行右膝骨水泥固定治疗，2019年3月行右膝关节置换术，术后顺利出院。2019年6月，出现无明显诱因右侧膝关节疼痛，疼痛程度中等，持续性发作，与气候变化无关，活动行走时症状加重，卧床休息时症状减轻，同时伴有膝关节屈伸不利，于笔者所在医院门诊就诊，经药物等保守治疗后无效。为进一步诊治，2019年9月6日收治入院。

患者无低热，无游走性关节疼痛，无对称性小关节疼痛。自起病以来，精神佳。查体：右膝关节肿胀，屈曲挛缩畸形，膝周关节间隙压痛，伸直0°到屈曲110°，轻度内翻。左膝未见明显异常。右膝皮温正常，浮髌试验（−），麦氏征（＋），伸屈活动可，余（−）。CT检查表现为硬化并有囊变，MRI改变以低信号为主。入院常规检查：维生素 B_{12} 141.0pg/mL↓；25-羟基维生素D 10.45ng/mL↓，白介素2受体770.00U/mL↑，白介素6 6.07pg/mL↑，球蛋白37.7g/L↑，前白蛋白170.00mg/L↓，甘胆酸3.57mg/L，钙2.07mmol/L↓，镁1.09mmol/L↑，葡萄糖6.22mmol/L↑，红细胞沉降率40mm/h↑，尿常规结果正常，C反应蛋白16.3mg/L↑，纤维蛋白原（原）降解物8.20μg/mL↑，D-二聚体1.72μg/mL↑，纤维蛋白原4.26g/L↑。

2019年9月9日行关节穿刺，关节液常规检查：红色、浑浊、稀薄，红细胞计数 $4.46×10^{12}$/L，白细胞计数 $4.98×10^9$/L，多核细胞百分比为88%，单核细胞百分比为12%。同时做关节液培养，标本注入血培养瓶。9月11日，对患者进行右膝关节胫骨假体翻修术+右膝关节胫骨衬垫翻修术+膝关节松懈术+关节滑膜切除术。9月12日，血培养仪报阳，报阳时间为2天6小时24分。

阳性血培养瓶直接涂片发现真菌菌丝（图36-1、图36-2）。

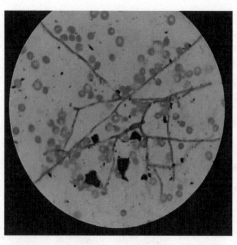

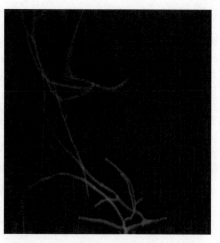

图36-1　瑞氏染色（直接涂片，×1000）　　图36-2　荧光染色（直接涂片，×400）

　　报告给临床医生危急值，医生当天给患者使用10%注射用伏立康唑静脉滴注200mg，每天2次。阳性血培养瓶培养物转种血平板，在35℃培养24h，见2～3mm白色绒状菌落（图36-3），之后中间由白色逐渐变成灰色或淡褐色，并渐变成棕色至灰黑色，菌落周边多呈白色或灰白色羊毛状。菌落镜下可见菌丝分隔，菌丝侧面或顶端长出短的分生孢子梗（图36-4），并在其顶端以环痕产孢方式产出单个或成双的厚壁孢子。根据菌落及镜下形态初步判断为赛多孢霉，报告给临床医生。

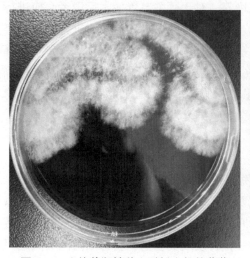

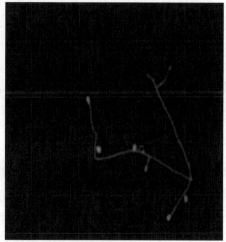

图36-3　血培养瓶转种血平板生长的菌落　　图36-4　菌落真菌荧光染色（×400，分生孢子）

　　同时，对菌株进行测序。引物ITS1：5′-CGTAGGTGAACCTGCGG-3′；ITS4：5′-TCCTC CGCTrATTGATATGC-3′。扩增体系：2×Taq Mix 15μL，ITS1、ITS4（32pmol/μL）各0.5μL，模板2μL。PCR参数：94℃ 5min；94℃ 30s，50℃ 30s，72℃ 1 min，35个循环；72℃ 7min。用DNA analyzer测序仪（ABI公司）进行测序，结果经GenBank比对，证实为尖端赛多孢霉。

伏立康唑是治疗赛多孢霉的首选药物[3]，之前经验用药正确。9月12日临床医生收到危急值当天复查关节液培养，同时将关节液做直接真菌涂片以排除污染菌可能。关节液直接涂片瑞氏染色发现菌丝，见图36-5。

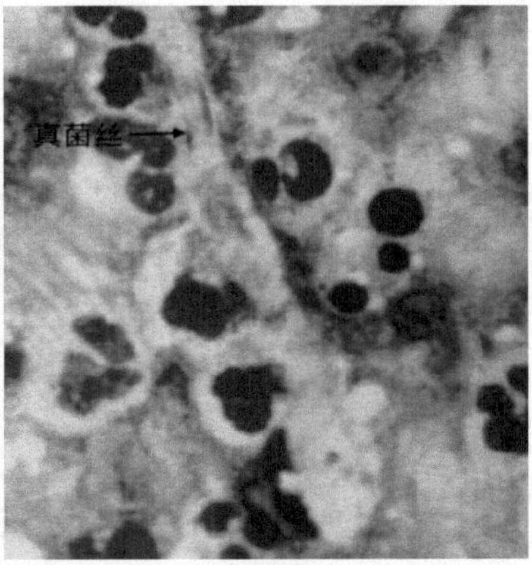

2天10小时47分钟血培养仪报阳，阳性血培养瓶直接涂片发现真菌菌丝，报告临床医生危急值，菌落及镜下形态与9月9日关节液培养结果相同。9月18日复查关节液培养，5天后培养结果为阴性。9月19日患者病情好转，出院。

图36-5 关节液直接镜检（瑞氏染色，×1000）

【案例分析】

1. 临床案例分析

如何尽早发现人工关节术后假体周围真菌感染的发生及其相应的治疗原则？

人工膝关节置换术后假体周围真菌感染治疗是临床上的一大难题。假体周围真菌感染临床症状比较隐匿，缺乏明显的红肿热痛的典型感染表现。实验室检查方面，常用的感染指标CPR、ESR、PCT、血常规项目对于假体周围真菌感染的诊断意义一般不大。目前认为最可靠的诊断方法为多次的穿刺液或组织培养。对于膝关节置换术后患者，应进行有计划的定期随访。对于出现膝关节肿胀、疼痛、活动受限的患者，应及时进行查体和实验室检查，必要时尽早进行关节腔穿刺或膝关节镜手术，以期早期进行干预。对于早期真菌感染患者，使用抗真菌药物保守治疗有一定效果[4]，必要时进行假体周围坏死软组织清除，可保留膝关节假体；对于严重的真菌感染患者，假体取出，二期翻修仍然是治疗的金标准，术后辅以长期的抗真菌药物治疗，避免真菌感染复发。

2. 检验案例分析

如何提高无菌体液真菌培养阳性率、缩短检测周转时间（TAT）？

真菌培养是我国诊断赛多孢霉感染的主要手段。真菌培养所需时间长，导致难以早期诊断。有研究表明诊断赛多孢霉感染所用时间的中位数为28天[2]。本次病例的关节液是注入血培养瓶进行培养，3天内报阳，直接涂片报告发现真菌丝，将诊断时间大大缩短。但同时由于易受污染菌影响，应该同时送关节液做直接真菌涂片以排除污染菌可能。

真菌培养菌落结合镜下形态观察，是初步鉴定赛多孢霉的重要方法，能快速向临床提供诊断依据，但对检验工作人员要求较高，需有一定的真菌检测经验。本案例就是通过传统的形态观察初步诊断病原体，及时报告临床医生。赛多孢霉属内鉴定，通过形态学鉴定不太可靠，尖端赛多孢霉和波氏赛多孢霉的分生孢子在形态上无法区分，目前推荐采用分子学鉴定方法。

【知识拓展】

尖端赛多孢霉是一种侵袭力较强的条件致病真菌，广泛分布于沼泽、湿地、污水、腐物、土壤等环境。常感染免疫力低下人群如艾滋病、白血病、器官移植患者，也可感染溺水、创伤、HELLP综合征等免疫力正常人群[5]。尖端赛多孢霉菌落生长迅速，小山羊毛样至绒毛样，最初呈白色，背面呈灰黑色，后随着色素或褐色分生孢子的产生，菌落变灰，成熟后变成褐色甚至黑色，但其菌丝实际上是无色的。尖端赛多孢霉菌丝往往有轻度的不规则分枝，也有报道发现大量的锐角分枝或二叉分枝菌丝，分生孢子单生于环痕梗的顶端，为环痕产孢。真菌培养是可靠的尖端赛多孢霉的鉴别方法。

【案例总结】

1. 临床案例总结

尖端赛多孢霉感染涉及部位多样，临床诊断尖端赛多孢霉感染相对困难，因为其临床特征和组织病理学与曲霉病、镰刀菌病以及其他相对常见的透明丝孢霉病非常相似。根据患者有无免疫缺陷病史或外伤、污水淹溺史，结合临床发病特点、感染部位、影像学检测、真菌培养、病理检查可以确诊。早诊断、早治疗可以减少潜在的致命性后果。

2. 检验案例总结

本案例属于创伤引起的真菌感染病例，通常诊断较为困难，因为其临床特征与组织病理学同镰刀菌病、曲霉病非常相似，所以病原学诊断尤为重要。在本案例中，关节液注入血培养瓶培养，病原体快速生长，实验室通过镜检，及时报告危急值，为临床诊断治疗争取了宝贵时间。实验室通过传统菌落观察和镜下形态分析，初步诊断为赛多孢霉，但相关的赛多孢霉属内的形态学鉴定不太可靠，尖端赛多孢霉和波氏赛多孢霉的分生孢子在形态上无法区分，目前推荐采用分子学鉴定方法。本案例菌株经过基因测序鉴定为尖端赛多孢霉。实验室及时更新了质谱的菌株库。

【专家点评】

这是一例典型的与植入物相关的感染病例，假体真菌感染往往比细菌感染症状隐匿，该病例无明显的红肿热痛的典型感染表现。患者表现为活动时症状加重的中度疼痛，血清感染标志物如CRP、IL-6等升高，提示炎症存在。实验室通过将关节液直接注入血培养瓶进行培养，直接涂片发现真菌丝，为临床医生及时调整抗菌药物提供了依据。通过临床特征、组织病理学及镜下形态学很难精准鉴定尖端赛多孢霉感染，通过传统微生物技术联合分子诊断，成功对该感染病例进行病原学的鉴定。建议微生物实验室建立多种感染诊断的技术平台，提升病原学诊断能力。

参 考 文 献

[1] 杨之辉，余进，李若瑜. 中国大陆地区赛多孢霉感染流行现状的回顾性分析[J]. 中国真菌学杂志，2019，14（3）：183-192.

[2] Katragkou A，Dotis J，Kotsiou M，et al. *Scedosporium apiospermum* infection after near drowning [J]. Mycoses，2007，50（5）：412-421.

[3] Oliveira Fde M，Unis G，Hochhegger B，et al. *Scedosporium apiospermum* eumycetoma successfully treated with oralvoriconazole：report of a case and review of the Brazilian reports on scedosporiosis[J]. Rev Inst Med Trop Sao Paulo，2013，55（2）：121-123.

[4] Meletiadis J，Meis J F，Mouton J W，et al. In vitro activities of new and conventional antifungal agents against clinical *Scedosporium* isolates[J]. Antimicroh Agents Chemother，2002，46（1）：62-68.

[5] 张炜，虞胜镭，王新宇，等. 赛多孢菌脑膜炎一例[J]. 中国传染病杂志，2018，36（12）：757-758.

第三部分

寄生虫和病毒及其他感染性疾病

37　因吃鱼生导致的急性华支睾吸虫感染

作者：覃幸开[1]，罗思文[2]（广西来宾市人民医院：1.医学检验科；2.肝胆胰脾疝外科）

点评专家：陈桂兰（来宾市人民医院医学检验科）

【概述】

腹部疼痛是急诊科常见的病症之一，可是背后的真相往往会比较复杂，出乎意料。

【案例经过】

患者，女，22岁，在校大学生。于清明节返校后不久出现腹部疼痛，疼痛持续加重未缓解，于2021年4月6日晚上23：24急诊入院。血常规示WBC 13.06×10⁹/L↑，CRP 75.90mg/L↑，其余指标正常，淀粉酶（AMY）65.00U/L，脂多糖（LPS）44.00U/L，人绒毛膜促性腺激素（HCG）＜0.100mIU/mL↓。肝功能、肾功能、心肌酶项目结果正常，腹部CT未见异常。因各项检验结果无明显异常，抗感染等对症治疗后患者出院。

患者回校后腹部疼痛症状再发，于2021年4月9日10时非急诊再次入院。主诉："右上腹疼痛5天"。

现病史：患者自诉于入院前5天无明显诱因出现腹痛，位于右上腹，呈持续性胀痛，伴阵发性加剧，伴恶心、畏寒、发热，体温达38.1℃，无呕吐等情况。曾在笔者所在医院急诊科治疗后好转，现为进一步诊治而入院，发热门诊行相关检查后拟"胆囊炎"收入肝胆胃肠外科。既往史、个人史、家族史无特殊。皮肤、巩膜无黄染，痛苦面容，淋巴结未触及肿大，腹部平坦，右上腹压痛，肝区叩击痛。入院后完善相关检查：彩色多普勒超声（肝、胆、脾、胰）和胸部正侧位片未见异常，上腹部增强CT提示肝内胆管稍扩张，入院复查血常规WBC 7.18×10⁹/L，CRP 75.90mg/L↑，其余指标与上次检验结果差异不大。入院诊断：胆管炎，胃炎。入院后以抗感染、镇痛对症治疗为主。

2021年4月11日上午，患者完善入院相关检查，粪便分析仪报警提示找到华支睾吸虫（肝吸虫）卵，镜下见可疑华支睾吸虫卵。粪便涂片镜检见图37-1。

患者随后转入感染科，经驱虫、抗炎、护胃、护肝等对症治疗后，腹痛症状解除，肝区无叩击痛，住院8天后顺利出院。

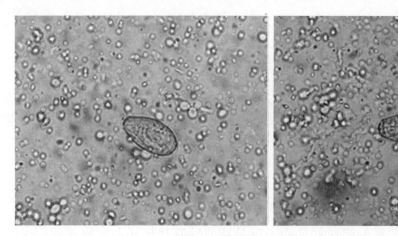

图 37-1　粪便涂片镜检结果（×400）

【案例分析】

1. 临床案例分析

临床上华支睾吸虫感染的诊断一般依赖镜检发现虫卵。该患者的主要症状为腹痛，入院后的检查也只是血常规提示感染。检验结果还不足以确定感染部位。但右上腹疼痛往往是肝区位置，可以查找肝脏疾病的相关线索。肝功能、乙肝五项、肝脏超声、CT检查均无明确的肝脏疾病信号，检验科医生通过粪便镜检找到华支睾吸虫卵，重新采集病史后，找到了导致患者腹痛的原因。

关于华支睾吸虫感染的诊断和治疗，外科医生经常遇到黄疸、胆道结石、胆道感染、肝功能损害的患者入院就诊，术中肉眼可见成虫。而另一部分患者因肝癌进行手术，最终发现合并有华支睾吸虫感染。总的来说，华支睾吸虫感染的诊断并不是一开始就很明确，粪便常规和华支睾吸虫抗体在右上腹疼痛查因中应该作为常规检测项目。明确华支睾吸虫感染的诊断后，使用吡喹酮或阿苯达唑驱虫，往往可取得很好的效果。

2. 检验案例分析

本例患者为22岁女性，右上腹疼痛、增强CT提示胆管扩张，短时间连续入院治疗，镜检查见华支睾吸虫卵。笔者通过与患者沟通，了解到患者最近一次吃鱼生是1周前。结合患者的临床症状及近期吃鱼生的病史，可初步考虑为急性华支睾吸虫病。急性华支睾吸虫病的病因为感染囊蚴而非成虫，因此该病的诊断主要依靠患者的临床症状和病史。患者若为初次食入鱼生而病发（急性华支睾吸虫病），粪便常规有可能不会检出虫卵，因此，临床上遇到腹痛患者，采集病史时询问患者近期是否有食入鱼生史十分重要。

患者粪便常规检出华支睾吸虫卵，虫卵会是1周前吃鱼生导致的么？答案是否定的。因为从食入囊蚴到发育为成虫并产卵所需时间为30～40天，1周前可能食入的囊蚴还未发育成熟，还不能产卵。

患者首次就诊未进行驱虫治疗，腹痛症状再发，且驱虫治疗后，随访1个月症状未再发，进一步证实患者腹痛为华支睾吸虫导致的急性华支睾吸虫病。

【知识拓展】

在我国，华支睾吸虫病主要流行于广东、广西、辽宁和黑龙江等[1]。人因生食或半生食含囊蚴的鱼、虾而感染。成虫寄生于人或哺乳动物的肝胆管内，可引起华支睾吸虫病，俗称肝吸虫病。人体感染华支睾吸虫后，临床表现分急性华支睾吸虫病与慢性华支睾吸虫病两种。绝大部分临床病例为慢性华支睾吸虫病，往往患者的症状需经过几年的发展。轻度感染无明显症状，多在入院的粪便常规镜检时查到虫卵而被发现。一般表现为疲乏、头晕、上腹不适、腹胀、腹痛、肝区不适、隐痛、消化不良等症状，以消化系统症状为主。

一次性大量感染华支睾吸虫囊蚴可引起急性华支睾吸虫病[2]。急性华支睾吸虫病起病较急，症状明显。潜伏期一般为1个月，首发症状为上腹部疼痛和腹泻，伴发热，主要表现为寒战、高热、食欲缺乏、恶心、呕吐、厌油腻食物，腹痛常阵发性加剧，有的出现向右肩放射性疼痛，巩膜黄染，白细胞与嗜酸性粒细胞均明显升高。若患者体质差，救治不及时，可造成死亡。

【案例总结】

1. 临床案例总结

本例患者腹痛的病因是吃鱼生感染华支睾吸虫引起的急性华支睾吸虫病。对于寄生虫感染的诊断，检验是不可或缺的关键环节，检验医生与临床医生加强沟通，才能更好地为患者服务。

2. 检验案例总结

急性华支睾吸虫病诊断标准[3]如下。①流行病学史：有生食或半生食淡水鱼、虾史，并有在流行区生活、工作、旅游史。②临床表现：有畏寒、头痛、食欲缺乏、恶心、乏力、腹胀、腹泻和右上腹疼痛等症状，并伴有肝大、黄疸及外周血嗜酸性粒细胞增多等体征。疑似病例：符合①和②。临床诊断：符合疑似病例的同时满足酶联免疫吸附试验阳性或B型超声阳性。确诊病例需符合疑似病例，同时满足以下任意一点：粪检发现华支睾吸虫卵；胶囊拉线法检查发现华支睾吸虫卵；手术发现华支睾吸虫成虫或虫卵。

【专家点评】

临床医生诊疗疾病离不开相应检验项目的支持，而检验人员不能局限于审核报告这一环节。临床疾病的多样化与复杂化，有时会导致临床医生对疾病的诊断出现偏差，检验人员在发现特殊结果时，需要主动与临床医生沟通，才能更好地为临床诊疗提供帮助。

参 考 文 献

[1] 陈庭金，黄艳，余新炳，等. 肝吸虫病：严峻挑战与防治对策的思考[J]. 中华疾病控制杂志，2016，20（1）：1.

[2] 许隆祺. 图说寄生虫学与寄生虫病[M]. 北京：北京科学技术出版社，2016.

[3] 中华人民共和国卫生部. 卫生部发布《华支睾吸虫病诊断标准》（卫通〔2009〕8 号）[EB/OL]. 2009. https://www.jdzx.net.cn/article/2c90818b1f398cde011f3aec122e0010/2009/3/2c90818b202356e60120378bcc23000d. html[2021-09-17].

38　肠道人芽囊原虫感染

作者：谢伟[1]，李俊[2]（重庆医科大学附属儿童医院：1.检验医学科；2.医学消化科）

点评专家：李小强　盛朝凯（重庆医科大学附属儿童医院医学检验科）

【概述】

肠道寄生虫感染（IPI）是世界范围内的一个主要公共卫生问题，特别是在儿童中需要定期评估患病率和危险因素以采取适当的预防措施。人芽囊原虫是一种寄生于人和动物肠道的原虫，全球感染人数超过10亿。这种肠道原虫在有胃肠道（GI）症状的动物和人中都曾报道[1]。近年来国外已有报道确定其致病性，但对人芽囊原虫感染致肠道的损害程度不明确，治疗尚无定论。多项研究表明，人芽囊原虫感染常见于儿童，可引起慢性腹痛、腹泻、发热、恶心、呕吐等[2]。

【案例经过】

患儿，男，11岁1个月。脐周痛10多天，腹痛无缓解，遂于当地卫生院治疗。后出现呕吐1～3次。呕吐呈非喷射状，无咖啡色样、胆汁样物质，腹痛进行性加重，表现为走路时隐痛，程度较轻，可忍受，持续时间及发作次数不详，治疗5天后出院。出院当天，再次腹痛、呕吐，再次到当地卫生院，做下腹+盆腔CT平扫提示腹腔、腹股沟区见多个淋巴结，未特殊治疗，建议转院。遂于2021年2月8日来笔者所在医院就诊，以"腹痛待查"入院。

2021年2月8日血常规：白细胞计数13.34×10⁹/L，血小板计数395×10⁹/L，红细胞4.62×10¹²/L，血红蛋白127g/L，淋巴细胞比例25%，中性粒细胞比例68%，C反应蛋白13mg/L，红细胞沉降率28mm/h，提示炎症指标升高。肝肾功能+电解质：钾离子3.46mmol/L，总钙2.16mmol/L。凝血四项：凝血酶时间14.4s，降钙素原PCT 0.063ng/mL。粪便常规：可见人芽囊原虫。隐血试验：阳性。心肌标志物未见异常。2021年2月9日肝炎标志物：乙肝表面抗原＞250IU/mL，乙肝e抗原1171.86S/CO，乙肝核心抗体9.22S/CO，乙肝前SI抗原阳性（+），考虑"大三阳"。尿常规：尿胆原2+，蛋白质1+，白细胞29个/μL。血淀粉酶测定未见异常。2021年2月10日自身抗体、免疫1号、尿淀粉酶、T-SPOT检测未见异常。腹腔彩超：肝、胆、胰、脾未见明显异常。肠壁未见明显增厚，肠系膜淋巴结稍肿大，少量腹腔积液，腹腔及腹膜后未探及确切异常。2021年2月14日胶囊内镜：小肠炎、十二指肠炎性质待定。MR平扫：上下腹盆腔未见明显异常。2021年2月15日CT平扫与增强：心肺CT未见明显异常。2021年2月11日粪便常规未找到人芽囊原虫。2021年2月13日血常规：白细胞计数5.92×10⁹/L，血小板计数362×10⁹/L，红细胞4.24×10¹²/L，血红蛋白117g/L，中性粒细胞比例45%，C反应蛋白＜8mg/L。2021年2月14日乙型肝炎DNA测定：2.71×10^{8}IU/mL。2021年2月16日粪便常规、尿常规、心肌标志物、自身抗体、免疫1号、真菌血清学、血淀粉酶测定、PPD皮试（结核菌素试验）、巨细胞病毒PCR、抗中性粒细胞胞浆抗体检测，结果均基本正常；3次粪便检测未找到抗酸杆菌。2021年2月18日结肠镜：大肠黏膜基本正常。2021年2月23日腹部彩超：肝脏未见明显异常，实质回声均匀。

2021年2月8日入院诊断：①炎症性肠病？②结核感染？③过敏性紫癜？④寄生虫感染？⑤慢性胃炎急性发作？

2021年2月24日出院诊断：①炎症性肠病？②肠道寄生虫感染？③慢性浅表性胃炎？④乙肝病毒感染？⑤EB病毒感染？

【案例分析】

1. 临床案例分析

临床表现：反复腹痛为主要表现，伴有一过性腹泻，体重下降。

入室查体：体温35.6℃，呼吸21次/分，心率94次/分。发育正常，营养良好，精神尚可，安静，神志清晰，面色红润，无脱水貌。无皮肤黄疸，无水肿，皮肤弹性好，全身无大理石样花纹。口腔黏膜光滑，咽部稍充血，双侧扁桃体肿大Ⅰ度，无渗出物附着。双侧呼吸音对称、清晰，双肺无干湿啰音。心音有力，心律齐，各瓣膜听诊区未闻及心脏杂音。腹软，肝脾肋下未扪及，全腹无包块，剑突下及脐周压痛明显，稍有肌紧张，无反跳痛。

辅助检查：2021年2月8日血常规提示炎症指标升高。结合胶囊内镜检查考虑炎症性肠病可能性大；但还要考虑是否存在肠结核感染可能，患儿无结核接触史，完善结核菌素试验（PPD）、结核干扰素检测及胸部CT，均无明显异常，而结肠镜检亦无异常，不支持结核感染。患儿以脐周疼痛为主，腹痛与进食、饥饿及昼夜无相关性，胃镜提示慢性浅表性胃炎，不考虑存在胃溃疡等。2021年2月10日胃镜检测：慢性浅表性胃炎。2021年2月16日各类病原体DNA测定（EB病毒PCR）为4.44×10^{3}copies/mL，提示EB病毒感染。除外过敏性紫癜？右脚面可见陈旧性皮疹，既往有关节疼痛史，有黑便史，需考虑。但患儿腹部彩超、胃镜下未见异常，住院期间未出现皮疹。结合患儿病程中伴有关节疼痛的肠外表现，炎症反应的指标升高，自身抗体等检测阴性，完善胶囊内镜提示小肠炎、十二指肠炎性质待定，考虑炎症性肠病可能，故临床诊断为炎症性肠病。予以美沙拉嗪抗炎，并予以应用小百肽全营养配方食品。第一次粪便常规提示人芽囊原虫，结合消化道症状，考虑炎症性肠病基础上合并原虫感染，但患儿血常规嗜酸性粒细胞未增高，不能完全以原虫感染解释，检验科、感染科会诊后，予以加用甲硝唑口服治疗。后患儿临床症状明显缓解，复查粪便常规未见人芽囊原虫，炎症反应的指标下降，遂出院，后续门诊随访。

2. 检验案例分析

（1）粪便常规可见人芽囊原虫。此患儿血常规嗜酸性粒细胞未增高，那么还是寄生原虫感染吗？国外曾有报道[3]，只58%的人芽囊原虫感染有症状的患者的外周血中嗜酸性粒细胞的比例为4%～12%。所以，结合临床症状，肠道寄生原虫感染是引起腹痛的原因还是较为明显的。

（2）第一次粪便常规查见人芽囊原虫，后多次未检测出。其原因：一方面，用药效果明显；另一方面，在于原虫识别具有难度。粪便常规有利于人芽囊原虫与红细胞的鉴别。形态学和试验方法的鉴别见表38-1。人芽囊原虫镜检结果见图38-1。

表38-1 人芽囊原虫与红细胞的形态学和试验方法的鉴别

鉴别要点	人芽囊原虫	红细胞
体积	直径为4～63μm，多数为4～15μm	正常细胞大小相似，直径为6～9μm，平均为7.5μm
密度	小	大
折光性	强	弱
外观	虫体可见"荷包蛋"样	呈双凹盘形，少数呈椭圆形，细胞大小一致
边缘	可见高折光点结构	清晰，一般无特殊结构
染色	典型特征：中央透亮大空泡，外围环形胞质，胞核1～4个不等，呈月牙状或块状，一般胞核偏位	四周呈浅橘色，中央呈淡染区
冰乙酸	不溶解	溶解

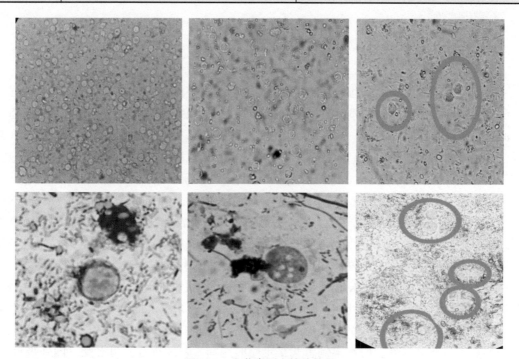

图38-1 人芽囊原虫镜检结果

（3）患儿主要表现为反复腹痛，伴有一过性腹泻、消化道症状，符合人芽囊原虫感染的一些特征。重者可有消化道症状，如腹泻、腹胀、厌食、恶心、呕吐，甚至出现发热、寒战等。症状有可能持续、反复出现，可能持续数日或数月，所以，一定要早发现、早治疗，以免耽误最佳的治疗时间，平时做到定时测量体温，复查粪便常规。

【知识拓展】

人芽囊原虫呈世界性分布，我国有几十个省（区、市）有感染病例的报道。该原虫大小差异较大，形态多变，直径为4～63μm，多数为4～15μm，形态结构复杂，体外培养有空泡型、颗粒型、阿米巴型和复分裂型4种类型虫体，粪便中常见的为空泡型。光镜下碘染，空泡型虫体呈圆形，直径为4～15μm，中央见透亮的大空泡。胞核呈月牙状或块状，胞核1～4个不等。颗粒型虫体充满颗粒状物质，颗粒分为代谢颗粒、脂肪颗粒和繁殖颗粒3种。活体观察阿米巴型虫体形似溶组织内阿米巴滋养体，形态多变，体内有许多明显的小颗粒物质，移动极缓慢。复分裂型虫体，一个虫体分裂成3个、4个或更多。

人芽囊原虫通过粪便中排出的包囊进行传播，传播途径为粪-口传播。人群具有易感性，不产生持久免疫力，可重复感染。人芽囊原虫可侵入肠黏膜上皮。临床表现轻重不一，带虫者可高达44.12%。免疫功能正常的患者多数为自限性。轻微症状者无须治疗，当大量寄生或出现严重症状时，可用甲硝唑（灭滴灵），亦可用碘化喹宁治疗。防治应加强卫生宣传，注意个人卫生和饮食卫生；粪便无害化处理，保护水源。

【案例总结】

1. 临床案例总结

腹痛是临床常见症状，也是患者就诊的原因。腹痛多由腹内组织或器官受到某种强烈刺激或损伤所致，也可由胸部疾病及全身性疾病所致。腹痛由多种原因引起，其中肠道寄生原虫感染是腹痛原因之一，不容忽视。因此，要进行必要的化验或特殊检查，如三大常规、血尿淀粉酶、肝肾功能、腹部或下腹部（包括泌尿系统及盆腔）B超检查、腹部平片、胸片，必要时行CT或MRI、心电图等检查，以便及时明确诊断。

本案例中，从检验和特殊检查阳性结果分析得到：第一，血常规分析中炎症反应的指标增高，血细胞沉降率增快，结合患儿反复腹痛为主要表现，伴有一过性腹泻、体重下降，提示炎症性肠病。第二，粪便检出人芽囊原虫，证实肠道寄生虫感染。此结果进一步指明了腹痛产生的原因。虽然该患儿有浅表性胃炎和EB病毒感染，但是患儿腹部彩超、胃镜下未见异常，住院期间未出现皮疹，不支持浅表性胃炎的诊断。EB病毒会造成腹痛，其原因是EB病毒感染可能会影响肠系膜淋巴结，导致肠系膜淋巴结炎出现，此时患者会出现急性腹痛症状，部分患者还会出现发热症状。腹痛主要发生在脐部和下腹周围，但是疼痛剧烈，呈非痉挛性。而本案例患儿是走路时隐痛，程度较轻，可忍受。国外报道[4]，人芽囊原虫感染率为2.4%～54.5%，在10～14岁人群中感染率为10.6%；在我国[5]人芽囊原虫感染率为0.1%～32.6%。感染后是否出现临床表现取决于宿主免疫功能状态、寄生虫毒力、肠道微环境等多种因素。本例患儿有人芽囊原虫感染的症状，住院治疗好转后反复发作，粪便常规中找到人芽囊原虫，对患儿诊断意义重大。第三，研究表明，对于乙肝标志物"大三阳"患者，人源性乙型肝炎病毒并不是炎症性肠病的重要病原体，治疗必须针对潜在疾病[6]。

通过本案例分析得出，看似简单的腹痛、呕吐，查证真正的病因，其实并不简单，该患儿病情得到了好转，是多学科的协作和医生过硬的诊疗能力的体现。

2. 检验案例总结

本案例于粪便镜检中查出人芽囊原虫，为临床腹痛查找病原体提供了可靠的证据。在粪便标本中杂质成分多，干扰多；人芽囊原虫和红细胞相似，且和白细胞、脂肪滴也类似，检出有一定难度；它曾经长期被认为是一种对人体无害的酵母，近年来大量证据表明，该虫是寄生在高等灵长类和人类肠道内的可致病的原虫。随着人们对人芽囊原虫的了解不断深入，人芽囊原虫感染逐渐受到重视。笔者所在医院接收的患儿中人芽囊原虫感染率较低，此案例比较典型。对于人芽囊原虫的检出，镜检是最简单、快捷、经济的诊断方法，但其形态学识别存在一定的困难。医学检验科需加强寄生虫形态学培训，提高对人芽囊原虫感染的认识。同时，此案例也说明了在全自动仪高速发展的今天，人工镜检仍然不能忽视。

【专家点评】

腹痛、腹泻、呕吐是儿童常见临床症状，且在不同病因、不同个体内，会有不同的组合表现，其诊断和治疗均依赖于病因的明确。随着检验技术和自动化仪器的不断发展，检验人员越来越依赖于仪器，在大多数医院，粪便常规因为脏、臭、阳性率低、收费低等原因，往往不被重视，成为检验科质量控制的薄弱环节；更多的粪便检验技术更新集中在化学检查、免疫学检查和仪器自动化方向。儿童腹痛、腹泻的病因主要分为感染、器质性病变等，而感染主要分为细菌性、病毒性和寄生虫性。随着生活水平的提高、公共卫生条件的改善，寄生虫感染阳性率逐渐降低。本案例中患者的确诊得益于一线检验人员在检测中发现了人芽囊原虫，且很好地与红细胞进行了鉴别，这是检验人员基本功的最好体现。不管技术如何革新、仪器如何自动化，检验人员使用显微镜的技能不能丢掉，这是基本功，也是"开山斧"，难以想象失去"眼睛"的检验人员会有多大的作为。检验技术的自动化和智能化，是必然的两个重要的方向；所幸现在各级医学检验从业人员在发展新技术、新仪器的同时，也愈发重视显微镜下的检验结果，包括各类AI技术的发展，也为将检验从业人员从显微镜镜检的烦琐工作中解放出来在作努力，在新技术未达到临床普遍适用的条件下，传统的工具还是应该保留。

人芽囊原虫是寄生在高等灵长类和人类肠道的可致病原虫。人芽囊原虫可侵入肠黏膜上皮细胞，临床表现轻重不一，带虫者可超过40%，感染严重者可有消化道症状如腹泻、腹胀、厌食、腹痛、恶心、呕吐等。人芽囊原虫的检出主要依靠大便涂片显微镜检查，存在误认、漏检等情况，特别是与红细胞的鉴别，形态学识别较困难。本案例患者反复轻度腹痛，并有一过性腹泻等临床表现，检验人员在大便常规检查时，仔细观察镜下各种成分的形态、结构，发现有与人芽囊原虫形态一致的原虫，并在涂片晾干后染色观察，确定为人芽囊原虫感染，为临床提供了可靠的诊断依据。从本案例中体会到，在科学技术高度发达的今天，使用现代化仪器检测的同时，仍不能忽视常规显微镜检查，更要加强形态学的培训。

参 考 文 献

[1] Mardani K M，Tavalla M，Beiromvand M. Higher prevalence of *Blastocystis hominis* in healthy individuals than patients with gastrointestinal symptoms from Ahvaz，southwestern Iran[J]. Comp Immunol Microbiol Infect Dis，2019，65：160-164.

[2] Sari I P，Benung M R，Wahdini S，et al. Diagnosis and identification of blastocystis subtypes in primary school children in Jakarta[J]. J Trop Pediatr，2018，64（3）：208-214.

[3] Sheehan D J，Raucher B G，Mckitrick J C. Association of *Blastocystis hominis* with signs and symptoms of human disease[J]. J Clin Microbiol，1986，24（4）：548-550.

[4] Asfaram S，Daryani A，Sarvi S，et al. Geospatial analysis and epidemiological aspects of human infections with *Blastocystis hominis* in Mazandaran Province，northern Iran[J]. Epidemiol Health，2019，41：e2019009.

[5] 李娟，邓婷，李小花，等. 人芽囊原虫感染SD大鼠的血常规分析[J]. 赣南医学院学报，2012，32（3）：323-324，337.

[6] Nagler J，Brown M，Soave R. *Blastocystis hominis* in inflammatory bowel disease[J]. J Clin Gastroenterol，1993，16（2）：109-112.

39　少儿胸肺型肺吸虫病的诊疗过程

作者：舒静[1]，田刚[1]，张德双[2]，刘涛[1]（西南医科大学附属医院：1.医学检验部；
　　2.儿科）

点评专家：李光荣（西南医科大学附属医院检验部）

【概述】

肺吸虫是一种其成虫主要寄生于终宿主肺部的吸虫。该虫在囊蚴阶段经口侵入机体，存在异位寄生现象。该虫的致病部位为全身各处，以肺部为主，从而引起肺吸虫病。

【案例经过】

患儿，男，11岁2个月。因"胸腔积液、腹腔积液"于2021年3月18日23时入住笔者所在医院急诊科。患者于当日出现无明显诱因上腹部持续性钝痛8h，前往医院就诊。胸腹部CT提示右侧胸腔大量积液，右肺压缩约75%，腹腔中量积液，右肺、左肺下叶散在感染。入院查体：体温38℃，呼吸运动减弱，右下肺叩诊音浊音，右肺呼吸音减弱，左肺叩诊清音，无啰音。腹平坦，全腹压痛，右下腹压痛明显，伴肌紧张及反跳痛。患儿食欲差，精神差，腹痛前有吃烤螃蟹、饮生水史。

3月18日实验室检查结果：白细胞计数 8.06×10^9/L，中性粒细胞比例87.90%，嗜酸性粒细胞比例0.60%，血红蛋白124g/L，铁蛋白 20.10ng/mL。超敏C反应蛋白 8.0mg/L，血清淀粉样蛋白A 61.43mg/L，降钙素原（PCT）30.140ng/mL。肝肾功能、粪便常规、尿常规、尿液淀粉酶、胰淀粉酶均无异常。

3月19日行右侧胸腔闭式引流术和腹腔穿刺术，胸腔和腹腔分别引流出黄色和淡红色浑浊液体。胸腔积液及腹水检测结果：黏蛋白定性为阳性，有核细胞计数1463×10^6/L，单核细胞88%，多核细胞12%。腹水查见大量蛔虫卵，疑似穿刺到肠内容物。浆膜腔积液生化检测：ADA 65.5U/L。

3月19日胸腹部CT：①右侧胸腔内大量积液伴液气平，并部分包裹，其内钙化灶，右肺压缩约70%，双肺散在炎性病变，右肺下叶不张；②肝脾肿大，胆囊增大伴胆泥沉积；③腹盆腔积液、部分包裹，腹膜炎，部分肠壁肿胀增厚（图39-1）。

3月20日血常规结果：白细胞计数9.67×10^9/L，中性粒细胞比例71.10%，嗜酸性粒细胞比例15.6%，PCT 8.840ng/mL。血肺吸虫抗体阳性。3次胸腔积液、腹腔积液检查抗酸染色均为阴性，胸腔积液细菌培养无细菌出现。腹水细菌培养查见大肠埃希菌，对头孢他啶敏感。总结以上结果诊断为肺吸虫致胸腔积液、腹腔积液，腹膜炎，给予吡喹酮治疗，继续抗炎补液。

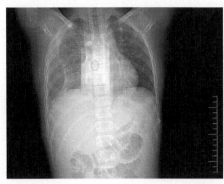
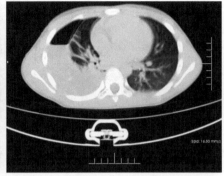

图39-1 3月19日胸腹部CT结果

3月24日胸腹部CT：①右侧少量液气胸伴钙化灶，右肺散在炎症。②肝大，脾大；腹盆腔积液、部分包裹，腹膜炎，部分肠壁肿胀增厚（与3月19日胸腹部CT片比较，右侧液气胸明显减少，右肺下叶大部分肺复张，左肺炎性病变已基本被吸收；腹腔积液稍减少）（图39-2）。患者经治疗后，病情明显改善，于3月27日好转出院。5月20日电话回访，患儿在当地医院检查的各项指标均正常，目前健康状况良好，已恢复正常上学。

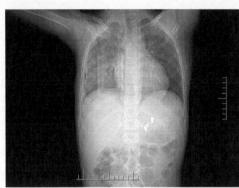
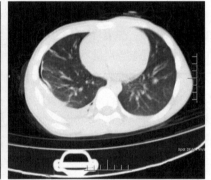

图39-2 3月24日胸腹部CT结果

【案例分析】

1. 临床案例分析

儿童肺吸虫病以胸肺型最常见。肺吸虫侵犯肺部可导致咳嗽、胸痛、呼吸困难等症状，查体可表现为呼吸音减低，双侧呼吸音不对称、叩诊浊音等，这些症状及体征均无特异性，因而容易误诊为肺炎、结核等疾病。肺吸虫病的胸部影像学表现容易与肺结核、肺部炎症及肿瘤等疾病相混淆。因此，除了肺部表现还应充分结合流行病学史、辅助检查等诊断肺吸虫病。

2. 检验案例分析

肺吸虫病是由并殖吸虫感染引起的一种寄生虫病，主要因生食或半生食含并殖吸虫囊蚴的螃蟹、蜊蛄（大头虾）、蝲蛄（小龙虾）等而感染。肺吸虫病具有很强的地方性，结合该患者的临床症状及辅助检查可诊断为肺吸虫病。肺吸虫的致病主要是与童虫、成虫在组织器官中移行、窜行、定居及其分泌物、代谢产物相关，病变可累及肝脏、肺、眼、脑、皮下组织等多个组织、器官。本病的临床表现复杂多样，缺乏特异性，极易造成误诊，检验人员应积极加强与临床医生的交流与沟通，重视血常规报告和胸腔积液、腹水常规检查，积极寻找临床证据，避免漏诊或误诊。

【知识拓展】

肺吸虫病是由肺吸虫感染导致的食源性疾病，通常是由于摄入生的或未煮熟的含有囊蚴的淡水蟹及蝲蛄而感染[1]。WHO对24种食源性寄生虫进行排序，其中肺吸虫位居第14位[2]。

肺吸虫可侵入多个组织、器官引起不同的临床表现。根据不同的受累部位，肺吸虫病可分为胸肺型、腹型、脑脊髓型、皮肤型及混合型[3]。有报道称儿童发病时胸肺为最常受累器官[4]。脑脊髓型是最常见且危害最重的肺外型肺吸虫病，虫体移行导致脊髓损伤可表现为运动、感觉障碍，严重者甚至瘫痪。

【案例总结】

1. 临床案例总结

肺吸虫病临床表现缺乏特异性，易误诊。诊断时需要依靠流行病学史、临床表现及辅助检查结果综合判断。WHO 规定治疗肺吸虫病常用药物为吡喹酮和三氯苯达唑[5]。据文献报道，口服吡喹酮对不同临床类型的肺吸虫病均有良好效果，是治疗肺吸虫病的理想方法[6]。

2. 检验案例总结

肺吸虫病是一种重要的食源性寄生虫病，生食溪蟹、蝲蛄或生饮溪水是常见的感染途径。肺吸虫可损害多个组织、器官，肺吸虫病容易误诊，诊断时应当充分结合流行病学史、临床表现及辅助检查结果。为减少误诊对诊疗的影响，临床工作者应当加强肺吸虫病相关知识的学习。此外，应当加强对群众的健康教育，从源头上降低肺吸虫病的发病率。

【专家点评】

由于肺吸虫病可引起一系列肺部症状（咳嗽、咳痰和咯血或痰中带血等）、影像学发现肺部阴影，因而容易误诊为肺结核或肺部肿瘤。综合临床病史、影像学检查、免疫学试验一般可以进行诊断，以及与肺结核和肿瘤进行鉴别。如果诊断困难或难以鉴别可采取适当的病理检查：痰或胸腔积液细胞学涂片、肿块细针穿刺、皮下包块活检及手术切除肿块进行组织学检查，以进行最后确诊。该病例通过血肺吸虫抗体检测迅速确诊，明确诊疗方案，在减轻患者诊疗负担的同时，极大改善患者预后。虽然随着健康知识的普及和饮食习惯的改善，肺吸虫病的发病率有所下降，但是对有相应的临床症状并伴有嗜酸性粒细胞增高的患者，应提高警惕，考虑到肺吸虫病的可能。

参 考 文 献

[1] Kagawa F T. Pulmonary paragonimiasis[J]. Semin Respir Infect，1997，12（2）：149-158.

[2] Robertson L J，van der Giessen J W B，Batz M B，et al. Have foodborne parasites finally become a global concern?[J]. Trends Parasitol，2013，29（3）：101-103.

[3] Jeon K，Koh W J，Kim H，et al. Clinical features of recently diagnosed pulmonary paragonimiasi in Korea[J]. Chest，2005，128（3）：1423-1430.

[4] 李燕琼.重庆及周边地区儿童肺吸虫病681例临床分析[D].重庆：重庆医科大学，2013.

[5] Calvopiña M，Guderian R H，Paredes W，et al. Comparison of two single-day regimens of triclabendazole for the treatment of human pulmonary paragonimiasis[J]. Trans R Soc Trop Med Hyg，2003，97（4）：451-454.

[6] 张远，林樊伟.不同临床类型肺吸虫病的检测及治疗比较[J].中国保健营养（上旬刊），2013，23（8）：4167-4168.

40　HIV感染者早期HIV抗体检测的动态变化

作者：林琳[1]，冯敏[2]，李士军[1]，程艳杰[1]（大连医科大学附属第一医院：1.检验科；
　　　2.呼吸科）

点评专家：朱鸿（大连医科大学附属第一医院检验科）

【概述】

获得性免疫缺陷综合征（艾滋病）窗口期是从人类免疫缺陷病毒（HIV）感染人体到血液中产生能用检测方法查出HIV抗体之间的这段时期。随着艾滋病检测技术的不断发展，窗口期可以缩短到14～21天。

【案例经过】

患者，男，20岁。于2016年8月27日以"发热20余天，伴咳嗽、咳痰4天"为主诉入住笔者所在医院。患者20余天前无明显诱因出现发热，体温最高可达39.5℃，发热多于夜间出现，伴头痛、大汗，于他院就诊，给予相应对症治疗后效果不明显。后患者因学业缘故未继续就诊，在校期间仍存在发热，4天前出现咳嗽、咳痰等症状，就诊于另一医院。间断性咳嗽，白色黏痰。完善相关检查后，患者转入笔者所在医院治疗。

既往史：既往鼻窦炎4个月，否认肝炎、结核、疟疾病史，间断吸烟3年，否认有家族遗传病、传染病史。

入院查体：体温37.9℃，心率84次/分，呼吸22次/分，血压120/80mmHg。神志清楚，精神萎靡，查体基本合作，全身皮肤未见黄染及出血，淋巴结未见肿大，头颅未见明显异常，双肺呼吸音稍粗，未闻及肺部其他呼吸音及胸膜摩擦音，心律齐。余查体无阳性体征。

急诊检验：①血细胞分析，白细胞19.38×10^9/L、中性粒细胞比例22.8%、淋巴细胞比例67.70%。②生化检验，ALT 145U/L、AST 189U/L、CK 42IU/L、钠136mmol/L、白球比1.07。③肺炎支原体抗体，阳性。④胸部CT，胸部未见明显异常，脾脏增大。

初步诊断：①发热待查（支原体肺炎可能性大）；②脾大待查；③急性肝损伤；④电解质紊乱、低钠血症。诊疗计划：患者此次支原体感染可能性大，但同时不能排除病毒感染，继续完善相关检查，并给予对症治疗。

【案例分析】

1.临床案例分析

单纯肺支原体感染不能解释，临床疑似获得性免疫缺陷综合征

患者血常规显示，白细胞明显升高，提示存在感染。但是，中性粒细胞不高，淋巴细胞及单核细胞升高，应高度警惕支原体感染的同时，是否合并病毒感染或特殊菌感染。患者发热时间长，脾大，感染部位不明确，排查是否存在潜在疾病导致免疫受损，建议补充实验检测项目以排除免疫缺陷相关疾病。

2. 检验案例分析

HIV 抗体追踪检测

本例患者承认有过男男性行为，疑似临床诊断获得性免疫缺陷综合征。尽管8月28日HIV抗体无反应性（A厂家第3代试剂），但检验科再次使用B厂家第3代试剂重新检测，结果有反应性，乳胶法结果为阳性。确证试验为HIV抗体不确定。故本实验室对此病例进行追踪检测，结果见表40-1，复检实验结果见表40-2。

表40-1　追踪检测结果

采集日期	A厂家第3代 ELISA（S/CO）	B厂家第3代 ELISA（S/CO）	乳胶法 （定性）	免疫印迹 （带型）	报告
8月28日	0.28	7.74	阳性	gp160, p24	HIV抗体不确定
9月4日	6.27	40.63	阳性	gp160, p24	HIV抗体不确定
10月11日	13.43	34.96	阳性	gp160, gp120, p24	HIV抗体阳性
11月19日	13.75	37.35	阳性	gp160, gp120, gp41, p31, p24	HIV抗体阳性

9月4日核酸定量检测为 1.45×10^6 IU/mL，结果为阳性。

表40-2　应用第4代试剂追踪复检实验结果

采集日期	A厂家第4代 ELISA（S/CO）	C厂家化学发光 （S/CO）
8月28日	5.57	48.58
9月4日	4.52	36.21
10月11日	7.85	18.99
11月19日	13.77	99.99

动态HIV抗体检测，于10月确证试验为阳性，该病例诊断为HIV早期感染。10月确证结果带型已出现3条带，根据文献[1]推断，该患者属HIV"窗口期"。初筛试验阳性而确证试验不确定结果的主要原因是HIV早期感染或非特异反应[2]。本例患者随着疾病的进展追踪检测HIV抗体逐渐增强，免疫印迹试验（WB）带型也呈进展变化，至11月确证试验3种带型均已检出，此病例最终确诊HIV抗体阳性。

【知识拓展】

目前国内检测HIV抗体最常用的检测方法有酶联免疫吸附法（ELISA）、免疫印迹试验（WB）等。这些检测方法各有优缺点，其敏感性不同，造成了试剂检测"窗口期"的不同，易造成漏检现象。针对本病例8月第1份标本初筛试验A厂家ELISA阴性结果，S/CO值0.28，呈浅黄色。按照《全国艾滋病检测技术规范（2020年修订版）》"抗体检测试剂的筛查检测流程"，结果无反应，应报告HIV抗体阴性。但考虑临床疑似病毒感染，随即再用B厂家试剂盒进行复检实验，S/CO值7.74，报告HIV抗体有反应性，同时应用乳胶法复检有反应性。呈现出两厂家试剂检测结果不一致的情况，为排除实验操作过程的误差，两厂家试剂重复检测，结果分别为A厂家S/CO值0.46，呈浅黄色，按照判定标准仍为HIV抗体阴性；B厂家S/CO值6.34，按照判定标准仍为抗体有反应性。

分析其原因：由于不同厂家生产的初筛试剂其抗原成分、生产工艺、判定标准等均可能不同，试剂的灵敏度及特异性会有所差异，可造成检测结果的差异。本案例追踪比较了A厂家和B厂家第3代试剂初筛结果，该病例A厂家的S/CO值均低于B厂家，这可能与抗原包被方法多样，但纯度相对低，因此相对敏感性低有关[3]。

笔者应用第4代HIV抗体试剂和化学发光法抗原抗体联合检测试剂将标本做了相应的追踪复检实验，如表40-2所示，检测结果均为有反应性。第3代HIV诊断试剂是利用双抗原夹心法检测标本中的抗体，与第3代试剂相比，第4代试剂的主要变化是加入了p24抗原的检测，利用双抗原夹心法和双抗体夹心法，可同时检测抗原和抗体。由于感染HIV后，人体首先产生抗原，继而逐步产生抗体。抗原是先产生的，所以第4代试剂的优势是抗原和抗体联合检测，较单纯的抗体检测可缩短"窗口期"5～7天[4]。

【案例总结】

1. 临床案例总结

临床诊治意见：患者血常规检测示白细胞明显升高，故予积极抗感染治疗。患者存在肝功能异常，予保肝对症治疗。同时询问病史，实验室报告患者HIV抗体有反应性，患者为年轻男性，有男男同性恋行为，8月28日血清HIV抗体检验结果无反应性（A厂家第3代），而B厂家第3代试剂重新检测结果为有反应性，乳胶法结果为阳性，需予追踪检测血清HIV抗体，并对患者进行心理疏导，建议进一步转至传染病医院继续治疗原发病。

2. 检验案例总结

对临床高度怀疑的样本不应轻易报告阴性，要及时与临床医生沟通了解病史、临床表现及流行病学调查结果，采用不同厂家试剂和不同方法学试剂进行复检。无论何种方法初筛有反应性，均应进一步用免疫印迹试验或核酸检测进行确证试验。建议有条件的实验室尽早应用核酸检测进行确证试验，对患者早期确诊、早期治疗。本实验室根据《全国艾滋病检测技术规范（2020年修订版）》[5]应用化学发光4代检测试剂进行初筛实验，再应用另一厂家第4代试剂进行抗体检测复检。最终初筛病例有反应性，送疾控中心进行确证实验。此方法能更早期初筛出p24抗原阳性患者，缩短窗口期，有利于早期筛查诊断。本报道仅为个案，初筛试剂之间的差异与检测流程的差异还有待于进一步全面评估。

【专家点评】

该文报告了1例HIV早期感染病例，提示HIV初筛实验室对临床上的可疑样本，不应轻易报告阴性检测结果，应及时与临床医生沟通了解病史，采用不同厂家试剂和不同方法学试剂进行复检。

参 考 文 献

[1] 杨莉，贾曼红，张兴彩，等. 1例早期HIV感染者的蛋白带型变化分析[J]. 中国艾滋病性病，2003，9（2）：110.

[2] Cremonezi D，Mesquita P E，Romão M M，et al. Prevalence of indeterminate human immunodeficiency virus western blot results in pregnant women attended at a public hospital in Presidente Prudente，Brazil[J]. Braz J Infect Dis，2005，9（6）：506-509.

[3] 杨育红. 1例HIV-1早期感染漏报病例[J]. 中国艾滋病性病，2014，20（8）：614-616.

[4] 吴瑞英. 不同方法对两例早期HIV感染者血清抗体追踪检测研究[J]. 中国艾滋病性病，2007，13（5）：462-463.

[5] 中国疾病预防控制中心. 全国艾滋病检测技术规范（2020年修订版）[S]. 北京：中国疾病预防控制中心，2020.

41 流行性出血热合并EB病毒感染的诊疗过程

作者：史洪博[1]，李士军[1]（大连医科大学附属第一医院：1.检验科；2.肾内二科）

点评专家：贾乐文[1]，朱鸿[2]　大连医科大学附属第一医院（1.肾内二科；2.检验科）

【概述】

流行性出血热（epidemic hemorrhagic fever，EHF）是由布尼亚病毒目汉坦病毒科（Hanta virus，HV）引起的自然疫源性疾病，鼠类为主要传染源[1]。1982年世界卫生组织（WHO）定名为肾综合征出血热（hemorrhagic fever with renal syndrome，HFRS），临床上以发热、出血、休克及肾脏损害为主要特征，典型病例表现为发热期、低血压休克期、少尿期、多尿期和恢复期。

EB病毒（Epstain-Barr virus）为双链DNA病毒，属于疱疹病毒科。我国超过90%的个体为EB病毒携带者，多为婴儿时期感染，EB病毒与传染性单核细胞增多症、儿童淋巴瘤、鼻咽癌、胃癌和移植后淋巴细胞增殖症等疾病的发生密切相关[2]。

【案例经过】

患者，男，16岁。2020年11月23日以"发热4天，腰痛2天"为主诉收住肾内科。

患者于4天前淋雨后出现发热症状，最高体温达40.2℃，伴有头痛、眼眶痛和腰痛，无寒战，服用对乙酰氨基酚（扑热息痛）2片未降温，就诊于当地医院，自述应用抗生素治疗，用药不详，体温可降至37.5℃。患者恶心、呕吐3天，咽喉痛2天，查体有右侧肾叩击痛，双下肢无水肿，无尿频、尿急、尿痛。患者自发病以来，精神状态尚可，睡眠尚可，饮食不佳，大便如常，小便减少，体重无明显变化。

入院查体：体温37.2℃，心率84次/分，呼吸18次/分，血压130/90mmHg，查体时右侧肾区叩击痛，心、脾、肺未见异常。入院初步诊断：急性肾损伤。

既往史：患者10年前曾患癫痫，3~4天发作1次，共约发作10次，自诉服用巴德金5年，治疗后至今无发作。

实验室检查：11月23日入院时常规实验室检测结果见表41-1。

表41-1　入院时常规实验室检测结果

检测项目	结果	单位	参考范围
血常规			
白细胞（WBC）	23.97	10^9/L	3.5～9.5
中性粒细胞比例	61.40	%	40～75
淋巴细胞比例	19.50	%	20～50
单核细胞比例	18.90	%	3～10
红细胞（RBC）	5.28	10^{12}/L	4.3～5.8
血红蛋白（Hb）	157	g/L	130～175
血小板（PLT）	28.00	10^9/L	125～350
肝、肾功能及电解质			
谷丙转氨酶（ALT）	89	U/L	9～50
谷草转氨酶（AST）	152	U/L	15～40
肌酐（Cre）	343	μmol/L	59～104
尿酸（UA）	602	μmol/L	208～248
钠（Na）	134	mmol/L	137～147
钾（K）	3.33	mmol/L	3.5～5.3
钙（Ca）	2.03	mmol/L	2.02～2.6
尿常规			
潜血	3+		阴性
蛋白质	3+		阴性
红细胞计数	371.9	/μL	0～9.9
白细胞计数	19.8	/μL	0～10.4
细菌计数	660.4	/μL	0～100

11月25日免疫学检查：流行性出血热抗体IgM阳性（+），EB病毒核心抗原（NA）IgG抗体＞600U/mL，EB病毒衣壳抗原（VCA）IgM抗体37.0U/mL，EB病毒衣壳抗原（VCA）IgG抗体165.0U/mL。尿蛋白定量5935mg/24h。临床医生联系检验科医生询问情况并重新采血复查，结果仍为流行性出血热抗体IgM阳性（+）。

其他辅助检查：双下肢彩超和心脏彩超未见明显异常，肾CT示双肾饱满，双肾筋膜稍厚。

患者既往无肾脏病史，发现血肌酐水平升高4天，考虑为急性肾损伤，病因为流行性出血热。感染科和呼吸科会诊，会诊意见：流行性出血热可能性大。追问病史，患者家住农村，但否认鼠类接触史。

11月27日自入院后经羟苯磺酸钙分散片、前列地尔注射液、肾康注射液、海昆肾喜胶囊、肾复康片、氯化钾注射液等治疗4天后，实验室检测结果明显好转（表41-2）。出院诊断：急性肾损伤，流行性出血热，电解质紊乱。

表41-2　出院时实验室检测结果

检测项目	结果	单位	参考范围
血常规			
白细胞（WBC）	9.62	10^9/L	3.5～9.5
中性粒细胞比例	62.20	%	40～75
淋巴细胞比例	25.10	%	20～50
单核细胞比例	10.10	%	3～10
红细胞（RBC）	4.53	10^{12}/L	4.3～5.8
血红蛋白（Hb）	133	g/L	130～175
血小板（PLT）	224	10^9/L	125～350
肝、肾功能及电解质			
谷丙转氨酶（ALT）	93	U/L	9～50
谷草转氨酶（AST）	69	U/L	15～40
肌酐（Cre）	218	μmol/L	59～104
钠（Na）	136	mmol/L	137～147
钾（K）	3.66	mmol/L	3.5～5.3
钙（Ca）	2.03	mmol/L	2.02～2.6

【案例分析】

1.临床案例分析

本案例为青少年患者，起病时以发热、胃肠不适和呼吸道感染样前驱症状开始，主要表现为肾损伤，血肌酐升高和蛋白尿，血常规示白细胞升高，血小板减少。此外，还伴有头痛、眼眶痛和腰痛，符合流行性出血热典型的"三痛"症状。患者入院后第3日检测出流行性出血热抗体IgM阳性（＋），从而进一步证实了引起患者发生急性肾损伤的元凶就是流行性出血热。EB病毒NA-IgG、VCA-IgM、VCA-IgG抗体升高提示患者可能处于EBV原发感染晚期或病毒再激活。本案例患者来自农村，虽否认鼠类接触史，但很有可能曾暴露于含有致病性病毒的气溶化啮齿动物排泄物，或进食了病毒污染的食物或水。流行性出血热的并发症有很多，如出血、脑水肿、肺水肿、脑膜炎、继发感染、心肌损害、肝损害等，所以"早发现、早诊断、早治疗和就地治疗"是关键。

2.检验案例分析

本案例患者为16岁青少年，11月23日入院时的检测结果见表41-1，血常规结果：WBC 23.97×10^9/L↑、PLT 28.00×10^9/L↓、单核细胞比例18.90%↑。流行性出血热患者早期可出现白细胞升高，可有中毒颗粒，可有异常淋巴细胞，同时可出现血小板减少。流行性出血热具有发热、出血和肾损伤三大主要特征，本例患者检测肾功能异常：肌酐343μmol/L↑，尿常规潜血3+、蛋白质3+、红细胞计数371.90/μL↑，提示有肾损伤，入院诊断为急性肾损伤。

为了明确病因，11月25日免疫学检查结果：流行性出血热抗体IgM阳性（＋）。流行性出血热特异性IgM抗体阳性或双份血清IgG抗体滴度4倍增高，或检出汉坦病毒RNA即可确诊，因此可以进一步明确诊断该患者为流行性出血热引起的急性肾损伤。然而，由于检测条件的限制，无法进行实时荧光定量PCR检测病毒的RNA，确认病毒的血清型。此外，本案例患者EB病毒NA-IgG抗体＞600U/mL↑，VCA-IgM抗体37.0U/mL↑，VCA-IgG抗体165.0U/mL↑，提示患者处于EBV原发感染晚期或病毒再激活。许明妍等研究认为流行性出血热患者可能使体内潜伏EBV活动，使其临床特征复杂化，肾损伤程度重且肾功能恢复时间延长[3]。由此推断本例患者有很大可能是流行性出血热导致的EBV再激活。

【知识拓展】

流行性出血热又称肾综合征出血热，是我国传染病防治法规定的乙类传染病，是由汉坦病毒感染引起的，以啮齿类动物如鼠类为传染源的传染性疾病。此病主要通过鼠类的唾液、血液、尿液、粪便等传播，所以要警惕呼吸道、消化道、密切接触等多种途径传播方式，偏远地区或野外有鼠类出现的地方更应警惕。

流行性出血热可以根据流行病学和临床症状及实验室检测来确诊。临床主要表现为发热、腰痛、头痛、眼眶痛及肾功能障碍伴白细胞增加、血小板较少等。疾病早期可查到中性粒细胞增多，胞核左移，淋巴细胞增多并有异型淋巴细胞。发热后期到低血压休克期可出现血液浓缩，红细胞和血红蛋白升高，血小板减少，这表明血小板消耗在血小板减少的发病机制中起着重要作用。一项对35名住院的肾综合征出血热患者的纵向研究显示，随着时间的推移，血小板计数呈双相模式[4]。这开始于首次出现在诊所时明显的血小板-细胞减少，随后在症状出现约2周后上升到正常值上限以下，随后血小板计数正常化。

我国超90%的个体为EBV携带者，多为婴儿时期感染，6岁以下幼儿原发性EBV感染表现为无症状或仅表现为上呼吸道感染等非特异性症状，但在儿童期和青少年期，约50%的个体表现为传染性单核细胞增多症。患者感染EBV后可先后产生多种特异性抗体[5]，如抗VCA-IgM/IgG、抗EA-IgG及抗NA-IgG抗体，这些抗体随着感染病程的进展此消彼长，不同抗体都有其独特的动力学特点和窗口期，如抗VCA-IgM在患者出现临床症状时即可出现，但持续时间仅为4～8周；抗EA-IgG在急性感染晚期（发病后3～4周）出现，持续3～6个月后消失；抗VCA-IgG稍晚于抗VCA-IgM出现，其与恢复期晚期（5～6周）才出现的抗NA-IgG均可终身存在。

【案例总结】

1.临床案例总结

本例青少年男性患者以"发热、腰痛"为主诉入院，入院初步诊断为急性肾损伤，主要表现为肾功能受损、血肌酐升高、少尿和蛋白尿、白细胞升高、血小板减少。除此之外，还伴有头痛、眼眶痛和腰痛——"三痛"症状，这些均符合流行性出血热的特征性症状和体征。再结合实验室检查流行性出血热抗体IgM阳性（+），可进一步明确诊断，同时针对患者症状积极进行对症支持治疗。本案例患者除了流行性出血热抗体IgM阳性（+），还查出EB病毒NA-IgG抗体（+）>600U/mL，VCA-IgM抗体（+）37.0U/mL，VCA-IgG抗体（+）165.0U/mL。流行性出血热合并EB病毒感染的患者并不常见，EB病毒VCA-IgM、VCA-IgG及NA-IgG抗体同时阳性提示患者处于EBV原发感染晚期或病毒再激活。流行性出血热患者可能使体内潜伏EBV活动，使其临床特征复杂化，肾损伤程度重且肾功能恢复时间延长。本病治疗原则为"三早一就"，即早发现、早诊断、早治疗和就地治疗。同时，治疗中注意防止休克、肾衰竭、出血等并发症的发生。

2. 检验案例总结

为什么流行性出血热患者否认鼠类接触史也会被感染，其传播途径有哪些？

流行性出血热传播途径主要有以下几种：①含汉坦病毒的鼠类排泄物污染尘埃后形成气溶胶，通过呼吸道传播；②进食含汉坦病毒的鼠类排泄物污染的食物和水，可以通过消化道传播；③被鼠类咬伤或破损伤口接触含汉坦病毒的鼠类排泄物或血液后导致感染；④鼠体表寄生的螨类叮咬人可引起本病的传播。

EBV特异性抗体检测的意义何在？

机体感染EBV后针对不同的抗原产生相应的抗体，EBV抗体随着感染病程的进展此消彼长，不同抗体都有其独特的动力学特点和窗口期。根据EBV感染过程中抗体产生的不同动力学特点，同时检测患者血清中几种EBV抗体（抗VCA-IgM/IgG、抗EA-IgG及抗NA-IgG）和抗VCA-IgG亲和力可以提高诊断原发性EBV感染的敏感性和特异性，帮助判断原发性EBV感染、既往EBV感染或既往EBV感染再激活（表41-3）。另外，抗VCA-IgA和抗EA-IgA阳性提示持续性EBV抗原刺激，常用于慢性活动性EBV感染或EBV相关肿瘤的诊断和监测。

表41-3　EBV感染血清学特点[2]

抗EBV抗体			解释
抗VCA-IgM	抗VCA-IgG	抗NA-IgG	
阴性	阴性	阴性	无免疫反应
阳性	阴性	阴性	急性感染或非特异反应
阳性	阳性	阴性	急性感染
阴性	阳性	阳性	既往感染
阴性	阳性	阴性	急性感染或既往感染
阳性	阳性	阳性	原发感染晚期或再激活
阴性	阴性	阳性	既往感染或非特异反应

【专家点评】

本例流行性出血热合并EB病毒感染在国内的报道中并不多见，发病时血肌酐增高，肾脏影像学结果提示双肾饱满，临床诊断考虑急性肾损伤，结合病程中发热，伴有头痛、腰痛等症状，进一步检查流行性出血热抗体IgM（＋），急性肾损伤的病因考虑为流行性出血热。流行性出血热是急性传染病中病死率较高的疾病之一，其早期临床表现可以很不典型，症状多种多样，以致部分患者自以为是"感冒"，在疾病早期未能得到足够重视，导致病情加重。因此，对于流行性出血热早发现、早诊断、早治疗和就地治疗是降低病死率的关键。

流行性出血热具有发热、出血和肾损伤三大特征，本案例患者首先出现的症状是发热。流行性出血热患者血常规检测常会出现血小板减少，在进展期如果血小板低于$30.00×10^9$/L，就会有出血的风险。流行性出血热IgM和IgG特异性抗体的检测或病毒基因检测对于诊断流行性出血热具有非常重要的价值。EB病毒感染大多数在婴幼儿时期就可能发生，通常导致一种轻微但有时持续的病毒症状发作，称为传染性单核细胞增多症，随后是终身延迟。EBV在免疫功能低下的宿主中偶尔会发生再激活。

参 考 文 献

[1] Munir N，Jahangeer M，Hussain S，et al. Hantavirus diseases pathophysiology，their diagnostic strategies and therapeutic approaches：a review[J/OL]. Clin Exp Pharmacol Physiol，2020. https：//pubmed. ncbi. nlm. nih. gov/32894790/[2021-09-03].

[2] 全国儿童EB病毒感染协作组，中华实验和临床病毒学杂志编辑委员会. EB病毒感染实验室诊断及临床应用专家共识[J]. 中华实验和临床病毒学杂志，2018，32（1）：2-8.

[3] 许明妍，郑颖，黄艳欣，等. 肾综合征出血热患者EB病毒活动情况及临床特征分析[J]. 中华地方病学杂志，2021，40（1）：50-54.

[4] Raadsen M，Du Toit J，Langerak T，et al. Thrombocytopenia in virus infections[J]. J Clin Med，2021，10（4）：877.

[5] Abusalah M A H，Gan S H，Al-Hatamleh M A I，et al. Recent advances in diagnostic approaches for Epstein-Barr virus[J]. Pathogens，2020，9（3）：226.

42 引起角膜感染的内腐霉的鉴定过程

作者：龚路[1]，侯红艳[2]（华中科技大学同济医学院附属同济医院：1.检验科；2.眼科）

点评专家：陈中举（华中科技大学同济医学院附属同济医院检验科）

【概述】

病原微生物感染是引起角膜炎的常见原因，包括细菌（如肺炎链球菌、金黄色葡萄球菌、溶血性链球菌、铜绿假单胞菌、淋病奈瑟菌等），病毒（单纯疱疹病毒、腺病毒等），真菌，棘阿米巴原虫，支原体，衣原体，梅毒螺旋体等。感染通常发生在角膜上皮细胞损伤、脱落或机体抵抗力下降时。

内腐霉是一种水生类真菌，属于腐霉目、卵菌门、假菌界，是一种类似真菌的有机体，其菌丝发育类似于真菌[1]，因此内腐霉角膜炎常常因缺乏特征性的临床特点被误认为真菌感染，然而常规抗真菌治疗无效，导致缺乏早期诊断使病情延误甚至造成眼球摘除。

【案例经过】

患者，男，55岁。2019年9月用污染河水洗脸，3天后左眼刺激、异物感、疼痛及视力减退，前往当地眼科诊所就诊，诊断为"病毒性角膜炎"。予以抗病毒、促进角膜修复治疗后无好转，改用抗真菌等治疗，患者症状无改善，且病情逐渐加重，遂转诊至笔者所在医院。

入院检查：右眼，鼻侧结膜肥厚，向角膜浸润性生长，侵及角膜约2mm，余角膜清，前房深度可，周边前房深度（PACD）约1个角膜厚度（CT），闪辉（−），虹膜纹理清，瞳孔圆，直径约2mm，对光反射可，晶状体轻度混浊。左眼，混合性充血，鼻侧可见显微血管组织向角膜浸润性生长，越过角膜缘约2.5mm，中央偏鼻侧可见直径约5mm不规则角膜白色浸润，余角膜雾状水肿，前房深度可，余窥不清（图42-1）。

入院第1天，眼部分泌物送检：革兰氏染色、KOH压片、细菌及真菌培养均呈阴性。给予经验用药以抗局部和全身感染，包括奥硝唑、妥布霉素、万古霉素、纳他霉素和氟康唑。

入院第3天，症状无改善，行"左眼翼状胬肉切除+自体角膜缘干细胞移植术+穿透性角膜移植术"，术后细菌、真菌培养和阿米巴检查仍呈阴性。治疗同前，并加用氯己定（洗必泰）抗阿米巴治疗。

术后12天，角膜植片水肿，植片与植床相接处可见灰白色浸润灶。晶状体混浊，下方前房可见黏稠积脓，考虑感染复发。行"左眼全角膜穿透性移植术"，对症治疗同前。

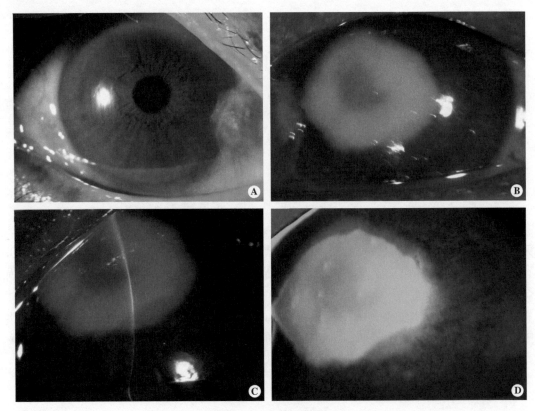

图42-1　眼部检查结果

第2次手术后10天，感染扩散至邻近巩膜，合并前房积脓，考虑眼内炎。行"左眼眼内容物剜除术"，术中角膜组织直接点种（血平皿），几天后可见有膜状菌落生长（图42-2）。

使用多种鉴定方法进行检测。转种马铃薯葡萄糖琼脂培养基（PDA）培养结果显示菌落呈放射状生长，气生菌丝低矮外观似膜状（图42-3），乳酸酚棉兰染色后显微镜镜检结果显示菌丝稀疏分隔，有垂直的侧枝（图42-4），经MALDI-TOF MS分析（图42-5）、ITS（internal transcribed spacer）测序，最终鉴定为内腐霉菌（*Pythium insidiosum*）。其中，MALDI-TOF MS分析时未能与数据库中质谱分析图进行匹配，根据ITS测序结果自建库。

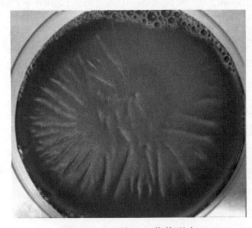

图42-2　血平皿上菌落形态

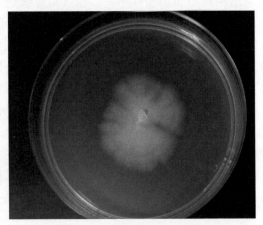

图42-3　PDA培养基平皿上菌落形态

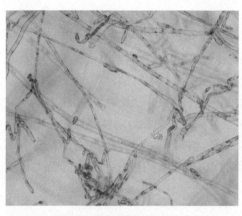

图 42-4　显微镜下乳酸酚棉兰染色形态（400×）

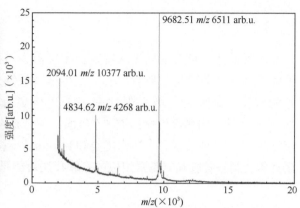

图 42-5　质谱分析

【案例分析】

1. 临床案例分析

为何抗真菌治疗无效？

此患者反复使用多种抗真菌药物（那他霉素、氟康唑、伏立康唑、两性霉素B）治疗，症状均未有所缓解。内腐霉性角膜炎常被误诊为真菌性角膜炎而进行抗真菌治疗，但由于内腐霉细胞质膜缺少麦角固醇[2]，其细胞结构与真菌不同。而大多数常用的抗真菌药物都是针对麦角固醇生物合成中必需的关键酶设计的抑制剂，其通过竞争性地与关键酶结合，抑制麦角固醇合成，使真菌的细胞膜受到破坏，从而抑制真菌的生长繁殖，所以抗真菌治疗对内腐霉无效。

2. 检验案例分析

为何送检标本多次培养均呈阴性？

患者前几次培养送检标本均为分泌物，而眼球摘除术后为角膜组织直接床旁点种血平皿。送检标本多次培养均呈阴性：第一考虑分泌物标本量是否足够，第二考虑标本运送时间是否过长导致致病菌已死亡。本病例最终通过角膜组织床旁接种培养出致病菌，提示及时的床旁接种可以大大提高致病菌检出的阳性率。

为何要自建质谱数据库？

对该菌株鉴定时使用MALDI-TOF MS分析，分析结果可见三个特征性的蛋白质峰，但是无匹配的结果，因为数据库中缺少这种少见菌的标准图谱，无法匹配结果。对于这些比较有意义和比较有代表性的少见菌株，其鉴定较难，利用测序结果和质谱蛋白结果相结合，通过MALDI-TOF MS的标准建库流程，将此图谱添加到自建数据库，可以帮助今后再分离到该菌时利用MALDI-TOF MS进行快速鉴定。

【知识拓展】

内腐霉性角膜炎常见临床特点：①疑似为与接触污水相关的角化真菌病；②抗真菌治疗无效；③菌落呈放射状生长，气生菌丝低矮外观似膜状，镜下菌丝稀疏分隔，有垂直的侧枝。如何提高培养阳性率：①送检更有价值的标本；②及时快速接种标本，如床旁接种。内腐霉治疗：①利奈唑胺、阿奇霉素联合硫酸阿托品对内腐霉性角膜炎有一定疗效[3, 4]；②四环素、大环内酯类和利奈唑胺支持用于体外内腐霉感染的治疗[2]；③由米诺环素、利奈唑胺和氯霉素组成的三联疗法可能是治疗内腐霉病的可行治疗方案[5]。

【案例总结】

1. 临床案例总结

因为对内腐霉的不熟悉，该患者被误诊为真菌性角膜炎，长时间抗真菌治疗未见明显改善，且感染情况持续加重，最终执行眼球摘除术缓解病痛。因此，临床医生应该多与检验医生交流沟通，了解特殊和少见的菌株，从而开阔临床的诊疗思路，尽早为患者找准诊疗方向，从而减轻患者病痛。

2. 检验案例总结

此菌株是经过多种方法的选择和鉴定，最终才得以确定，所以检验科需要多方面构建先进的鉴定平台，既能提高自身实验室的业务能力，同时又能更好地服务于临床，最终使患者受益。

【专家点评】

内腐霉性角膜炎常被误诊为真菌性角膜炎，但应用抗真菌治疗无效，测序技术和MALDI-TOF MS方法的联合应用有助于早期诊断疾病。此外，针对该菌的抗菌治疗方案还有待进一步研究。

参 考 文 献

[1] Krajaejun T, Sathapatayavongs B, Pracharktam R, et al. Clinical and epidemiological analyses of human pythiosis in Thailand[J]. Clin Infect Dis, 2006, 43（5）: 569-576.

[2] Ramappa M, Nagpal R, Sharma S, et al. Successful medical management of presumptive *Pythium insidiosum* keratitis[J]. Cornea, 2017, 36（4）: 511-514.

[3] Bagga B, Sharma S, Madhuri G S J, et al. Leap forward in the treatment of *Pythium insidiosum* keratitis[J]. Br J Ophthalmol, 2018, 102（12）: 1629-1633.

[4] Loreto E S, Mario D A, Denardi L B, et al. In vitro susceptibility of *Pythium insidiosum* to macrolides and tetracycline antibiotics[J]. Antimicrob Agents Chemother, 2011, 55（7）: 3588-3590.

[5] Maeno S, Oie Y, Sunada A, et al. Successful medical management of *Pythium insidiosum* keratitis using a combination of minocycline, linezolid, and chloramphenicol[J]. Am J Ophthalmol Case Rep, 2019, 15: 100498.